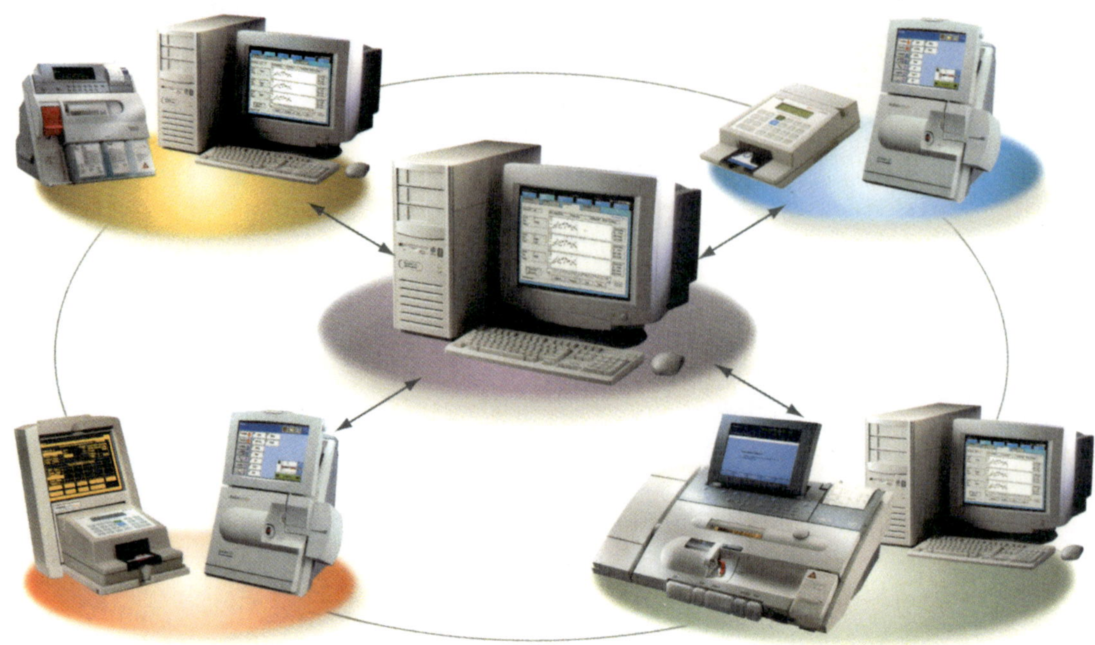

*Rapid*systems™ – Erfahren und innovativ im Bereich NPT

Blutgas- und Notfallanalysensysteme *Rapid*lab und *Rapid*point

Abgestimmt auf die individuellen Bedürfnisse bieten wir Ihnen Analysensysteme für Blutgase, Elektrolyte, Metabolite, Hämatokrit, CO-Oxymetrie und verschiedene Gerinnungsparameter an. Bayer Diagnostika zählt zu den wenigen Diagnostik-Unternehmen, die immer eine passende Lösung für das Labor und die Intensiv- und Notfallmedizin aufzeigen, also für die dezentrale, patientennahe Diagnostik (**N**ear **P**atient **T**esting).

- Schnelle und exakte Ergebnisse
- Anbindung an Labor- und Kranken-haus-Informationssysteme
- Einfache Handhabung
- Optimierte Wirtschaftlichkeit

Daten-Informations-Managementsystem *Rapid*link

Datensicherung und statistische Auswertungen von Patienten- und Qualitätskontrolldaten. Es ermöglicht Ihnen externen Zugriff, Überwachung und Kontrolle der angeschlossenen Analysensysteme. Positive Patientenidentifikation aus LIS/HIS.

Unser Ziel ist der reibungslose Betrieb und der optimale Einsatz der Analysensysteme und deren Zubehör – Qualitätskontrollen, Spritzen, Kapillaren – und somit **die volle Zufriedenheit unserer Kunden.**

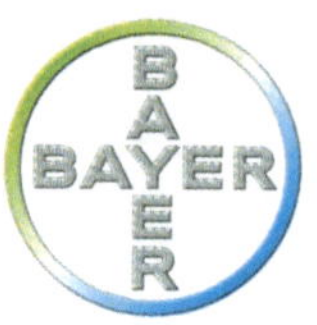

Springer-Verlag Berlin Heidelberg GmbH

Der Anaesthesist

Weiterbildung für Anästhesisten 2002

H. J. Bardenheuer · H. Forst
R. Rossaint · D. R. Spahn (Hrsg.)

Der Anaesthesist

Weiterbildung für Anästhesisten 2002

H. J. Bardenheuer · H. Forst
R. Rossaint · D. R. Spahn (Hrsg.)

Mit 38 Abbildungen und 81 Tabellen

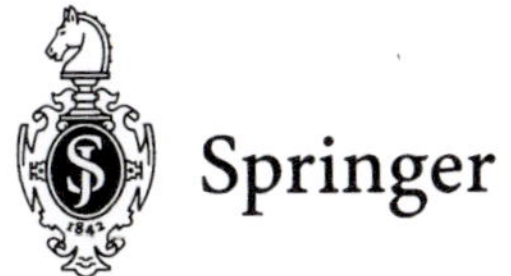

Springer

Professor Dr. med. Hubert J. Bardenheuer
Klinik für Anästhesiologie
Universität Heidelberg
Im Neuenheimer Feld 110
D-69120 Heidelberg

Professor Dr. med. Helmuth Forst
Klinik für Anästhesiologie und operative Intensivmedizin
Zentralklinikum
Stenglinstraße 2
D-86156 Augsburg

Professor Dr. med. Rolf Rossaint
Klinik für Anästhesiologie
Medizinische Einrichtungen der RWTH Aachen
Pauwelsstraße 30
D-52074 Aachen

Professor Dr. med. Donat R. Spahn
Service d'Anesthésiologie
Centre Hospitalier
Universitaire Vaudois - CHUV
Rue du Bugnon 46
CH-1011 Lausanne

Aus der Zeitschrift: Der Anaesthesist, Hefte 1/2002–12/2002

ISBN 978-3-540-00092-1   ISBN 978-3-662-10888-8 (eBook)
DOI 10.1007/978-3-662-10888-8

Bibliografische Information Der Deutschen Bibliothek
Die Deutsche Bibliothek verzeichnet diese Publikation in der Deutschen Nationalbibliografie;
detaillierte bibliografische Daten sind im Internet über <http://dnb.ddb.de> abrufbar.

Lektoratsplanung: Ulrike Hartmann
Umschlaggestaltung: deblik Berlin

22/3160 – 5 4 3 2 1 0 – Gedruckt auf säurefreiem Papier

Vorwort

In Zeiten gesundheitspolitischer Diskussionen mit konturlosen Reformzielen in der Aus- und Weiterbildung gehören Kontinuität und Verlässlichkeit zu den herausragenden Charakteristika von professionell arbeitenden Personen und Einrichtungen.

Die Rubrik „Weiter- und Fortbildung" erscheint in „Der Anästhesist" regelmäßig mit an der Praxis orientierten Beiträgen nach dem Motto „State of the Art", die aktuelles Wissen aus allen Bereichen unseres Faches Anästhesiologie bieten.

Der vorliegende sechste Band in Folge ist Ausdruck dafür, dass sich die Weiterbildungsrubrik zu einer tragenden Säule in der Fort- und Weiterbildung unserer Leser etabliert hat. Dies ist einerseits das Verdienst von Herausgebern und Verlagsmitarbeitern, die in oft hartem Ringen das monatliche Erscheinen der Weiterbildungsartikel garantieren. Es ist andererseits nicht weniger das Verdienst unserer Autoren, die - uns oft freundschaftlich verbunden - mit ihren Beiträgen wesentlich zur Kontinuität und Verlässlichkeit von Qualität beitragen. Ihnen gehört unserer besonderer Dank.

Wir wünschen unseren Lesern viel Freude und Wissenszuwachs mit dem Band 2002.

Hubert J. Bardenheuer
Heidelberg

Helmuth Forst
Augsburg

Rolf Rossaint
Aachen

Donat R. Spahn
Lausanne

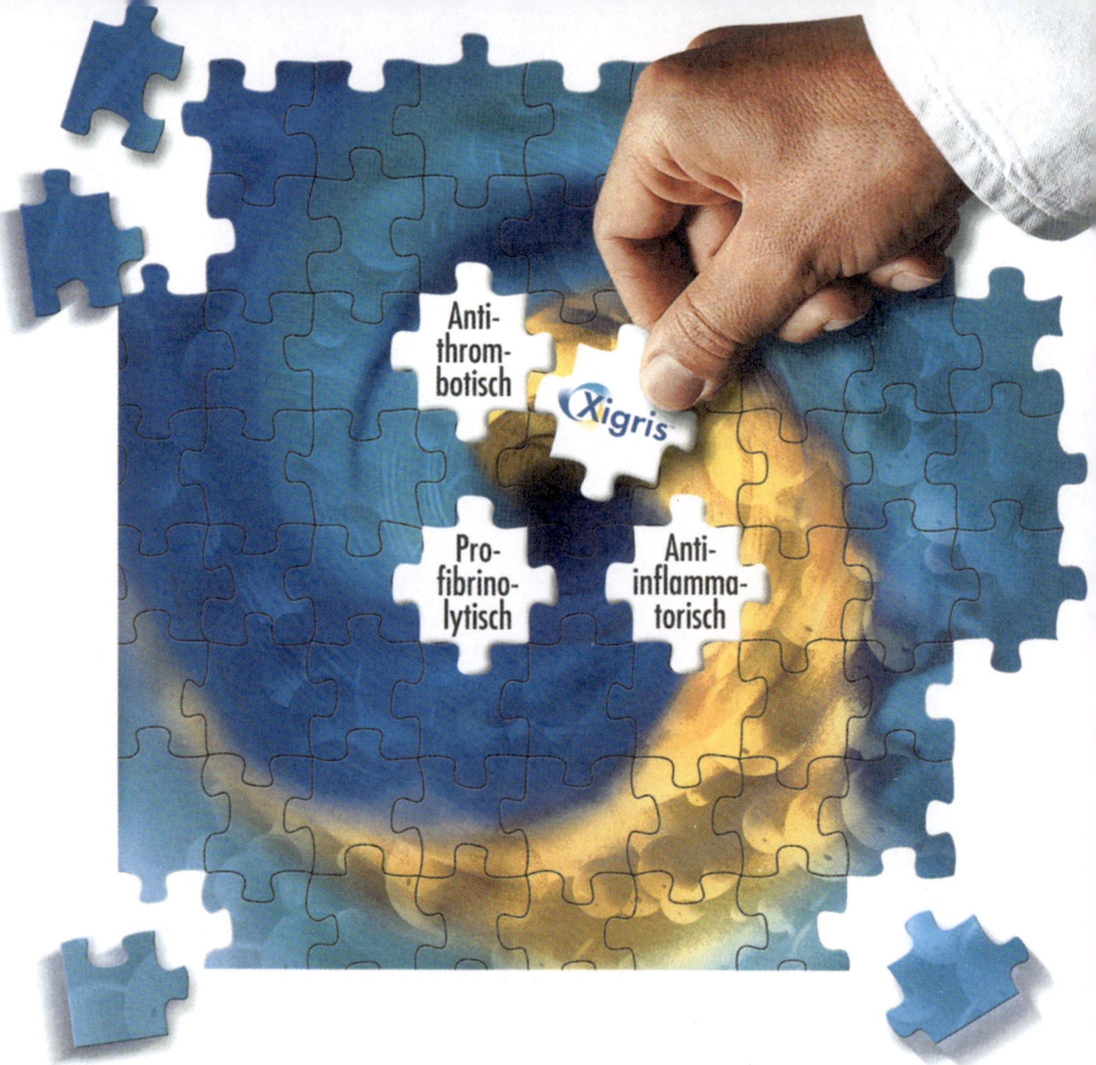

Ein **neuer** Baustein in Ihrer Sepsis-Therapie

drotrecogin alfa (aktiviert)

- Rettet signifikant mehr Leben*
- Unterbricht die Sepsis-Kaskade durch 3-fach-Wirkmechanismus

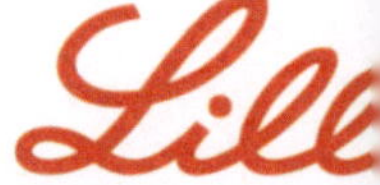

Inhalt

Autoren

BEIN, B., Dr., Klinik für Anästhesiologie und Operative Intensivmedizin, Universitätsklinikum Kiel, Schwanenweg 21, 24105 Kiel

BÖTTIGER, B. W., PD Dr., Klinik für Anästhesiologie, Universitätsklinikum Heidelberg, Im Neuenheimer Feld 110, 69120 Heidelberg

BREMERICH, D. H., PD Dr., Klinik für Anästhesiologie, Intensivmedizin und Schmerztherapie, Klinikum der Johann-Wolfgang-Goethe-Universität Frankfurt/Main, Theodor-Stern-Kai 7, 60590 Frankfurt/Main

CHOLLET-RIVIER, M., Dr., Service d'anesthésiologie, Hôpital universitaire (CHUV), Rue du Bugnon 46, 1011 Lausanne, Schweiz

DÜTSCHKE, P., Dr., Klinik für Anästhesiologie und Operative Intensivmedizin, Universitätsklinikum Kiel, Schwanenweg 21, 24105 Kiel

GERBER, J., Dr., Klinik für Anästhesiologie, Intensivmedizin und Schmerztherapie, Klinikum der Johann-Wolfgang-Goethe-Universität Frankfurt/Main, Theodor-Stern-Kai 7, 60590 Frankfurt/Main

GRABITZ, R., Dr., Klinik für Kinderkardiologie und Biomedizinische Technik, Universitätsklinikum Kiel, Schwanenweg 20, 24105 Kiel

GRAF, B. M., PD Dr., Klinik für Anästhesiologie, Universitätsklinikum Heidelberg, Im Neuenheimer Feld 110, 69120 Heidelberg

KAISER, R. H., Dr., Landesärztekammer Hessen, Im Vogelsang 3, 60488 Frankfurt

KILGER, E., Dr., Klinik für Anästhesiologie, Ludwig-Maximilians-Universität München, Marchioninistr. 15, 81377 München

KISCH-WEDEL, H., Dr., Klinik für Anästhesiologie, Klinikum Großhadern, Marchioninistr. 27, 81377 München

KNOBELSDORFF, G. von, PD Dr., Klinik für Anästhesiologie, Intensivmedizin und Schmerztherapie, St. Bernward Krankenhaus Hildesheim, Treibestr. 9, 31134 Hildesheim

KOCIAN, R., Dr., Service d'anesthésiologie, Hôpital universitaire (CHUV), Rue du Bugnon 46, 1011 Lausanne, Schweiz

KRAMER, H.-H., Prof. Dr., Klinik für Kinderkardiologie und Biomedizinische Technik, Universitätsklinikum Kiel, Schwanenweg 20, 24105 Kiel

KUNITZ, O., Dr., Klinik für Anästhesiologie, Universitätsklinikum der RWTH Aachen, Pauwelstr. 30, 52074 Aachen

MARSCH, S., Prof. Dr., Medizinische Intensivstation, Kantonsspital, 4031 Basel, Schweiz

MEININGER, D., PD Dr., Klinik für Anästhesiologie, Intensivmedizin und Schmerztherapie, Klinikum der Johann-Wolfgang-Goethe-Universität Frankfurt/Main, Theodor-Stern-Kai 7, 60590 Frankfurt/Main

MÖHNLE, P., Dr., Klinik für Anästhesiologie, Ludwig-Maximilians-Universität München, Marchioninistr. 15, 81377 München

PARIS, A., Dr., Klinik für Anästhesiologie und Operative Intensivmedizin, Universitätsklinikum Kiel, Schwanenweg 21, 24105 Kiel

SCHÄFER, M., Klinik für Anästhesiologie, Universitätsklinikum der RWTH Aachen, Pauwelstr. 30, 52074 Aachen

SCHOLZ, J., Prof. Dr., Klinik für Anästhesiologie und Operative Intensivmedizin, Universitätsklinikum Kiel, Schwanenweg 21, 24105 Kiel

SINNER, B., Dr., Klinik für Anästhesiologie, Universitätsklinikum Heidelberg, Im Neuenheimer Feld 110, 69120 Heidelberg

SPAHN, D. R., Service d'anesthésiologie, Hôpital universitaire (CHUV), Rue du Bugnon 46, 1011 Lausanne, Schweiz

SPÖHR, F., Dr., Klinik für Anästhesiologie, Universitätsklinik Heidelberg, Im Neuenheimer Feld 110, 69120 Heidelberg

STEINFATH, M., PD Dr., Klinik für Anästhesiologie und Operative Intensivmedizin, Universitätsklinikum Kiel, Schwanenweg 21, 24105 Kiel

THIEL, M., Dr., Klinik für Anästhesiologie, Klinikum Großhadern, Marchioninistr. 27, 81377 München

TONNER, P. H., Prof. Dr., Klinik für Anästhesiologie und Operative Intensivmedizin, Universitätsklinikum Kiel, Schwanenweg 21, 24105 Kiel

TÜLLER, C., Dr., Medizinische Klinik B, Kantonsspital, 4030 Basel, Schweiz

WALTHER, A., Dr., Klinik für Anästhesiologie, Universitätsklinikum Heidelberg, Im Neuenheimer Feld 110, 69120 Heidelberg

WAPPLER, F., Prof. Dr., Klinik für Anästhesiologie, Universitätsklinikum Hamburg-Eppendorf, Martinistr. 52, 20246 Hamburg

aus: Der Anaesthesist 1/02, S. 55–77

D. Meininger · J. Gerber · D. H. Bremerich
Klinik für Anästhesiologie, Intensivmedizin und Schmerztherapie,
Klinikum der Johann Wolfgang Goethe-Universität Frankfurt/Main

Neugeborenenerstversorgung und Reanimation

Aktuelle Richtlinien des International Liaison Committee on Resuscitation (ILCOR), Pediatric Working Group

1–10 % der im Krankenhaus entbundenen Neugeborenen bedürfen einer aktiven Form der Atemstimulation bis hin zur kardiopulmonalen Wiederbelebung; in Abhängigkeit vom Geburtsgewicht kann der Anteil noch deutlich höher liegen. Es ist wünschenswert, dass alle im Kreißsaal Tätigen die physiologischen Grundlagen der Adaptation des Neugeborenen an das extrauterine Leben verstehen, Prädiktoren für eine mögliche Beeinträchtigung des Neugeborenen erkennen und Wiederbelebungsmaßnahmen einleiten können. Da im deutschsprachigen Raum Anästhesisten an der Primärversorgung Neugeborener beteiligt oder für diese verantwortlich sind, vermittelt dieser Beitrag Grundlagen zur Erkennung von Risikofaktoren, zur schnellen Beurteilung des Neugeborenen, erster Basismaßnahmen und die Richtlinien zur Wiederbelebung Neugeborener. Dabei dienen die aktuellen Empfehlungen und Algorithmen der im International Liaison Committee on Resuscitation (ILCOR) zusammengeschlossenen maßgeblichen internationalen Fachgesellschaften als Evidenz-basierte Grundlage. Desweiteren werden die Besonderheiten der Reanimation Schwangerer kurz dargestellt.

Das Leben des Neugeborenen beginnt mit einer Vielzahl entscheidender physiologischer Veränderungen der Herz-, Kreislauf- und Atemfunktion. 5–10 % aller Neugeborenen benötigen postpartal lebenserhaltende Maßnahmen, bei 1–10 % der im Krankenhaus entbundenen Neugeborenen ist post partum eine assistierte Beatmung notwendig [28, 34]. Die Zahl der jährlich versterbenden Neugeborenen beträgt weltweit 5 Mio., 19 % dieser Todesfälle sind auf eine Asphyxie zurückzuführen. Durch die Etablierung einfacher, lebensrettender Standardmaßnahmen könnten entsprechend einem WHO-Report [44] jährlich 1 Mio. Kinder überleben.

Entsprechend der Vereinbarung der *Deutschen Gesellschaft für Gynäkologie und Geburtshilfe* und der *Deutschen Gesellschaft für Anästhesie und Intensivmedizin* obliegt die Erstversorgung eines Neugeborenen dem Geburtshelfer, während der Anästhesist in erster Linie für die peripartale Versorgung der Mutter verantwortlich ist [17]. Verschiedene, klinikinterne Organisationsmodelle können jedoch die ärztliche Zuständigkeit der Neugeborenenerstversorgung auf einen neonatologisch versier-

Jährlich versterben weltweit ca. 5 Mio. Neugeborene, 19 % davon wegen Asphyxie.

Zuständigkeiten: Geburtshelfer Erstversorgung eines Neugeborenen; Anästhesist peripartale Versorgung der Mutter.

Neonatal assessment and resuscitation. Recent guidelines of the ILCOR-Pediatric working group

Keywords: Cardiopulmonary resuscitation · Newborn · Parturients · Neonatal assessment · Algorithm · Life support

PD Dr. Dorothee H. Bremerich
Klinik für Anästhesiologie, Intensivmedizin und Schmerztherapie, Klinikum der
Johann Wolfgang Goethe-Universität Frankfurt/Main, Theodor-Stern-Kai 7, 60590 Frankfurt/Main

ten Anästhesisten oder Pädiater übertragen. Jeder im Kreißsaal tätige Anästhesist sollte in Notfallsituationen die Neugeborenenerstversorgung übernehmen können, wenn eine adäquate mütterliche Überwachung gewährleistet ist. In den USA lag die anästhesiologische Beteiligung an der Reanimation Neugeborener 1992 zwischen 10 und 31% [21, 22]. Über die Beteiligung von Anästhesisten an der Neugeborenenerstversorgung in Europa liegen bislang keine Daten vor.

Die Erstversorgung Neugeborener stellt einen dynamischen Prozess dar, der von den einfachen Basismaßnahmen bis zur komplexen kardiopulmonalen Reanimation reichen kann. Basierend auf den *Richtlinien zur kardiopulmonalen Reanimation Neugeborener des European Resuscitation Council (ERC)* aus dem Jahr 1992 [13] wurden in internationaler Zusammenarbeit mit den maßgeblichen medizinischen Fachgesellschaften diese Leitlinien in Form eines Konsensuspapiers neu bearbeitet und publiziert [1]. Nach kritischer Sichtung wissenschaftlich belegter, Evidenz-basierter Erkenntnisse und empirisch bewährter Maßnahmen durch das *International Liaison Committee on Resuscitation (ILCOR)* und die ERC stellen die „▶ **Guidelines 2000 for Cardiopulmonary Resuscitation and Emergency Cardiovascular Care**: An International Consensus on Science" den aktuellen Goldstandard sowohl der Neugeborenenerstversorgung als auch der Neugeborenenreanimation dar.

Physiologie und Pathophysiologie des Neugeborenen

Über die Plazenta sind der mütterliche und der fetale Kreislauf komplex miteinander verbunden. Das Nährstoffangebot, Sauerstoffaufnahme und Kohlendioxidabgabe des Feten werden in Abhängigkeit vom mütterlichen Angebot reguliert. Dabei ist die maßgebliche Determinante zur Versorgung des Feten der uteroplazentare Blutfluss. Im Verlauf der Schwangerschaft wird der Fetus auf seine physiologische Unabhängigkeit vom mütterlichen Kreislauf nach der Geburt vorbereitet.

Kreislauf

Ein wesentliches Merkmal der fetalen Zirkulation ist die ▶ **Parallelschaltung des großen und kleinen Kreislaufes** (Abb. 1). In der Plazenta oxygeniertes Blut gelangt über die Umbilikalvene, Ductus venosus Arantii und die V. cava inferior in das rechte Atrium. Durch die anatomische Ausrichtung der Einflussstrombahn gelangt dieses Mischblut z. T. direkt über das offene Foramen ovale in das linke Atrium und den linken

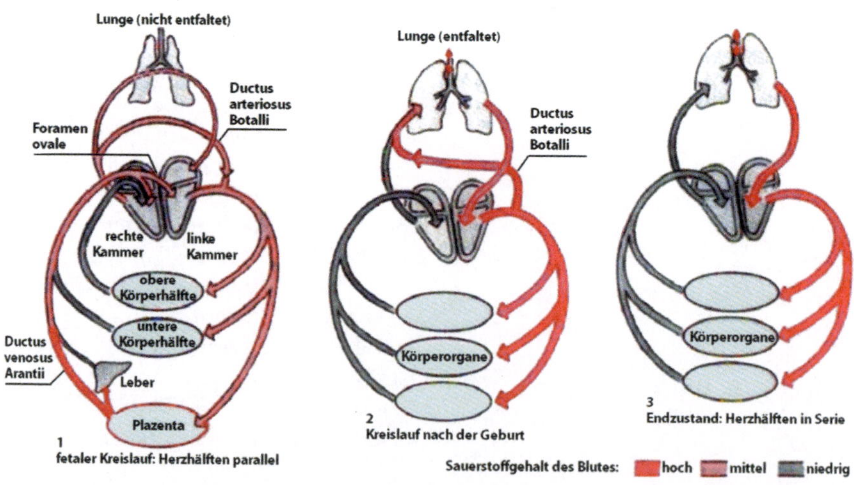

Abb. 1 ▲ **Die Entwicklung des Blutkreislaufes. Im fetalen Blutkreislauf** *(1)* **sind beide Ventrikel bei nichtentfalteter Lunge noch teilweise parallel geschaltet. Unmittelbar nach der Geburt** *(2)* **und entfalteter Lunge schließt sich das Foramen ovale, die Strömungsrichtung im Ductus arteriosus Botalli wird umgekehrt. Erst nach dem Verschluss dieser Shuntverbindungen** *(3)* **sind beide Herzhälften funktionell in Serie geschaltet und entsprechen damit den Kreislaufverhältnissen des Erwachsenen. (Mit freundlicher Genehmigung des Thieme Verlags; aus: Lehrbuch der Physiologie, Hrsg.: R. Klinke, S. Silbernagel, 2. Neugest. und überarb. Aufl. 1996, Abb. 8.51, S. 182)**

Tabelle 1

Charakteristika der fetalen Kreislaufverhältnisse

- Plazenta als Ort des Gasaustausches
- Hoher pulmonalvaskulärer Widerstand (PVR ⇑)
- Niedriger systemvaskulärer Widerstand (SVR ⇓)
- Parallelschaltung des großen und kleinen Kreislaufs mit dominantem rechten Ventrikel

▶ **Pulmonal vaskulärer Widerstand:** ⇑

▶ **Systemisch vaskulärer Widerstand:** ⇓

▶ **Rechts-Links-Shuntverbindungen Foramen ovale Ductus arteriosus Botalli**

▶ **Serienschaltung des fetalen Herzens**

▶ **Atemreiz**

▶ **Adaptation der Atmung innerhalb 40 min postpartal**
▶ **Surfactantmangel**

Ventrikel, um die Versorgung von Herz und Gehirn mit Blut relativ hoher Sauerstoffsättigung zu gewährleisten. Desaturiertes Blut aus der oberen Körperhälfte gelangt zusammen mit oxygeniertem Blut über das rechte Atrium und den rechten Ventrikel in den Ductus arteriosus Botalli und in die Aorta descendens zur Versorgung der unteren Körperhälfte.

Das fetale Herzzeitvolumen (HZV) beträgt zum Ende der Schwangerschaft ca. 600 ml/min. Aufgrund des hohen ▶ **pulmonalvaskulären Widerstandes** (PVR) fließen lediglich 10% des rechtventrikulären Ejektionsvolumens in die Lungenstrombahn, 35% fließen zu den Organen. Die restlichen 55% des HZV gelangen über die Aa. umbilicales zurück zur Plazenta.

Bei der Entbindung des Kindes unterbricht das Abklemmen der Nabelschnur den Abfluss des Blutes über die Umbilikalarterien, was einen plötzlichen Anstieg des ▶ **systemischen vaskulären Widerstandes** (SVR) zur Folge hat. Die passagere Asphyxie durch den Wegfall der Plazentafunktion bewirkt den Atemantrieb beim Neugeborenen. Nach Entfaltung der Lunge durch die ersten Atemzüge entsteht ein Unterdruck im Thorax mit Sogwirkung auf die Vv. cavae. Da diesen der Zustrom aus der Umbilikalvene fehlt, wird das ▶ **Foramen ovale** durch den Druckabfall in diesen Gefäßen funktionell verschlossen.

Die Entfaltung der Lungen senkt den PVR auf ca. 20 % des Ausgangswertes. Über die A. pulmonalis fließt nun das fünffache Blutvolumen bei konsekutiver Reduktion des pulmonalarteriellen Drucks (PAP). Liegt der PAP unter dem systemischen arteriellen Druck, kehrt sich die Strömungsrichtung des Blutes im Ductus arteriosus Botalli um. Als Folge des ansteigenden Sauerstoffpartialdruckes und einer Synthesehemmung vasodilatierender Prostaglandine im Gefäßendothel verschließt sich der Ductus arteriosus Botalli innerhalb von 10–30 min postpartal. Nach Unterbrechung beider Shuntverbindungen, Ductus arteriosus Botalli und Foramen ovale, sind rechter und linker Ventrikel des ▶ **fetalen Herzens in Serie geschaltet** (Tabelle 1).

Atmung

Die fetale Lunge enthält ca. 30 ml/kg KG einer Flüssigkeit, die z. T. dem Ultrafiltrat des Plasma entspricht. Während einer vaginalen Entbindung wird durch Kompression des kindlichen Thorax im Geburtskanal Flüssigkeit aus den Alveolen und den oberen Atemwegen gepresst. Die sich während der Austreibungsphase entwickelnde Hypoxie, Hyperkapnie und milde metabolische Azidose stellen in Kombination mit dem Kältereiz, Berührung, Schmerz und Umgebungsgeräuschen zusammen mit dem Abklemmen der Nabelschnur einen starken ▶ **Atemreiz** für das Neugeborene dar. Mit dem ersten Atemzug füllen sich die kindlichen Lungen mit Luft, Surfactant wird freigesetzt und verhindert in der folgenden Exspiration das vollständige Kollabieren der Alveolen. Es kommt zu einem Anstieg der arteriellen Sauerstoffsättigung und konsekutivem, raschen Abfall des PVR. Die ▶ **Adaptation der Atmung** vollzieht sich regelmäßig innerhalb der ersten 40 postpartalen Minuten, Störungen der Atmung können durch ein idiopathisches Atemnotsyndrom (▶ **Surfactantmangel:** *„Krankheit der hyalinen Membranen"*) verursacht werden. Früh- und Mangelgeborene haben ebenso wie per Sectio caesarea entbundene Neugeborene eine größere Menge Flüssigkeit in der Lunge, die für die bei diesen Kindern häufig zu beobachtende passagere Tachypnoe verantwortlich gemacht wird [38].

Der Ductus arteriosus Botalli verschließt sich physiologischerweise postpartal als Reaktion auf eine Steigerung des PaO_2 und Mediatoren wie Prostaglandine, Kinine und Azetylcholin. Kurzfristige Störungen der Adaptation des Feten an das extrauterine Leben wie eine Hypoxie, Azidose, Hypovolämie oder Hypothermie werden bei entsprechender Intervention von dem reifen Neugeborenen gut toleriert. Als Antwort auf eine prolongierte postpartale Hypoxie und Azidose kommt es jedoch zu einer Konstriktion des pulmonalen Gefäßbettes mit Zunahme des Ventilation-Perfusions-Missverhältnisses. In Folge des erhöhten PVR steigt der extrapulmonale Rechts-Links-Shunt des Blutes über das Foramen ovale und den Ductus arteriosus Botalli. Bei Neugeborenen mit schwerem Atemnotsyndrom kommt es daher häufig zum Auftreten einer ▶ **pulmonalen Hypertonie** mit Spitzendrücken, die mit denen des systemischen Blutdruck vergleichbar sind [41]. Diese Reaktion auf Hypoxie und Azidose kann in den ersten Lebenswochen jederzeit zu einer ▶ **Wiedereröffnung des Ductus arteriosus Botalli** führen und ist bei Frühgeborenen ausgeprägter als bei Neugeborenen am errechneten Geburtstermin.

Ein Aufrechterhalten dieser aktiven pulmonalen Vasokonstriktion ist gleichzusetzen mit einer ▶ **persistierenden pulmonalen Hypertonie** (PPHN) bzw. der persistierenden fetalen Zirkulation („*persistent fetal circulation*").

Katecholamine

Der Geburtsvorgang ist mit einer erheblichen fetalen Katecholaminausschüttung verbunden. Der unmittelbar präpartale Katecholaminplasmaspiegel ist vermutlich höher als zu irgend einem anderen Zeitpunkt im Leben. Katecholamine spielen eine wesentliche Rolle bei der Freisetzung von Surfactant und der Thermoregulation des Neugeborenen.

Thermoregulation

Aufgrund einer ineffektiven Thermoregulation und einem ungünstigen ▶ **Oberflächen-Volumen-Verhältnis** sind Neugeborene, insbesondere Frühgeborene, postpartal durch Auskühlen gefährdet. Die Kompensationsmöglichkeit durch Kältezittern fehlt, die Wärmebildung erfolgt über Ausschüttung von Noradrenalin, Anstieg des zyklischen Adenosinmonophosphats (cAMP) und konsekutive Stimulation der Lipoproteinlipase. Die aktivierte Lipoproteinlipase metabolisiert braunes Fett, das überdurchschnittlich viele Mitochondrien und Triglyceride enthält, wodurch Wärme erzeugt wird. Die größten braunen Fettdepots finden sich beim Neugeborenen zwischen den Schulterblättern, paravertebral, perirenal, in der Axilla und der perithymischen Region. Die Metabolisierung des braunen Fetts führt zur sog. ▶ **zitterfreien Thermogenese**, dem Hauptmechanismus der kindlichen Wärmeproduktion. Diese Wärmebildung allein reicht jedoch nicht aus, um die Körpertemperatur des Neugeborenen zwischen 36,5°C und 37,5°C zu halten, sodass postpartal geeignete Maßnahmen zum Schutz vor Auskühlung getroffen werden müssen. Diese Maßnahmen sind essenziell, da der Kältestress des Neugeborenen zu einer ▶ **peripartalen Atemdepression** mit erhöhtem Sauerstoffbedarf führen kann [27, 30]. Obwohl einige Arbeitsgruppen zeigen konnten, dass eine selektive Hypothermie bei asphyktischen Neugeborenen neuroprotektiv sein kann [12, 20, 39], werden diese Untersuchungsergebnisse kontrovers diskutiert. Sicher ist jedoch, dass die Effektivität von Reanimationsmaßnahmen durch eine Hypothermie negativ beeinflusst wird [8, 16].

Hämoglobin

Verantwortlich für die chemische Bindung des O_2 ist das Hämoglobin, ein Chromopeptid aus dem Globin und vier Häm-Molekülen. Das Globin setzt sich aus vier Untereinheiten zusammen, die je ein Häm-Molekül tragen. Im Gegensatz zum adulten Hämoglobin (HbA, zwei α- und zwei β-Ketten) besteht das ▶ **Globin des Feten (HbF)** aus zwei α- und zwei γ-Ketten. Die Sauerstoffbindungskurve des HbF ist im Vergleich zum Erwachsenen

Tabelle 2

Schweregrad der neonatalen Azidose beurteilt anhand des umbilikal-arteriellen pH-Wertes

pH	Schweregrad
>7,2	Physiologisch
7,1–7,2	Leichte Azidose
7,0–7,1	Mittelgradige Azidose
<7,0	Schwere Azidose

Tabelle 3

Zur postpartalen Hypoglykämie prädisponierte Neugeborene

- Untergewichtige (<10. Perzentil) und übergewichtige (>90. Perzentil) Neugeborene
- Maladaptierte Neugeborene
- Mütterlicher Gestationsdiabetes, insulinpflichtiger Diabetes mellitus
- Frühgeborene

Grenzwert für eine neonatale Hypoglykämie bis 3 h postpartal ist ein Blutzuckerwert ≤35 mg/dl

nach links verschoben, d. h. HbF bindet bei gleichem PaO_2 mehr Sauerstoff als HbA (Affinitätssteigerung), allerdings wird der gebundene Sauerstoff auch schlechter an das Gewebe abgegeben. Ursächlich für die O_2-Affinitätssteigerung und Abnahme des O_2-Halbsättigungspunktes (P_{50} HbF: 18 mmHg; P_{50} HbA: 27 mmHg) des HbF ist der Mangel an 2,3-Diphosphoglycerat (2,3-DPG). Dieser Mangel an 2,3-DPG ermöglicht es dem Feten, relativ mehr Sauerstoff bei niedrigeren PaO_2-Werten zu binden.

Bei mangelhafter Sauerstoffversorgung des Neugeborenen erfolgt die Glykolyse anaerob mit einem Anstieg der Konzentrationen von H^+-Ionen, Lactat und Pyruvat. Der arterielle pH ist daher der sensitivste Marker für eine adäquate Sauerstoffversorgung; eine metabolische Azidose kennzeichnet bis zum Beweis des Gegenteils eine unzureichende Sauerstoffversorgung des Neugeborenen (Tabelle 2).

Arterieller pH ist sensitivster Marker für eine adäquate Sauerstoffversorgung.

Blutzuckerregulation

Nach Unterbrechung der kontinuierlichen Glukosezufuhr durch den mütterlichen Kreislauf sinkt der Blutzuckerspiegel beim Neugeborenen postpartal rasch ab. ▶ **Symptome der Hypoglykämie** sind Apathie, Zittern und epileptiforme Erscheinungsbilder. Der Grenzwert für eine ▶ **Hypoglykämie** innerhalb der ersten 3 h postpartal wird mit ≤35 mg/dl angegeben, durch Glukoneogenese können reife Neugeborene den Blutzuckerspiegel auf ausreichend hohem Niveau halten. Asymptomatische Hypoglykämien werden bei 5% der Neugeborenen postpartal beobachtet. Bei besonders prädisponierten Neugeborenen (Tabelle 3) muss innerhalb der ersten beiden Lebensstunden vor Verlassen des Kreißsaals eine Blutzuckerbestimmung durchgeführt werden. Niedrige Blutzuckerwerte können durch die orale Gabe von 10%iger Glukoselösung oder 25%iger Maltodextrinlösung behandelt werden.

▶ **Symptome der Hypoglykämie**

▶ **Hypoglykämie: ≤35 mg/dl**

Peripartale Risikofaktoren

Ein Teil der Morbidität und Mortalität von Neugeborenen lässt sich auf die Missachtung oder Unkenntnis präpartaler, maternaler und anamnestischer Risikofaktoren, Fehleinschätzungen und Organisationsdefizite zurückführen. Da auch die Geburt selbst mit spezifischen Risiken für das Neugeborene einhergeht, ist die sorgfältige Vorbereitung auf mögliche Komplikationen unter Einbeziehung bereits bekannter Störungen die wichtigste Maßnahme, um den Ablauf der Erstversorgung und ggf. eine notwendige Reanimation optimal zu gestalten (Tabelle 4, 5, 6).

Eine Entscheidungshilfe zur Verlegung eines Neugeborenen in eine neonatologisch versierte Kinderklinik stellen die absoluten (Tabelle 7) und relativen (Tabelle 8) Indikationen dar.

Erstbeurteilung und Versorgung des Neugeborenen

Vorbereitung

Die Geburt stellt für Mutter und Kind ein besonderes Ereignis dar. Aus diesem Grunde sollte unter sorgfältiger Beobachtung der kindlichen Adaptation möglichst wenig in das physiologische Geschehen eingegriffen werden. Die Vorbereitung zur Neugeborenenerstversorgung umfasst die Bereitstellung und Wartung von geeignetem Equipment, die Auswahl, Ausbildung und das Training des verantwortlichen Perso-

Tabelle 4
Präpartale Risikofaktoren der Mutter, die mit einem erhöhten Risiko für das Neugeborene assoziiert sind

Präeklampsie, Eklampsie	
Ernährungsstörungen	Abnormale Gewichtszunahme
Diabetes mellitus	
Arterielle Hypertension	Essenziell Schwangerschaftsassoziiert
Chronische Erkrankungen	Kardiovaskulär Neurologisch Pulmonal Renal Hämatologisch (z. B. Anämie, Rh-Isoimmunisierung) Metabolisch (z. B. Schilddrüsenfunktionsstörungen)
Medikamentöse Therapie	Lithium Magnesium α-adrenerge Rezeptorantagonisten Alkohol, Nikotin und Drogenabusus
Infektionen	Röteln, Syphilis, HIV, Hepatitis, Clamydien, Herpes simplex
Alter <16 und >35 Jahre	
Keine Vorsorgeuntersuchungen entsprechend dem Mutterpass	

nals sowie klinikinterne Organisationsmodelle zur Rekrutierung zusätzlicher Helfer, falls die Situation des Neugeborenen dies erfordert. Equipment und notwendige Medikamente sollten jederzeit allen Beteiligten zugänglich sein, regelmäßig überprüft und nach Gebrauch ersetzt werden.

Personal

Bei jeder Geburt sollte mindestens ein in der Reanimation Neugeborener erfahrener Geburtshelfer, Kinderarzt bzw. Neonatologe oder Anästhesist anwesend sein, der nur für die Versorgung des Neugeborenen verantwortlich ist. Weiteres Fachpersonal sollte im Falle einer Risikogeburt unverzüglich abrufbar sein.

Die Wiederbelebung eines schwer beeinträchtigten Neugeborenen erfordert die Zusammenarbeit eines eingespielten Teams aus ärztlichen und pflegerischen Mitarbeitern. Eine Person ist für die Sicherung der Atemwege und die Beatmung zuständig, eine weitere Person überwacht die Kreislauffunktion und führt bei einer Bradykardie oder einem Herzstillstand die Herzdruckmassage durch. Die Assistenz zum Anreichen der Utensilien, Anlegen von Überwachungsgeräten (EKG, SpO$_2$), Vorbereitung und Gabe von Medikamenten im Falle einer prolongierten Reanimation wird innerhalb des Teams zugeteilt und erfordert die Anwesenheit weiterer qualifizierter Helfer mit definiertem Aufgabengebiet. Bei Mehrlingsgeburten sollten idealerweise entsprechend der Anzahl der Feten weitere Teams bereitstehen.

Tabelle 5
Präpartale Risikofaktoren des Feten

- Anamnestisch fetaler oder neonataler Tod
- Frühgeburtlichkeit (<37. SSW)
- Mehrlingsschwangerschaft
- Vaginale Blutungen im II. und III. Trimester
- Polyhydramnion
- Oligohydramnion
- Vorzeitiger Blasensprung
- Fetale Übertragung (>43. SSW)
- Fetale Retardierung
- Fetale Fehlbildung
- Verringerte fetale Aktivität

Equipment

Obwohl in 80% der Geburten durch entsprechende pränatale Diagnostik eine Ri-

Beheizter Arbeitsplatz mit funktionsfähigem Reanimationsequipment
und Medikamenten.

Tragen von Sicherheitshandschuhen
ist obligat.

▶ **Klinikinterne Checkliste:
Mekonium? – Atmung –
Hautkolorit – Muskeltonus –
Gestationsalter**

▶ **Zeichen einer postpartalen
Adaptationsstörung**

▶ **Routinemaßnahmen: Schutz
vor Wärmeverlust – Abtrocknen –
Freimachen der Atemwege**
▶ **Zentrale Zyanose**
▶ **Akrozyanose**

sikoeinschätzung des Feten möglich ist, ist die Notwendigkeit von Reanimationsmaßnahmen nicht immer vorhersehbar [42]. Daher muss eine Mindestausrüstung, zu der
ein beheizter Arbeitsplatz mit funktionsfähigem Reanimationsequipment und Medikamenten zählt (Tabelle 9), bei jeder Geburt bereitgestellt werden, um dem Neugeborenen ohne zeitliche Verzögerung Hilfe leisten zu können [45]. Wegen der potenziellen Infektionsgefahr durch Körperflüssigkeiten darf neben den üblichen Hygiene-
maßnahmen der persönliche Schutz nicht in den Hintergrund treten. Das Tragen von
Sicherheitshandschuhen ist daher obligat.

Einschätzung

Zur Erstbeurteilung des Neugeborenen und Festlegung erforderlicher Maßnahmen
bewährt sich die Einführung einer ▶ **klinikinternen Checkliste**, die Auffälligkeiten
sicher erfasst.

Wesentliche Parameter dieser Checkliste sind die Anwesenheit von Mekonium im
Fruchtwasser oder auf der Haut des Neugeborenen, die Atmung, das Hautkolorit, der
Muskeltonus und das Gestationsalter (Tabelle 10). Bei dieser Erstbeurteilung sollte
jedoch weniger den einzelnen Parametern als vielmehr dem Gesamterscheinungs-
bild des Neugeborenen Rechnung getragen werden.

▶ **Zeichen einer postpartalen Adaptationsstörung** sind ein verzögertes Einsetzen der Atmung, Bradykardie, Blässe oder eine persistierende Zyanose, ein schlaffer
Muskeltonus und abgeschwächte bzw. fehlende Reflexe. Häufig geht das Erkennen
einzelner Adaptationsstörungen fließend in deren Therapie über, v. a. wenn mehrere Personen bei der Neugeborenenerstversorgung beteiligt sind.

Lebensfrische Neugeborene am Geburtstermin reagieren auf die extrauterine
Umgebung mit dem Versuch einer tiefen Inspiration, einem Schrei und Extremitäten-
bewegungen. Die Schleimhäute sind rosig, und in den ersten Minuten post partum
wird auch das gesamte Hautkolorit ohne zusätzliche Sauerstoffgabe rosig. Die Herzfrequenz des Neugeborenen ist kontinuierlich über 100/min. Diese Neugeborenen, die
energisch auf ihre neue Umgebung reagieren, können bei der Mutter verbleiben und
bedürfen nur der ▶ **Routinemaßnahmen** wie dem Schutz vor Wärmeverlust, dem Abtrocknen und dem Freimachen der Atemwege. Tabelle 11 gibt einen Überblick über
die kardiozirkulatorischen und respiratorischen Normwerte gesunder Neugeborener.

Besteht eine ▶ **zentrale Zyanose**, fällt sie an Gesicht, Oberkörper und besonders
an den Schleimhäuten des Neugeborenen auf. Eine ▶ **Akrozyanose** wird häufig un-

Tabelle 6
Partale Risikofaktoren mit erhöhtem Risiko für das Neugeborene

Notfall-Kaiserschnittentbindung

Allgemeinanästhesie

Instrumentell-vaginale Entbindung   Forzeps
                                                          Vakuumextraktion

Beckenendlage oder andere Fehllagen

Vorzeitige Wehen

Wehensturm

Chorioamnionitis

Vorzeitiger Blasensprung (>18 h vor der Entbindung)

Verzögerter Geburtsverlauf (>24 h)

Verzögerte Austreibungsphase (>2 h)

Fetale Bradykardie

Unzuverlässige fetale Herzfrequenzmuster

Uterustetanie

Applikation von Narkotika 4 h vor der Entbindung

Mekoniumgefärbtes Fruchtwasser

Nabelschnurvorfall

Plazentalösung

Plazenta praevia

Tabelle 7

Absolute Indikationen zur Verlegung des Neugeborenen in eine neonatologisch versierte Kinderklinik. (Nach Zimmermann 2000 [45])

- Unreife unter abgeschlossener 35. Schwangerschaftswoche
- Fetale Wachtumsretardierung ≤3. Perzentile
- Atemstörungen jeglicher Genese
- Nabelarterien pH-Wert <7.0
- Fehlbildung oder Verdacht darauf zur weiteren Diagnostik und/oder Therapie
- Angeborene Stoffwechselstörung oder Verdacht darauf
- Hypoglykämie
- Diabetische Fetopathie
- Endokrinopathie oder Verdacht darauf
- Morbus haemolyticum neonatorum
- Polyglobulie mit einem venösen Hämatokrit >70 Prozent
- Anämie mit einem venösen Hämatokrit <35% in der ersten Lebenswoche
- Hyperbilirubienämie (Ikterus am ersten Lebenstag; Bilirubin >20 mg/dl trotz Phototherapie beim gesunden Neugeborenen und >17 mg/dl bei Neugeborenen mit Risikofaktoren)
- Morbus haemorrhagicus
- Krampfanfälle
- Intrakranielle Blutungen oder Verdacht darauf
- Zyanose
- Infektion oder Verdacht darauf
- Neugeborenes drogenabhängiger Mutter

ter der Geburt beobachtet und ist zunächst kein sicherer Indikator für eine peripartale Hypoxie, sie kann jedoch auf andere Faktoren, wie z. B. einen Kältestress hinweisen. ▶ **Blässe** kann Ausdruck einer verminderten Herzleistung des Neugeborenen sein, differentialdiagnostisch denkbar sind jedoch auch eine ausgeprägte Anämie, Hypovolämie, Hypotonie oder Azidose.

▶**Blässe**

Sowohl die peripheren als auch zentrale Pulse sind beim Neugeborenen nur schwer zu tasten [36, 40]. Der ▶ **Nabelschnurpuls** kann dagegen einfach und ohne Unterbrechung der Beatmung getastet werden. Können keine Pulsationen an der Basis der Nabelschnur getastet werden, empfiehlt sich zur Verifizierung die ▶ **präkordiale Auskultation**.

▶**Nabelschnurpuls**

▶**Präkordiale Auskultation**

Apgar-Score

Zur Erstbeurteilung eines reifen Neugeborenen hat sich der Apgar-Score (Tabelle 12) als einfaches und geeignetes Verfahren etabliert, allerdings sollten die erhobenen Werte nur richtungsweisend interpretiert werden [2]. Der Apgar-Wert nach einer Minute korreliert mit dem Auftreten einer neonatalen Azidose und dem Überleben des Neugeborenen [24], der nach 5 min erhobene Wert gilt als Prädiktor für das neurologische Outcome [11, 33]. Zur Bedeutung des Apgar-Wertes nach 10 min für den Zustand des Neugeborenen liegen nur wenige Untersuchungen vor [3]. Um die Reliabilität, Reproduktivität und Validität des Scores jedoch zu gewährleisten, müssen alle fünf Parameter sowohl nach einer als auch nach 5 und 10 min erhoben werden.

Tabelle 8

Relative Indikationen zur Verlegung des Neugeborenen in eine neonatologisch versierte Kinderklinik. (Nach Zimmermann 2000 [45])

- Fetale Unreife ≥35. Schwangerschaftswoche
- Fetale Wachstumsretardierung 3.–10. Perzentile
- Kind diabetischer Mutter
- Hyperbilirubinämie
- Polyglobulie mit einem Hämatokrit zwischen 66–70%
- Neurologische Auffälligkeiten
- Verdacht auf eine Infektion
- Fehlbildungen mit aufgeschobener Dringlichkeit
- Herzrhythmusstörungen
- Ernährungsstörungen

Tabelle 9
Equipment und Materialien zur Reanimation des Neugeborenen

Vorgang	Material	Größe
Absaugen	Mechanische Absaugvorrichtung	
	Absaugkatheter	5F–12F
	Magensonde	8F
Beatmungsbeutel und Masken	Ambubeutel mit Überdruckventil und O_2-Reservoir	
	Beatmungsmasken (z. B. Rendell-Baker, Laerdal-Infant-Mask)	Größen 00, 0/1
	Sauerstoffquelle mit einer Flussrate bis 15 l/min	
	Zufuhrschlauch	
	O_2-Ersatzflaschen	
	Beatmungsgerät (optional)	
Intubation	Laryngoskop mit geraden und gebogenen Spateln	No. 0, 1 (gerade)
	(z. B. Miller, Foregger oder Macintosh)	und No. 1 (gebogen)
	Ersatzbirnen und Batterien	
	Trachealtuben	2.0, 2.5, 3.0, 3.5, 4.0 mm ID
	Führungsstab	
	Magill-Zange	
	CO_2-Detektor (optional)	
	Larynxmasken	Größe 0, 1, 11/2, 2
	Güdeltuben	000, 00, 0, 1
Medikamente	Adrenalin	1:10.000 (0,1 mg/ml)
	NaCl 0,9%	
	Ringerlactat	
	Natriumbicarbonat	4,2%
	Naloxon (Narcanti Neonatal®)	0,02 mg/ml
	Glucose 10%, 20%, 40%	
Zugänge	Nabelvenen- und -arterienkatheter	3.5 und 5F
	Venenverweilkanülen	18 G, 21 G, 25 G
Sonstiges	Höhenverstellbarer Reanimationstisch mit Infrarotstrahler oder Wärmequelle	
	Sterile Handschuhe	6.5, 7.0, 7.5, 8.0
	Skalpell und Schere	
	Pflaster	
	Desinfektionsmittel	
	Nabelklemme, -schere, -verband	
	Dreiwege-Hähne	
	Kapillaren, Kanülen zur Blutentnahme (BGA, Hkt, Hb)	
	Spritzen	1, 2, 5, 10, 20 und 50 ml
	Aufziehkanülen	
	Spritzenpumpe	
	Leitung für Spritzenpumpe	
	Wärmequelle	
	Blutzuckermessgerät mit Teststreifen	
	Feste Unterlage	
	Gewärmte Tücher	
	Kinderstethoskop	
	Uhr (optional)	
	EKG (optional)	
	SpO_2-Messung (optional)	

F *French*, G *Gauge*, ID *Innendurchmesser*

Zur Erstbeurteilung von Früh- und Mangelgeborenen ist der Apgar-Score ungeeignet

Zur Erstbeurteilung von Früh- und Mangelgeborenen ist der Apgar-Score ungeeignet. Wesentliche Nachteile sind die zeitaufwendige Erhebung, die gleiche Gewichtung aller fünf erhobener Parameter und die geringe Korrelation der erhobenen Werte mit der Notwendigkeit von Reanimationsmaßnahmen [31]. Daher wird, neben der Kenntnis eventueller peripartaler Risikofaktoren, zur effektiveren und zeitsparenderen Un-

Sofortige Bestimmung
der Atmung, des
Hautkolorits und der
Herzfrequenz ist zu
empfehlen.

Geringgradige Anpas-
sungsstörungen:
schnelles Ansprechen
auf Basismaßnahmen.

Tabelle 10

Übertragungszeichen des Neugeborenen

- „Waschfrauenhände", lange Nägel
- Trockene Haut, fehlende Vernix
- Hautabschilferungen
- Geringes Unterhautfettgewebe

terscheidung eines gesunden Neugeborenen von einem anpassungsgestörten oder vital gefährdeten Säugling die sofortige Bestimmung der Atmung, des Hautkolorits und der Herzfrequenz empfohlen [1, 31].

Basismaßnahmen der Erstversorgung

Geringgradige Anpassungsstörungen eines Neugeborenen zeichnen sich durch ein schnelles Ansprechen auf Basismaßnahmen aus. Deshalb stehen diese immer am Anfang der Erstversorgung. Liegen den Anpassungsstörungen keine organischen Ursachen oder intrapartale Komplikationen zugrunde, wird durch die Basismaßnahmen der Neugeborenenerstversorgung in der Regel eine Stabilisierung erreicht.

Taktile Stimulation

Das Abtrocknen und Abreiben der Vernix caseosa ist ein taktiler Stimulus, der bei der Mehrzahl der Neugeborenen einen ausreichenden Atemantrieb auslöst. Bleibt trotzdem eine suffiziente Atmung aus, können milde Schmerzreize wie das Kneifen der Fußsohlen die Atmung stimulieren.

Positionierung des Neugeborenen

Die Basismaßnahmen am Neugeborenen sollten in Rücken- oder Seitenlage erfolgen, mit dem Kopf in neutraler oder leicht reklinierter Position. Bei reduzierter Atmung helfen ein unter die Schultern gelegtes Tuch und eine leichte Reklination des Kopfes die Luftwege des Neugeborenen optimal zu öffnen.

Absaugen

Bei gesunden Neugeborenen kann auf das Absaugen während und vor allem nach der Geburt verzichtet werden [14]. Bei persistierender Störung der Atmung und Verdacht auf eine Atemwegsobstruktion müssen zuerst der Mund und danach die Nase mit einem Absaugkatheter abgesaugt werden. Aggressives pharyngeales Absaugen kann jedoch zu einem Laryngospasmus, zu einer vagal bedingten Bradykardie oder auch zu einer verzögert einsetzenden Spontanatmung führen [7]. Der Vorgang des Absaugens sollte möglichst kurz sein und nur im vorderen Mundbereich mit einem maximalen Sog von 100 mmHg (13,3 kPa bzw. 136 cm H_2O) erfolgen.

O_2-Insufflation

Bei persistierender Zyanose, Bradykardie oder Zeichen des peripartalen Stresses muss spontanatmenden Neugeborenen über eine O_2-Zuleitung, eine Gesichtsmaske

Basismaßnahmen in Rücken- oder
Seitenlage, Kopf leicht rekliniert.

Absaugen des Neugeborenen:
erst Mund, dann Nase!

Tabelle 11

Normwerte kardiozirkulatorischer und respiratorischer Parameter des reifen Neugeborenen

Parameter	Normwert (MW±SD)
Herzfrequenz [1/min]	133±18
Systolischer arterieller Blutdruck [mmHg]	80±16
Diastolischer arterieller Blutdruck [mmHg]	46±16
Schlagvolumen [ml]	4,5±5,0
Herzindex [l/min/m²]	2,5±0,6
Sauerstoffverbrauch [ml/kg/min]	6,0±1,0
Hämoglobinkonzentration [g/dl]	16,5±1,5
P_{50} [mmHg]	18

Tabelle 12

Apgar-Score. Zustandsdiagnostik des Neugeborenen 1, 5 und 10 min postpartal

Zeichen	Score		
	0	1	2
Atmung	Keine	Flach, unregelmäßig	Regelmäßig, schreien
Puls	Nicht tastbar	<100/min	>100/min
Grundtonus	Schlaff	Wenig Bewegung der Extremitäten	Aktive Bewegung
Aussehen	Blau, blass	Stamm rosig, Extremitäten blau	Rosig
Reflexe beim Absaugen	Keine Reaktion	Grimassieren, Schrei	Husten, Niesen, kräftiger Schrei

oder einen Ambu-Beutel Sauerstoff gesichtsnah („Trichtergriff") insuffliert werden (Abb. 2). Der O_2-Flow sollte mindestens 5 l/min betragen.

Schutz vor Wärmeverlust

Das Neugeborene sollte in einem warmen Raum mit geringer Luftbewegung erstversorgt werden. Die Platzierung unter einem Wärmestrahler, das schnelle Abtrocknen der Haut und das Wickeln in warme Tücher helfen den Wärmeverlust einzudämmen. Auch der Kopf des Neugeborenen sollte bedeckt sein. Tabelle 13 gibt einen Überblick über Maßnahmen zum Schutz vor Wärmeverlust des Neugeborenen.

Erstuntersuchung (U1)

Tabelle 14 gibt die wichtigsten Screeninguntersuchungen bei der Erstuntersuchung Neugeborener wieder, die 10–15 min postpartal durchgeführt werden und zu den Aufgaben des Geburtshelfers oder Kinderarztes bzw. Neonatologen gehören.

Taktile Stimulation, Schutz vor Wärmeverlust, O_2-Insufflation und das Absaugen des Neugeborenen stellen die Basismaßnahmen der Erstversorgung dar. Neugeborene mit geringgradigen Adaptationsstörungen erholen sich unter diesen Maßnahmen und können normalerweise nach mindestens zweistündiger Beobachtung (z. B. im Kreißsaal) verlegt werden.

Erweiterte Maßnahmen der Erstversorgung und Reanimation Neugeborener

▶ **Schwergradige Anpassungsstörungen** eines Neugeborenen zeichnen sich durch eine persistierende Zyanose, Hypoxie, Areflexie, Hyporeflexie und Bradykardie aus. Tritt innerhalb von 30 s trotz adäquater O_2-Insufflation keine ausreichende Spontanatmung und Stabilisierung der Herzfrequenz über 100/min ein, liegt die Herzfre-

▶ **Schwergradige Anpassungsstörungen**

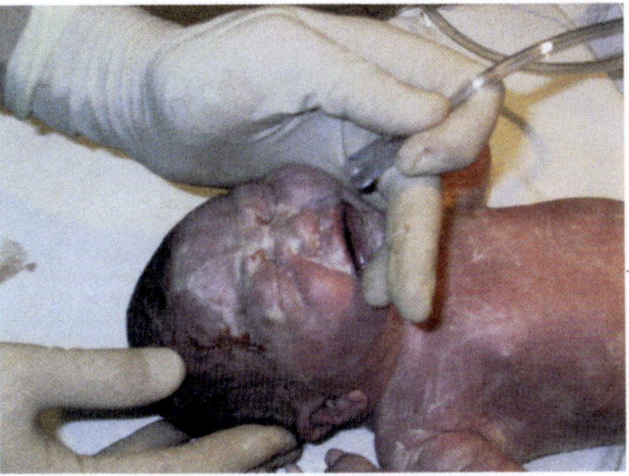

Abb. 2 ◀ **O_2-Insufflation und Trichtergriff**

Tabelle 13	
Maßnahmen zum Schutz vor Wärmeverlust des Neugeborenen	
Wärmeverlust über	**Maßnahme**
Konduktion	Wärmematte, Wärmebettchen, Steigerung der Umgebungstemperatur auf >28°C
Konvektion	Trockene, warme Tücher, Inkubator (*Cave*: 30% des Wärmeverlust über den Kopf des Neugeborenen!)
Radiation	Inkubator, Wärmequelle, z. B. Infrarotstrahler
Evaporation	Klimatisierte Atemgase, angewärmte Infusionen, warme Tücher

quenz des Neugeborenen zwischen 60–100/min, bleibt ein Anstieg der Herzfrequenz trotz suffizienter Beatmung aus oder ist die Herzfrequenz um 100/min und fällt trotz Beatmung weiter ab, liegt bei dem Neugeborenen per definitionem ein Herz-Kreislaufstillstand vor (Abb. 3). Tabelle 15 gibt die häufigsten Ursachen für die Reanimation Neugeborener wieder.

Beatmung

▶ **Beatmung mit Überdruck**

Indikationen für eine ▶ **Beatmung mit Überdruck** („*positive pressure ventilation*") sind Nasenflügeln, Stridor, eine Herzfrequenz unter 100/min und/oder eine persistierende Zyanose. Die Mehrzahl beatmungspflichtiger Neugeborener kann zunächst problemlos über eine Gesichtsmaske und einen Ambu-Beutel mit O_2-Reservoir ventiliert werden. Initial kann ein höherer Beatmungsspitzendruck (=30–40 cmH_2O) zur Eröffnung der Alveolen erforderlich sein.

Sichtbare Thoraxexkursionen sind eine zuverlässige Erfolgskontrolle für eine suffiziente Beatmung und in dieser Situation verlässlicher als die endexspiratorische CO_2-Messung (et CO_2) oder die peripher gemessene O_2-Sättigung (SpO_2). Die optimale Beatmungsfrequenz für Neugeborene liegt bei 30/min [1].

AF 30/min anstreben.

▶ **Gesichtsmasken**

▶ **Larynxmasken**

Die ▶ **Gesichtsmasken** zur Beatmung Neugeborener haben ein geringes Totraumvolumen (<5 ml). Verschiedene Größen sollten vorrätig sein, damit sie nicht über Augen und Kinn des Neugeborenen reichen. Über die Praktikabilität von ▶ **Larynxmasken** in der Erstversorgung Früh- und Neugeborener liegen bislang keine ausreichenden Erfahrungen vor, allerdings können sie sich bei ineffektiver Maskenbeatmung und erfolgloser Intubation trotz der potenziellen Gefahr einer vagalen Reizung als hilfreich erweisen.

Ist eine suffiziente Maskenbeatmung nicht möglich, muss eine Obstruktion der Atemwege ausgeschlossen und der Beatmungsdruck ggf. erhöht werden. Gefahr einer länger dauernden Maskenbeatmung mit hohem Beatmungsdruck ist die Insufflation des Magens. Zur Entlastung des Magens kann eine ▶ **Magensonde** mit aufgesetzter, offener Spritze zum Entweichen der Luft gelegt werden.

▶ **Magensonde**

▶ **Kontraindikationen für eine Maskenbeatmung**

▶ **Kontraindikationen für eine Maskenbeatmung** sind eine kongenitale Zwerchfellhernie und die schwere Mekoniumaspiration. Stellt sich innerhalb von 30 s nach Beatmung mit 100% O_2 keine Besserung der Symptomatik ein oder persistiert die Bradykardie, muss – je nach Ermessen vor oder nach der Intubation – mit der mechanischen Reanimation des Neugeborenen begonnen werden.

Tabelle 14
Erstuntersuchung U1
(10–15 min postpartal)
• Herz- und Lungenauskultation
• Palpation des Abdomens
• Inspektion der Genitalien
• Inspektion der Haut
• Inspektion der Extremitäten
• Inspektion der Augen und Ohren
• Palpation des harten Gaumens
• Beurteilung des Muskeltonus

Nach vaginal-instrumenteller Entbindung ist zusätzlich auf Verletzungen und neurologische Auffälligkeiten zu achten

Intubation

Tabelle 16 gibt die absoluten Indikationen zur endotrachealen Intubation im Rahmen der Neugeborenenerstversorgung und Reanimation wieder. Ist die Entscheidung zur Intubation gefallen,

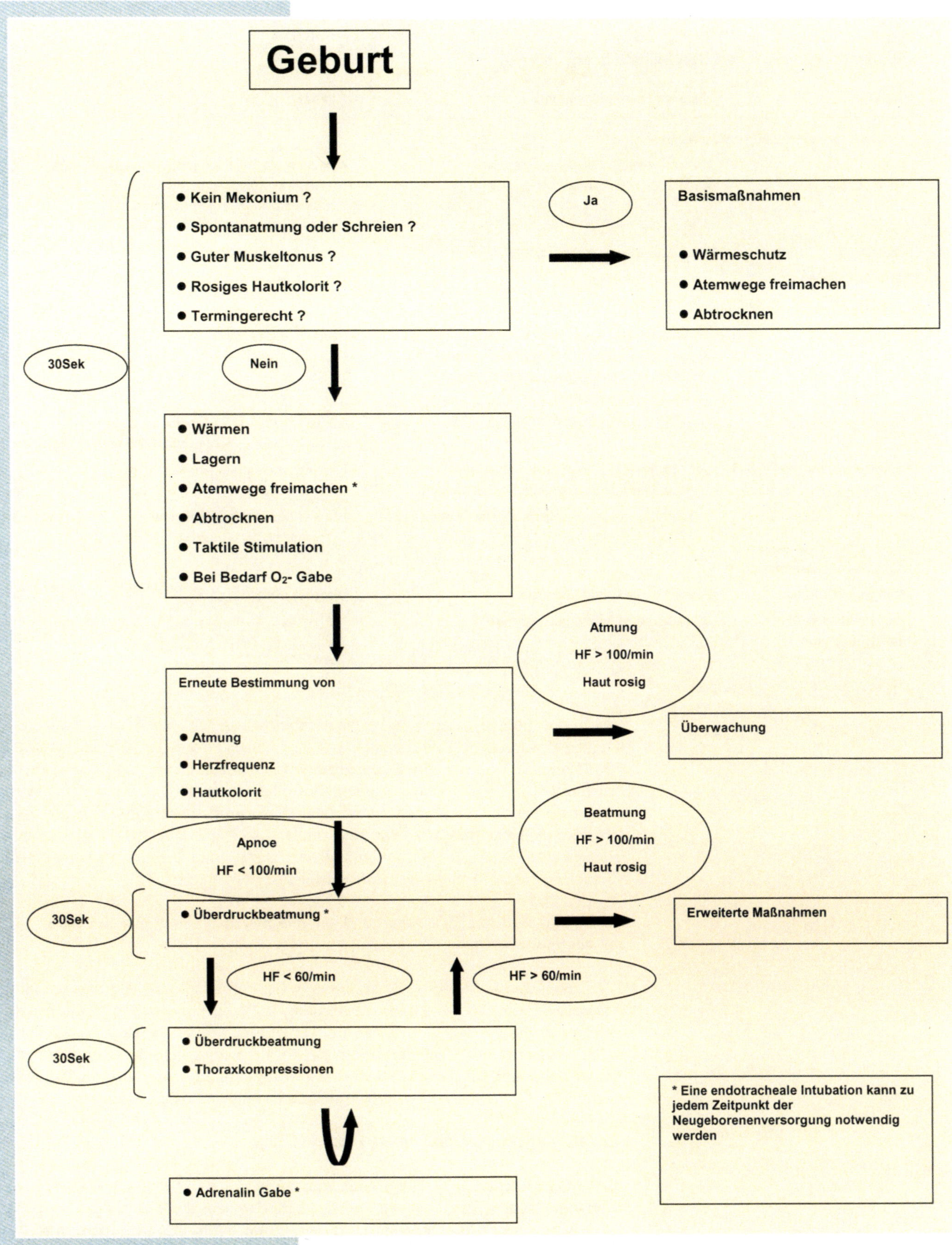

Abb. 3 ▲ Algorithmus zur Erstversorgung und Reanimation Neugeborener entsprechend den aktuellen ILCOR-Empfehlungen [1]

Häufigste Ursachen für die Reanimation Neugeborener

Ursache	Klinische Zeichen/Anamnese	Maßnahme
1. Mechanische Verlegung der Atemwege		
Mekonium- oder Schleimaspiration	Mekoniumgefärbtes Fruchtwasser, Geringe Thoraxexkursion	Absaugen, bei vaginalen Entbindungen ggf. schon vor Entwicklung des Körpers. Intubation zum Absaugen/Beatmen, bestenfalls vor dem ersten Atemzug
Choanalatresie	Rosig während des Schreiens, sonst zyanotisch	Güdeltubus, endotracheale Intubation
Pharynxfehlbildung	Geringe Luftströmung	Neugeborenes aufrecht halten, Wendeltubus
2. Pulmonale Funktionsstörung		
Pneumothorax	Seitendifferentes, abgeschwächtes Atemgeräusch, hypersonorer Klopfschall, Thorax in Inspirationsstellung. Persistierende Zyanose, bei Spannungspneumothorax: Bradykardie, Blutdruckabfall	Nadelthorakozentese
Pleuraerguss/Aszites	Geringe Atemexkursion, persistierende Zyanose, Bradykardie	Sofortige Intubation, Nadelthorakozentese, Parazentese, Rekrutierung minderbelüfteter Lungenareale
Kongenitale Zwerchfellhernie	Seitendifferentes Atemgeräusch, persistierende Zyanose, Bradykardie, skaphoidförmiges Abdomen	Endotracheale Intubation, Magensonde
Pneumonie/Sepsis	Schwache Atmung, persistierende Zyanose, Bradykardie	Endotracheale Intubation, Rekrutierung minderbelüfteter Lungenareale
3. Kardiale Funktionsstörung		
Kongenitales Vitium	Persistierende Zyanose, Bradykardie	Diagnostische Abklärung
Fetale/maternale Blutung und Hypovolämie	Blässe, geringer Reanimationserfolg	Volumengabe, evtl. Gabe von Erythrozytenkonzentrat

kann der Tubus entweder oral oder nasal mit Hilfe der Magill-Zange endotracheal platziert werden. Während der Laryngoskopie wird durch leichten Druck mit dem Ringfinger oder dem kleinen Finger der führenden Hand auf den Kehlkopf die hochstehende Glottis des Neugeborenen häufig besser einstellbar. Einen Anhalt für die korrekte Tubuslage bietet die schwarze Markierung, die gerade hinter den Stimmbändern verschwunden sein sollte. Tabelle 17 gibt eine Übersicht zur Auswahl von Trachealtuben und der empfohlenen Insertionstiefen für Neugeborene unterschiedlichen Geburtsgewichts und Gestationsalters.

Umbilikal-arterieller pH-Wert und Veränderungen des Säure-Basen-Status des Neugeborenen

Neben der Erfassung der Vitalparameter ist der umbilikal-arterielle pH-Wert ein weiteres Kriterium für die Zustandsbeurteilung des Neugeborenen. Eine schwere Azidose weist auf eine peripartale Hypoxie hin, wobei jedoch keine Korrelation zwischen dem umbilikal-arteriellen pH-Wert und dem Grad der neonatalen Anpassungsstörung besteht (Tabelle 2). Tabelle 18 zeigt die Normwerte des umbilikal-arteriellen Säure-Basen-Status des Neugeborenen innerhalb der ersten 60 postpartalen Minuten.

Mechanische Reanimation, Herzdruckmassage

Asphyxie führt beim Neugeborenen zu einer peripheren Vasokonstriktion, Gewebshypoxie, Azidose, Abnahme der myokardialen Kontraktilität, Bradykardie und letztlich zur Asystolie. Bei der Entscheidung zur mechanischen Reanimation sollte der Verlauf der Herzfrequenz und die Zeit, die bis zur Aufnahme erster Reanimationsmaßnahmen vergangen ist, berücksichtigt werden.

Der optimale Druckpunkt für die Herzdruckmassage liegt beim Neugeborenen im distalen Sternumdrittel. Unterschieden werden die umgreifende Zwei-Daumen-Technik

▶ **Umgreifende Zwei-Daumen-Technik**

▶ **Eindringtiefe**

Tabelle 16

Absolute Indikationen zur endotracheale Intubation

- Endotracheales Absaugen bei Mekoniumaspiration
- Ineffektivität der Maskenbeatmung
- Absehbar länger erforderliche Beatmung
- Indikation zur Herz-Druckmassage
- Endotracheale Applikation von Medikamenten
- Spezielle Krankheitsbilder wie z. B. Enterothorax, Frühgeburtlichkeit, kongenitale Zwerchfellhernie etc.

Herzdruckmassage und Ventilation: Verhältnis von 3:1.

und die Zwei-Finger-Technik. Da die ▶ **umgreifende Zwei-Daumen-Technik** einen günstigeren Einfluss auf die Koronarperfusion des Neugeborenen hat, entspricht sie der aktuellen ILCOR-Empfehlung [9, 35]. Die ideale ▶ **Eindringtiefe** liegt bei einem Drittel bis der Hälfte des Thoraxdurchmessers (Abb. 4). Das Verhältnis von Kompression zu Dekompression sollte bei einer Frequenz um 120/min diskret zugunsten der Entlastungsphase verschoben sein. Die Effektivität der Herzdruckmassage lässt sich durch Nabelschnurpalpation überprüfen. Herzdruckmassage und Ventilation stehen idealerweise in einem Verhältnis von 3:1. Der Erfolg der mechanischen Reanimation sollte nach jeweils 30 s kontrolliert werden. Die Herzdruckmassage sollte fortgeführt werden, bis die Herzfrequenz des Neugeborenen über 60/min liegt.

Medikamentöse Reanimation

Hauptursachen für einen Herz-Kreislaufstillstand des Neugeborenen sind schwerwiegende respiratorische Störung und eine inadäquate Oxygenierung. Die Gabe von Herz-Kreislauf wirksamen Medikamenten ist bei der Reanimation Neugeborener nur selten erforderlich.

Adrenalin

Adrenalin: 0,01–0,03 mg/kg KG

Persistiert die neonatale Bradykardie oder wird eine Asystolie trotz suffizienter Beatmung und Herzdruckmassage festgestellt, ist die endotracheale oder intravenöse Applikation von Adrenalin indiziert. Die empfohlene Dosierung für beide Applikationswege ist 0,01–0,03 mg/kg KG (entsprechend 0,1–0,3 ml/kg KG einer Verdünnung von 1:10 000) alle 3–5 min. Höhere Dosierungen von Adrenalin werden bisher nicht routinemäßig empfohlen [1], da sie mit hypertensiven Krisen nach der Konstitution eines Spontankreislaufes und der gesteigerten Inzidenz von intrakraniellen Blutungen, v. a. bei Frühgeborenen, assoziiert sind [4, 5].

Volumenersatzmittel

▶ **Isotone Kristalloide**

Bei der Reanimation hypovolämer Neugeborener sind ▶ **isotone Kristalloide** wie Ringer-Lactat oder 0,9% NaCl in einer Dosierung von 10 ml/kg über 5–10 min der Goldstandard. Diese Volumenapplikation kann bei Bedarf wiederholt werden. Die Gabe von Erythrozytenkonzentraten der Blutgruppe 0, Rhesus negativ, sollte Situationen mit gesichertem Blutverlust des Neugeborenen vorbehalten bleiben. Humanalbumin ist nicht Mittel der Wahl bei der Reanimation Neugeborener. Über die Anwendung von künstlichen Kolloiden sowie hyperosmolaren Lösungen liegen bisher keine gesicherten Daten vor.

Humanalbumin ist nicht Mittel der Wahl!

Tabelle 17

Trachealtuben zur Neugeborenenreanimation, Größe und Insertionstiefe

Geburtsgewicht [g]	Gestationsalter (Woche)	Tubusgröße (ID)	Insertionstiefe ab Oberlippe [cm]
<1000	<28	2,5	6,5–7
1000–2000	28–34	3,0	7–8
2000–3000	34–38	3,5	8–9
>3000	>28	3,5–4,0	>9

ID *Innendurchmesser in mm*

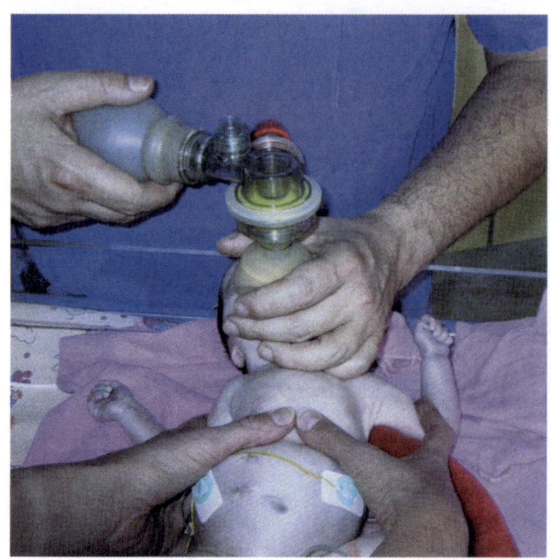

Abb. 4 ◀ **Reanimation des Neugebornen mit Beatmung und Herzdruckmassage**

Natriumbicarbonat

Der Nutzen von Natriumbicarbonat (NaHCO$_3$-) bei der Reanimation Neugeborener wird kontrovers diskutiert. Ein negativer Effekt auf die myokardiale und zerebrale Funktion durch die NaHCO$_3$--induzierte Hyperosmolarität und Hyperkapnie konnte nachgewiesen werden [26, 29], so dass für kurze Phasen der kardiopulmonalen Reanimation die Gabe von NaHCO$_3$- nicht empfohlen wird. Indiziert erscheint die Gabe von NaHCO$_3$- nur bei längerer Reanimation entsprechend den Ergebnissen wiederholter Blutgasanalysen und bei fortbestehender Hyperkaliämie. Die initale Dosierung wird mit 1–2 mEq/kg KG einer 4,2 %igen Lösung angegeben. NaHCO$_3$- darf nur intravenös verabreicht werden. Bei schneller Applikation größere Mengen NaHCO$_3$- (mehr als 1 mEq/kg KG/min) kann es zu einer raschen Zunahme des intravasalen Volumens und konsekutiv zu Hirnblutungen bei dem Neugeborenen kommen.

Naloxon

Bei Neugeborenen mit einer Atemdepression, deren Mütter innerhalb von 4 h vor der Entbindung Opiate erhielten, kann die Gabe des Opiatantagonisten Naloxon indiziert sein. Bei Verdacht auf eine mütterliche Drogenabhängigkeit kann Naloxon allerdings akute Entzugserscheinungen auslösen und ist deshalb kontraindiziert. Die empfohlene Dosierung von Naloxon ist 0,01 mg/kg KG. Naloxon kann sowohl intravenös, intramuskulär als auch subkutan appliziert werden. Nach der Naloxonapplikation ist eine längere, kontinuierliche Überwachung der Atmung des Neugeborenen notwendig.

Applikationswege

Die Anlage eines venösen Zugangs beim Neugeborenen stellt aufgrund der kleinen anatomischen Verhältnisse eine besondere Herausforderung dar, allerdings setzt die medikamentöse Reanimation des Neugeborenen auch keinen venösen Zugang voraus. Die schnellste Applikation von Medikamenten erfolgt endotracheal; die Kanülierung der Umbilikalvene stellt eine mögliche Alternative dar. Dazu wird ein röntgendichter Nabelvenenkatheter unter Aspiration unter das Hautniveau des Neugeborenen vorgeschoben, bis Blut zurückfließt. Komplikation einer zu tiefen Insertion des Nabelvenenkatheters ist die Infusion hypertoner Lösungen oder vasoaktiver Medikamente in die Leber des Neugeborenen. Als weitere Komplikation sind bei längerer Liegedauer des Katheters Thrombosen im Bereich der V. cava inferior beschrieben.

Der intraossäre Zugang sollte nur dann gewählt werden, wenn eine Kanülierung der Nabelvene oder einer anderen Vene nicht möglich ist und eine Volumengabe notwendig wird.

Spezielle Situationen der Neugeborenenerstversorgung

Das Mekoniumaspirationssyndrom

Ca. 12 % der Schwangeren haben ▶ **mekoniumhaltiges Fruchtwasser** (*„erbsbreiartiges Fruchtwasser"*), bei 60 % der Neugeborenen dieser Mütter wird bei der Geburt Mekonium in der Trachea nachgewiesen [19]. Werden die Atemwege des Neugeborenen nicht vor oder kurz nach Einsetzen der Spontanatmung abgesaugt, gelangt Mekonium in die kleinen Atemwege und Alveolen. Ca. 15 % dieser Neugeborenen entwickeln innerhalb der ersten Lebenstage respiratorische Komplikationen, bei 10 % kann ein Pneumothorax oder ein Pneumomediastinum im Thorax-Röntgenbild nachgewiesen werden. Diese meist kleinen Leckagen können klinisch nur in Form einer Tachypnoe in Erscheinung treten. Unerkannte größere Pneumothoraces können jedoch auch zu einer schweren Kreislaufdepression bis hin zum Kreislaufversagen des Neugeborenen führen.

Bei mekoniumhaltigem Fruchtwasser sollte das Absaugen von Mund und Nase des Neugeborenen bereits nach Geburt des Kopfes vor Austritt von Schultern und Thorax erfolgen. Dieses Absaugen scheint die Gefahr einer ▶ **Mekoniumaspiration** zu verringern [6]. Bei 20–30 % dieser Neugeborenen wird trotz fehlender Spontanatmung Mekonium in der Trachea gefunden [15, 32]. Dies macht eine intrauterine Mekoniumaspiration wahrscheinlich. Bei eingeschränktem Zustand des Neugeborenen sollte daher unter Laryngoskopie und kurzfristiger Intubation eine endotracheale Absaugung mit speziellen Absaugkathetern erfolgen [18, 43]. Bei schwerstgradigen Adaptationsstörungen des Neugeborenen kann eine Überdruckbeatmung trotz Nachweis von Mekonium in den Atemwegen notwendig werden. Das endotracheale Absaugen sollte dann wiederholt werden, bis kein Mekonium mehr gefördert wird. Zur Verringerung des Aspirationsrisikos darf das Absaugen des Magens allerdings erst erfolgen, wenn die initialen Reanimationsmaßnahmen abgeschlossen sind.

Frühgeburtlichkeit

Unter Frühgeburtlichkeit versteht man die Geburt eines Kindes nach der 28. und vor Beendigung der 37. Schwangerschaftswoche. In Deutschland liegt die Inzidenz von Frühgeburten bei 4–8 %. Lungenunreife, Schwäche der Atemmuskulatur und Unreife des Atemzentrums sind Faktoren, die bei Frühgeborenen im Vergleich zu reifen Neugeborenen häufiger eine assistierte Ventilation notwendig machen. Die Entscheidung zwischen primär elektiver Frühintubation oder Nasen-CPAP (continuous positive airway pressure) wird kontrovers diskutiert. Vorteil der Intubation ist jedoch die Möglichkeit, Surfactant bei Bedarf applizieren zu können [25]. Die besondere Gefährdung Frühgeborener liegt in der im Vergleich zu reifen Neugeborenen rascheren Auskühlung und der Unreife des Gehirns mit einem erhöhten Risiko intraventrikulärer Blutungen.

Ethische Aspekte der Neugeborenen-Reanimation

Bei der Geburt sehr unreifer oder erheblich fehlgebildeter Neugeborener werden alle Mitglieder des geburtshilflichen Teams, Pädiater und Anästhesisten mit der Frage

---

Tabelle 18
Veränderungen des umbilikal-arteriellen Säure-Basen-Status des Neugeborenen innerhalb der ersten 60 min postpartal

	Abnabelung	10'	30'	60'
pH-Wert	7,24	7,21	7,30	7,34
pCO_2 [mmHg]	49	46	38	35
pO_2 [mmHg]	16	50	54	74
Base excess [mmol/l]	–7	–10	–7	–6

Mekoniumhaltiges Fruchtwasser

Mekoniumaspiration

Mekoniumhaltiges Fruchtwasser? Absaugen vor Austritt von Schultern und Thorax.

Lungenunreife, Schwäche der Atemmuskulatur und Unreife des Atemzentrums machen bei Frühgeborenen häufiger eine assistierte Ventilation notwendig.

konfrontiert, ob und wann mit Reanimationsmaßnahmen begonnen werden sollte. Dieser schwierige Entscheidungsprozess zwischen dem, was ethisch sinnvoll und vertretbar und dem, was medizinisch möglich erscheint, ist konfliktträchtig und nicht nur für die Entscheidungsträger, sondern für alle Beteiligten und die Eltern des Neugeborenen äußerst belastend.

Bei nicht sicherer Prognose eines reanimationspflichtigen Neugeborenen und fehlenden Untersuchungsbefunden wird empfohlen, die kardiopulmonale Reanimation grundsätzlich einzuleiten [3]. Maßgebliche ▶ **Prädiktoren für das Überleben der Neugeborenen** sind das Gestationsalter, das Geburtsgewicht und der 10-Minuten-Apgar-Score. Neugeborene mit einem Geburtsgewicht <400 Gramm und einem Gestationsalter <23 Wochen haben keine realistische Überlebenschance, so dass bei diesen Kindern keine Reanimationsmaßnahmen eingeleitet werden sollten [37]. Weitere Befunde, die ein Überleben des Neugeborenen ausschließen, sind die Anencephalie und schwerwiegende, durch eine präpartale Analyse gesicherte Chromosomenaberrationen (Trisomie 13 und 18).

Nach erfolgreicher Reanimation bei einem 1- und 5-Minuten-Apgar-Score von Null wird die Überlebensrate des Neugeborenen zwischen 20 und 75 % angegeben; Neugeborene mit einem 10-Minuten-Apgar-Score von Null haben nur noch eine Überlebensrate von 12,5 % [23].

Zur Effektivität der Reanimation von Neugeborenen und dem Langzeitverlauf gibt es nur wenig gesicherte Ergebnisse. Es wird empfohlen, die einmal getroffene Entscheidung des geburtshilflichen Teams, keine Reanimationsmaßnahmen durchzuführen, auch nach zwischenzeitlicher Beratung mit den Eltern nicht zu revidieren, da eine erst verzögerte einsetzende Reanimation mit einem vergleichbar schlechteren neonatalen Outcome assoziiert ist [10].

Der Zeitpunkt des ▶ **Abbruchs von Reanimationsmaßnahmen** ist im Einzelfall schwer festzulegen. Das Beenden von Reanimationsmaßnahmen bei einem Neugeborenen mit Herz-Kreislauf- und Atemstillstand erscheint entsprechend den Empfehlungen der ILCOR dann gerechtfertigt, wenn nach 15 min kein Spontankreislauf konstituiert werden konnte.

Reanimation in der Schwangerschaft

Die Mortalität in der Schwangerschaft wird mit 1:30.000 Geburten angegeben. Kardiovaskuläre Notfälle in der Schwangerschaft führen auch immer zu einer Beeinträchtigung des Feten. Vor der 25. Schwangerschaftswoche gelten die allgemeinen Richtlinien zur Reanimation Erwachsener. Nach der 25. Schwangerschaftswoche bietet nur die ▶ **Notfall-Kaiserschnittentbindung** (*"cito"*) die höchste Wahrscheinlichkeit für ein Überleben von Mutter und Kind. Daher muss diese Entscheidung schnellstmöglich getroffen werden.

Neben geburtsspezifischen Risiken wie Fruchtwasserembolie, Eklampsie oder Intoxikationen (Magnesiumsulfat, Lokalanästhetika) und komplexen schwangerschaftsbedingten pathophysiologischen Veränderungen (kongestive Kardiomyopathien, Aortendissektion, Lungenembolie, Hämorrhagie) gefährden v. a. traumatische Ereignisse (Verkehrsunfälle, Gewaltdelikte, Stürze) das Leben von Mutter und Kind.

Im Schock ist die erste Maßnahme die Linksseitenlagerung der Schwangeren oder die manuelle Verlagerung des Uterus nach links, da ab der 28. Schwangerschaftswoche der gravide Uterus sowohl die Aorta als auch die V. cava inferior komprimieren kann ▶ (**"Aortocavales Kompressionssyndrom"**). Die Kompression der Aorta führt zu einer Beeinträchtigung des uteroplazentaren Flows und damit des Feten, die Kompression der V. cava inferior zu einer Abnahme des mütterlichen Preloads, konsekutiver mütterlicher Hypotonie und Bradykardie ▶ (**Bezold-Jarisch-Reflex**). Der optimale Druckpunkt für die Herzdruckmassage Schwangerer wird proximaler als üblicherweise angegeben, eine klare Richtlinie besteht jedoch nicht. Bei infauster Prognose der Mutter kann eine perimortale Sectio caesarea zur Rettung des Feten erwägt werden, wenn der mütterliche Herzkreislaufstillstand weniger als fünf Minuten besteht.

Marginalien (linke Spalte):

▶ **Prädiktoren für das Überleben der Neugeborenen**

Eine getroffene Entscheidung sollte auch endgültig sein.

▶ **Abbruch von Reanimationsmaßnahmen**

Vor der 25. Schwangerschaftswoche gelten die allgemeinen Richtlinien zur Reanimation Erwachsener.

▶ **Notfall-Kaiserschnittentbindung**

▶ **"Aortocavales Kompressionssyndrom"**

▶ **Bezold-Jarisch-Reflex**

Erstmaßnahme: Linksseitenlagerung der Schwangeren.

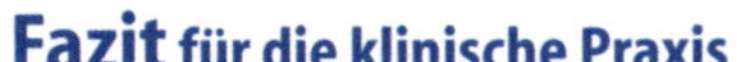

Fazit für die klinische Praxis

1–10% der im Krankenhaus entbundenen Neugeborenen bedürfen einer aktiven Form der Atemstimulation bis hin zur kardiopulmonalen Wiederbelebung. Durch die Etablierung einfacher, lebensrettender Standardmaßnahmen könnten entsprechend einem WHO-Report weltweit jährlich 1 Mio. Kinder überleben.

Während entsprechend der Vereinbarung der Deutschen Gesellschaft für Gynäkologie und Geburtshilfe und der Deutschen Gesellschaft für Anästhesie und Intensivmedizin die Erstversorgung eines Neugeborenen dem Geburtshelfer obliegt, ist der Anästhesist in erster Linie für die peripartale Versorgung der Mutter verantwortlich. Allerdings können verschiedene klinikinterne Organisationsmodelle die ärztliche Zuständigkeit der Neugeborenenerstversorgung auf einen neonatologisch versierten Anästhesisten oder Pädiater übertragen.

Grundlagen einer erfolgreichen Erstversorgung adaptationsgestörter Neugeborener sind sorgfältige Vorbereitungsmaßnahmen und die reibungslose Zusammenarbeit eines geschulten Teams. Deshalb sollte bei jeder Geburt mindestens ein in der Reanimation Neugeborener erfahrener Geburtshelfer, Neonatologe, Pädiater oder Anästhesist anwesend sein, der nur für die Versorgung des Neugeborenen verantwortlich ist.

Aufgrund einer ineffektiven Thermoregulation, dem ungünstigen Oberflächen-Volumen-Verhältnis und der ausschließlichen Möglichkeit zur zitterfreien Thermogenese sind Neugeborene, insbesondere Frühgeborene, postpartal durch Auskühlen gefährdet. Der Schutz des Neugeborenen vor dem Auskühlen ist essenziell, da der Kältestress zu einer postpartalen Atemdepression mit erhöhtem Sauerstoffbedarf führen kann.

Eine Bradykardie (Herzfrequenz <100/min) des Neugeborenen ist meist Folge einer Hypoxie. Durch Insufflation von reinem Sauerstoff (100% O_2) und ggf. eine vorübergehende assistierte Beatmung muss die Oxygenierung des Neugeborenen gesichert werden. Tritt innerhalb von 30 s trotz adäquater O_2-Insufflation keine ausreichende Spontanatmung und Stabilisierung der Herzfrequenz über 100/min ein, liegt die Herzfrequenz des Neugeborenen zwischen 60–100/min, bleibt ein Anstieg der Herzfrequenz trotz suffizienter Beatmung aus oder ist die Herzfrequenz um 100/min und fällt trotz Beatmung weiter ab, liegt bei dem Neugeborenen per definitionem ein Herz-Kreislaufstillstand mit der Indikation zur kardiopulmonalen Reanimation vor.

Bei der Reanimation Neugeborener stehen die Herzdruckmassage mit einer angestrebten Frequenz von 120/min und die Beatmung mit einer Frequenz von 30/min in einem Verhältnis von 3:1. Die Effektivität der Herzdruckmassage wird durch Nabelschnurpalpation überprüft. Eine Erfolgskontrolle der kardiopulmonalen Reanimation sollte nach jeweils 30 s erfolgen. Die Herzdruckmassage wird fortgeführt, bis die Herzfrequenz des Neugeborenen über 60/min liegt. Persistiert die neonatale Bradykardie oder wird eine Asystolie trotz suffizienter Beatmung und Herzdruckmassage festgestellt, ist die endotracheale oder intravenöse Applikation von Adrenalin indiziert.

Bei mekoniumhaltigem Fruchtwasser oder Mekoniumspuren auf der Haut des Neugeborenen sollte das Absaugen von Mund und Nase bereits nach Geburt des Kopfes vor Austritt von Schultern und Thorax erfolgen. Bei persistierender Ateminsuffizienz, Bradykardie oder inadäquatem Muskeltonus muss das Neugeborene endotracheal abgesaugt werden. Hierzu kann passager eine endotracheale Intubation erforderlich sein.

Danksagung. Die Autoren danken Herrn PD Dr. med. A. Ahr, Leiter des Schwerpunkts Geburtshilfe der Klinik für Gynäkologie und Geburtshilfe (Direktor: Univ.-Prof. Dr. med. M. Kaufmann) und Dr. med. R. Schlösser, Oberarzt der Abteilung für Neonatologie (Leiter: Prof. Dr. med. V. von Loewenich) des Klinikums der Johann Wolfgang Goethe- Universität Frankfurt/Main für die kritische Durchsicht des Manuskripts und ihre wertvollen Hinweise.

Literatur

1. American Heart Association and International Liaison Committee on Resuscitation (2000) Guidelines 2000 for Cardiopulmonary Resuscitation and Emergency Cardiovasculare Care. Part 11: Neonatal Resuscitation. Circulation 102:I-343

2. Apgar V (1953) A proposal for a new method of evaluation of the newborn infant. Curr Res Anesth 32:260–267

3. Arkoosh VA (1999) Neonatal resuscitation. In: Norris MC (ed) Obstetric anesthesia. Lippincott, Williams and Wilkins, Philadelphia Baltimore New York London Buenos Aires Hong Kong Syndey Tokyo, p 681

4. Berg RA, Otto CW, Kern KB, Hiolwig RW, Sanders AB, Henry CP, Ewy GA (1996) A randomized, blinded trial of high-dose epinephrine versus standard-dose epinephrine in a swine model of pediatric asphyxial cardiac arrest. Crit Care Med 24:1695–1700

5. Burchfield DJ, Preziosi MP, Lucas VW, Fan J (1993) Effect of graded doses of epinephrine during asphyxia-induced bradycardia in newborn lams. Resuscitation 25:235–244

6. Carson BS, Losey RW, Bowes WA Jr, Simmons MA (1976) Combined obstetric and pediatric approach to prevent meconium aspiration syndrome. Am J Obstet Gynecol 126:712–715

7. Cordero L Jr, Hon EH (1971) Neonatal bradycardia following nasopharyngeal stimulation. J Pediatr 78:441–447

8. Dahm LS, James LS (1972) Newborn temperature and calculated heat loss in the delivery room. Pediatrics 49:504–513

9. David R (1988) Closed chest cardiac massage in the newborn infant. Pediatrics 81:552–554

10. Davis DJ (1993) How aggressive should delivery room cardiopulmonary resuscitation be for extremely low birth weight neonates? Pediatrics 92:447–450

11. Drage JS, Berendes H (1961) Apgar scores and outcome of the newborn. Pediatr Clin North Am 13:635–638

12. Edwards AD, Wyatt JS, Thoreson M (1998) Treatment of hypoxic-ischemic brain damage by moderate hypothermia. Arch Dis Child Fetal Neonatal Ed 78:85–88

13. Emergency Cardiac Care Committee and Subcommittees, American Heart Association (1992) Guidelines for cardiopulmonary resuscitation and emergency cardiac care. JAMA 268:2276–2281

14. Estol PC, Piriz H, Basalo S, Simini F, Grela C (1992) Oro-naso-pharyngeal suction at birth: effects on respiratory adaptation of normal term vaginally born infants. J Perinat Med 20:297–305

15. Falciglia HS (1988) Failure to prevent meconium aspiration syndrome. Obstet Gynecol 71:349–353

16. Gandy GM, Adamson SK Jr, Cunningham N, Silverman WA, James LS (1964) Thermal environment and acid-base homeostasis in human infants during the first few hours of life. J Clin Invest 43:751–758

17. Gogarten W, Marcus MA, Van Aken H (1998) Anästhesie in der Gynäkologie und Geburtshilfe. Anasthesiol Intensivmed Notfallmed Schmerther 33:297–314

18. Greenough A (1995) Meconium aspiration syndrome: prevention and treatment. Early Hum Dev 41:183–192

19. Gregory GA, Gooding C, Phibbs RH, Tooley WH (1974) Meconium aspiration in infants – a prospective study. J Pediatr 85:848–852

20. Gunn AJ, Gluckman PD, Gunn TR (1998) Selective head cooling in newborn infants after perinatal asphyxia: a safety study. Pediatrics 102:885–892

21. Hawkins JL, Gibbs CP, Orleans M, Martin-Salvaj G, Beaty B (1997) Obstetric anesthesia work force survey, 1981 versus 1992. Anesthesiology 87:135–143

22. Heyman HJ, Joseph NJ, Salem MR, Heyman K (1991) Anesthesia personnel, neonatal resuscitation, and the courts. Anesthesiology 75:1074

23. Jain L, Ferre C, Vidyasagar D, Nath S, Sheftel D (1991) Cardiopulmonary resuscitation of apparently stillborn infants: survival and long-term outcome. J Pediatr 118:778–782

24. James LS, Weisbrot IM, Prince CE (1958) The acid-base status of human infants in relation to birth asphyxia and onset of respiration. J Pediatr 52:379–385

25. Kattwinkel J (1998) Surfactant: evolving issues. Clin Perinatol 25:17–32

26. Kette F, Weil MH, Planta M von, Gazmuri RJ, Rackow EC (1990) Buffer agents do not reverse intramyocarial acidosis during cardiac resuscitation. Circulation 81:1660–1666

27. Lieberman E, Lang J, Richardson DK, Frigoletto FD, Heffner LJ, Cohen A (2000) Intrapartum maternal fever and neonatal outcome. Pediatrics 105:8–13

28. Palme-Kilander C (1992) Methods of resuscitation in low-Apgar-score newborn infants: a national survey. Acta Paediatr 81:739–744

29. Papile LA, Burstein J, Burstein R, Koffler H, Koops B (1978) Relationsship of intravenous sodium bicarbonate infusions and cerebral intraventricular hemorrhage. J Pediatr. 93:834–836

30. Perlman JM (1999) Maternal fever and neonatal depression: preliminary observations. Clin Pediatr 38:287–291

31. Ritzefeld S, Singer D, Speer CP (1995) Erstversorgung und Reanimation von Neugeborenen – Techniken, Indikationen und Gefahren. Z Geburtsh Neonatol 199:199–202

32. Rossi EM, Philipson EH, Williams TG, Kalhan SC (1989) Meconium aspiration syndrome: intrapartum and neonatal attributes. Am J Obstet Gynecol 161:1106–1110

33. Ruth VJ, Raivio KO (1988) Perinatal brain damage: predictive value of metabolic acidosis and the Apgar score. BMJ 297:24–27

34. Saugstad OD (1998) Practical aspects of resuscitating asphyxiated newborn infants. Eur J Pediatr 157:11–15

35. Thaler MM, Stobie GHC (1963) An improved technique of external cardiac compression in infants and young children. N Engl J Med 269:606–610

36. Theophilopoulos DT, Burchfield DJ (1998) Accuracy of different methods for heart rate determination during simulated neonatal resuscitations. J Perinatol 18:65–67

37. Tyson JE, Younes N, Verter J, Wright LL (1996) Viability, morbidity, and resource use among newborns of 501- to 800-g birth weight: National Institute of Child Health and Human Development Neonatal Research Network. JAMA 276:1645–1651

38. Usher RH, Allen AC, McLean FH (1971) Risk of respiratory distress syndrome related to gestational age, route of delivery and maternal diabetes. Am J Obstet Gynecol 111:826–832

39. Vannucci RC, Perlman JM (1997) Interventions for perinatal hypoxic-ischemic encephalopathy. Pediatrics 100:1004–1014

40. Whitelaw CC, Goldsmith LJ (1997) Comparison of two techniques for determining the presence of a pulse in an infant. Acad Emerg Med 4:153–154

41. Whitsett JA, Pryhuber GS, Rice WR, Warner BB, Wert SE (1999) Acute respiratory disorders. In: Avery GB, Fletcher MA, MacDonald MG (eds) Neonatology. Pathophysiology and management of the newborn. Lippincott, Williams and Wilkins, Philadelphia Baltimore New York London Buenos Aires Hong Kong Syndey Tokyo, p 499

42. Wimmer JE (1994) Neonatal resuscitation. Pediatr Rev 15:255–265

43. Wiswell TE, Ganon CM, Jacob J et al. (2000) Meconium in the Delivery Room Trial Group: delivery room management of the apparently vigorous meconium-stained neonate: results of the multicenter collaborative trial. Pediatrics 105:1–7

44. World Health Report (1995) World Health Organization; Geneva, Switzerland

45. Zimmermann A (2000) Primäre Reanimation. In: Schneider H, Husslein P, Schneider KTM (Hrsg) Geburtshilfe. Springer, Berlin Heidelberg New York S 923–924

aus: Der Anaesthesist 2/02, S. 144–163

R.Kocian · M.Chollet-Rivier · D.R.Spahn
Service d'anesthésiologie, Hôpital universitaire (CHUV), Lausanne, Schweiz

Anästhesie für endoskopische Eingriffe

Die Endoskopie ist ein Eingriff in einer vorbestehenden Körperhöhle zu diagnostischen oder therapeutischen Zwecken. Der Zugang erfolgt entweder durch eine anatomische Öffnung (z. B. Mund) oder durch eine operativ angelegte Wunde (z. B. Laparoskopie). Im Rahmen dieses Artikels werden im engeren Sinne nur diejenige Eingriffe behandelt, die sich einen anatomischen Zugang zunutze machen. Die Hauptgebiete der endoskopischen Eingriffe sind die Fächer Hals-Nasen-Ohren-Heilkunde, Pneumologie, Gastroenterologie und Urologie.

Nicht nur die Art des Eingriffes, häufig auch die Einstellung des Patienten gegenüber dem Eingriff bestimmt die Technik.

▶ **Anästhesiologische Besonderheiten**

Die Körperhöhlen sind durch sensible Nervenfasern versorgt, was einen Eingriff ohne jegliche Form von Anästhesie im Allgemeinen unmöglich macht. Unphysiologische Situationen wie längere Apnoen und Myorelaxation wären bei nichtanästhesierten Patienten unmöglich. Deshalb wird eine Endoskopie entweder unter lokaler, lokoregionaler oder allgemeiner Anästhesie durchgeführt. Ausschlaggebend für die Wahl der Technik ist dabei nicht nur die Art des Eingriffes, sondern häufig auch die Einstellung des Patienten gegenüber dem bevorstehenden Eingriff. So werden Bronchoskopien, Gastroskopien oder Zystoskopien je nach Patienten entweder unter Lokalanästhesie (mit oder ohne Sedation) oder unter Vollnarkose durchgeführt.

Bei der Anästhesie zur Endoskopie gilt es folgende ▶ **Besonderheiten** zu beachten:

◗ Eingriffe finden in Gebieten mit vegetativer Innervation mit möglichen autonomen Reflexen statt (z. B. N. vagus).

◗ Ein Eingriff wird häufig erst aufgrund der in der gleichen Sitzung gestellten Diagnose durchgeführt oder modifiziert.

◗ Meist werden nur kurze intraoperative Schmerzreize gesetzt. Bedeutende postoperative Schmerzen treten nur bei gewissen Eingriffen wie z. B. bei Larynxeingriffen und Zungenresektionen auf.

◗ Eingriffe an Atemwegen können zu intraoperativen und postoperativen Atemwegsobstruktion führen; Anästhesist und Operateur müssen sich den Atemweg teilen. Möglichkeit oder Notwendigkeit der Hochfrequenzbeatmung (Jet-Ventilation).

Anesthesia for endoscopic interventions

Keywords: Anesthesia for endoscopy · Difficult airways · Ambulatory anesthesia · Nonoperating area anesthesia

Dr. Roman Kocian
Service d'anesthésiologie, Hôpital universitaire (CHUV), Rue du Bugnon 46, 1011 Lausanne, Schweiz,
E-Mail: roman.kocian@chuv.hospvd.ch

▶ Endoskopien werden oftmals als ambulante Eingriffe und außerhalb des Operationssaals durchgeführt.

▶ Die Anwendung besonderer Geräte und Technologien ist mit speziellen Gefahren und Komplikationen verbunden (z. B. starre Endoskope, Laser).

Diese Gegebenheiten erfordern spezifische Überlegungen sowohl zur medizinischen Betreuung als auch zu organisatorischen Aspekten. Da die endoskopischen Eingriffe sehr vielfältig und häufig nicht standardisiert sind, ist es außerordentlich wichtig, dass der Anästhesist mit dem Operateur im Voraus das Ziel, die Vorgehensweise und mögliche Zusatzeingriffe der bevorstehenden Behandlung bespricht. Nur so kann dann eine sinnvolle und der Situation angepasste Anästhesie durchgeführt werden. Die geeignete Anästhesieführung (Medikamente, Atemwegskontrolle) ergibt sich direkt und individuell aus dem geplanten Eingriff.

Instrumente

Untersuchungen und Eingriffe in den körpereigenen Höhlen können mit flexiblen oder starren Instrumenten durchgeführt werden.

▶ **Flexible Skopie-Instrumente** (Fibroskope) haben mindestens drei Kanäle: zwei oder mehrere optische Kanäle mit optischen Fasern zum Übertragen von Licht und zum Zurückleiten der Bilder und einen Arbeitskanal, der sich je nach Durchmesser zum Absaugen, zum Insufflieren von Sauerstoff oder zum Einführen von dünnen Arbeitsinstrumenten – wie z. B. Biopsiezange oder Lasersonde – eignet. Bei sehr dünnen Fibroskopen fehlt der Arbeitskanal. Neuerdings sind Fibroskope auf dem Markt, die bei einem äußeren Durchmesser von unter 3 mm noch einen Arbeitskanal beinhalten. Bauart bedingt sind diese Instrumente viel anfälliger für Beschädigungen durch unvorsichtige Handhabung oder durch Zubeißen des Patienten. Flexible Instrumente können sich teilweise den anatomischen Gegebenheiten anpassen und sind dünner, weshalb sie meistens tiefer in die jeweilige Organstrukturen eingeführt werden können.

▶ **Starre Skopie-Instrumente** bestehen aus einer einzigen hohlen Röhre, die im Vergleich zu den flexiblen Geräten einen größeren Durchmesser hat. Diese ermöglicht sowohl den Licht- und Bildtransport als auch das Einführen von (mehreren) Arbeitsinstrumenten. Das starre Endoskop bietet mehr Platz zum Ausführen weiterer diagnostischer oder therapeutischer Maßnahmen sowie Biopsien, Dilatationen und Lasereingriffe. Zusätzlich besteht die Möglichkeit der Anwendung von anderen Elementen, die zum Eingriff benutzt werden, wie z. B. Dilatation-Bougies, Pigtail-Drains, Stents und andere Prothesen. Die Behandlung durch das starre Endoskop ist in der Regel kürzer und vollständiger, die Kontrolle allfälliger Komplikationen besser [13].

Im Vergleich zu den flexiblen Instrumenten ist die starre Endoskopie billiger und ihre Bildqualität besser, ohne dass ihre Anwendung mit einem erhöhten Risiko verbunden wäre [23]. Im HNO-Bereich benötigt die starre Endoskopie in der Regel eine Vollnarkose. Eingriffe unter Lokalanästhesie (z. B. Blockade des N. laryngeus superior und/oder Analgosedation) werden nur sehr selten durchgeführt [47].

Notfallmäßige Endoskopie

Nicht selten müssen Endoskopien notfallmäßig zur Diagnosestellung oder zur Therapie durchgeführt werden. Dies ist dann der Fall, wenn eine akute Funktionsstörung oder Blutung vorliegt, eine solche kurzfristig droht, oder wenn es zu untolerablen und nicht anders beherrschbaren Schmerzen kommt. Sowohl eine Obstruktion der Atemwege durch Fremdkörper, Blutungen oder Tumorgewebe als auch eine massive Blutung im Magen-Darm-Trakt können innerhalb kürzerster Zeit zu einem lebensbedrohlichen Zustand führen. Es besteht dann sofortiger Handlungsbedarf. Die Anästhesie wird dadurch erschwert, dass diese Notfallpatienten meistens nicht nüchtern sind. Blutungen im HNO-Gebiet oder aus dem oberen Magen-Darm-Trakt können die Situation noch zusätzlich komplizieren.

Vor allem Tumoren im pharyngolaryngealen Gebiet bergen mehrere Gefahren in sich. Sie können die Atemwege gefährden, indem sie entweder direkt in das Lumen vordringen oder die anatomischen Strukturen bis hin zur Unkenntlichkeit verän-

Tabelle 1

Gründe zur unvorgesehenen Hospitalisation nach endoskopischen Eingriffen

- Im Voraus unbekannte Diagnose, welche weitere Abklärungen oder kurzfristig Therapie benötigt
- Eingriff ausgedehnter als geplant
- Komplikationen, die eine Überwachung notwendig machen oder gar eine akute Bedrohung darstellen wie Blutung, Fieber oder sekundäre Atemwegsverlegung
- Starke postoperative Schmerzen
- Starke und anhaltende postoperative Nausea oder Erbrechen
- Probleme in der Aufwachphase wie Kreislaufinstabilität, inadäquate Bewusstseinslage
- Keine adäquate Begleitung zum Heimweg verfügbar

dern. Diese Gewebe können oft schon durch den geringsten Kontakt mit einem Instrument (z. B. Laryngoskop) stark bluten und dadurch den Lufttransport zusätzlich und ernsthaft einschränken.

Aus diesem Grund sollten Narkosen für diese Eingriffe durch einen erfahrenen Anästhesisten durchgeführt werden, der auch mit unvorgesehenen Situationen umgehen kann. Insbesondere im HNO-Bereich sind gute Kenntnisse über die verschiedenen Techniken zur Beherrschung von schwierigen Atemwegen eine Voraussetzung.

Ambulante Endoskopie

Oft sind Endoskopien ambulant durchgeführte Eingriffe. Nicht selten müssen aber Patienten, die als ambulant vorgesehen wurden, aus verschiedenen Gründen im Krankenhaus behalten werden (Tabelle 1). Wie für jede ambulant durchgeführte Anästhesie müssen auch in der ambulanten Endoskopie einige Bedingungen erfüllt sein (Tabelle 2). Es ist naheliegend, dass die Anästhesieführung so gewählt werden muss, dass eine frühzeitige Entlassung möglich ist. Es werden eher kurzwirksame Medikamente gewählt, Substanzen mit emetogener Wirkung vermieden und rückenmarksnahe Verfahren nicht zu spät im Laufe des Tages eingesetzt. Propofol, Alfentanil und Remifentanil werden sehr häufig bevorzugt. Je nach Patient und Situation wird eine ▶ **Prämedikation**, meist mit Midazolam, gegeben; Prämedikation mit Opiaten kann bei Fibroskopie der Atemwege den Vorteil von antitussiver Wirkung bieten. Die Entlassungskriterien für ambulant durchgeführte endoskopische Eingriffe entsprechen im Wesentlichen denen der ambulanten Chirurgie (Tabelle 3) [1, 31, 51].

Nicht alle Patienten eignen sich für eine ambulante Anästhesie. Gewisse Situationen rechtfertigen eine Hospitalisation auch bei einem einfacheren Eingriff (Tabelle 4) [6, 50]. Bei aktiver Epilepsie wird je nach Situation entschieden (Häufigkeit der Anfälle, Umfeld und Begleitung des Patienten, intraoperativer und postoperativer Verlauf). Bei Verdacht auf maligne Hyperthermie kann ein ambulanter Eingriff durchgeführt werden, wenn die auslösenden Substanzen vermieden werden und die postoperative Überwachung genügend lang ist [6, 50].

Tabelle 2

Bedingungen zur Durchführung einer ambulanten Endoskopie

- Die präoperative Nüchternheit muss eingehalten sein
- Die präoperative Nüchternheit darf nicht die Homeostase gefährden (insbesondere Kleinkinder und insulinpflichtige Diabetiker)
- Postoperative Komplikationen, deren Ausmaß eine vitale Bedrohung darstellen könnte, sind nicht zu erwarten
- Die Patienten müssen über den Eingriff und seine Folgen informiert sein und sollen die Bedeutung verstehen; bei Kindern und geistig behinderten Patienten muss eine zuverlässige Begleitung vorhanden sein
- Für und nach der Heimkehr nach Hause muss die Anwesenheit einer Person gewährleistet sein, die intellektuell und physisch imstande ist, sich um den Patienten zu kümmern
- Die Möglichkeit für eine nichtplanmäßige Hospitalisation muss gegeben sein

---

Narkosen für Eingriffe im HNO-Bereich sollten durch einen erfahrenen Anästhesisten durchgeführt werden.

Kurzwirksame Medikamente wählen, Substanzen mit emetogener Wirkung vermeiden und rückenmarksnahe Verfahren nicht zu spät im Laufe des Tages einsetzen.

▶ **Prämedikation**

- Normale Bewusstseinlage, gute zeitliche und räumliche Orientierung
- Stabile Hämodynamik, keine Orthostase
- Keine aktive Blutung
- Freie und suffiziente Spontanatmung
- Keine Schmerzen, die nicht mit peroralen Medikamenten beherrschbar sind
- Kein Unwohlsein, Nausea oder Erbrechen
- Kein Harnverhalten
- Adäquate motorische Aktivität

Tabelle 4
Situationen, die auch bei einfacheren endoskopischen Eingriffen eine Hospitalisation rechtfertigen

- Nichtkompensierten Patienten der Klassen ASA=3
- Morbider Adipositas, vor allem in Kombination mit anderen bedeutenden Erkrankungen (Herz-Kreislauf, Lunge, Diabetes mellitus, Schlaf-Apnoe-Syndrom)
- Bei drohendem Entzugsyndrom von Drogen, Medikamenten und Alkohol
- Unkooperativen Patienten
- Kinder: bei Frühgeburten und weniger als 50 Wochen postkonzeptuell, bei Zustand weniger als 6 Monate nach Atemnotsyndrom und Beatmung, bei Geschwistern, die an plötzlichem Kindstod gestorben sind, bei bronchopulmonaler Dysplasie

Komplikationen

Die Endoskopie ist mit verschiedenen Komplikationen behaftet, die auf die Pathologie selbst, auf das chirurgische oder auf das anästhesiologische Vorgehen zurückzuführen sind (Tabelle 5). Die Komplikationsrate nach endoskopischen Eingriffen – intraoperativ und kurz postoperativ – ist sehr unterschiedlich und abhängig vom Eingriff. Die in Tabelle 6 dargestellte Übersicht kann deshalb nur als eine grobe Orientierung dienen (Tabelle 6) [18, 25, 29, 52].

Tabelle 5
Komplikationen in der Endoskopie

a) Komplikationen, die einer Pathologie eigen sind, aber erst intraoperativ manifest werden
- Blutung aus Ösophagusvarizen
- Verlegung der Atemwege durch Tumor oder Blutung

b) Komplikationen, die mit einer diagnostischen oder chirurgischen Prozedur einhergehen
- Laryngospasmus/Atemwegsobstruktion bei Laryngobronchoskopie
- Perforation der Atemwege
- Ösophagusperforation bei Ösophagoskopie oder -dilatation
- Zahnschaden und andere Verletzungen durch das Einführen des starren Bronchoskopes, des Stützlaryngoskopes oder eines anderen Instrumentes
- Blasenperforation bei Prostata- oder Blasenresektion, Ureterperforation bei Ureteroskopie
- Verlegung der Harnwege
- Resorptionssyndrom bei endoskopischer Prostataresektion
- Hämorrhagie der untersuchten Organe
- Infekte der untersuchten Organe
- Augenverletzungen bei unvorsichtigem Arbeiten im HNO-Gebiet
- Augen- und Hautverletzung durch Laser
- Verbrennung der Atemwege durch Laser

c) Komplikationen, die mit der Durchführung der Anästhesie zusammenhängen
- Intubationsschwierigkeiten, Probleme der Atemwegsicherung bis hin zum Verlust des Zuganges
- Verletzung durch starre Instrumente bei ungenügender Anästhesie
- Barotrauma/Pneumothorax durch Hochfrequenzbeatmung
- Inadäquate Ventilation bei Hochfrequenzbeatmung, mit Kreislauf- und Herzrhythmusstörungen
- Andere Komplikationen, die auch in anderen Gebieten bei der allgemeinen und lokoregionalen Anästhesie vorkommen

Tabelle 6
Komplikationsrate nach endoskopischen Eingriffen

Eingriff	Komplikationen [%]	Todesfälle [%]
Diagnostische Endoskopie	0,2	0,01
Laryngoskopie	<5	<1
Bronchoskopie	<1	<1
Panendoskopie	bis 19,2	2,1
Ösophagoskopie und Dilatation	3,5	0,6
Sklerotherapie der Ösophagusvarizen	8,0	1,5
Diagnostische Koloskopie	0,4	0,02
Koloskopische Polypektomie	2,0	0,05
Harnwegsendoskopie	10	<1
Transurethrale Prostataresektion	18	0,2

Ablauf der Endoskopie

Die endoskopischen Eingriffe sind sehr vielfältig (Tabelle 7). Gerade in der Endoskopie ist es unerlässlich, mit dem Operateur den Eingriff im Voraus zu besprechen. Noch vor der Anästhesieeinleitung muss klar sein, was genau während des Eingriffs beabsichtigt wird. Der Anästhesist muss wissen, ob es sich um eine diagnostische oder therapeutische Maßnahme handelt, ob zuerst Diagnose und anschließend – je nach Ergebnis – eine operative Therapie vorgesehen ist.

In der Endoskopie ist es sehr häufig, dass das Vorgehen erst während des Eingriffes festgelegt werden kann, dass das ursprüngliche Vorhaben geändert wird oder dass eine nichtvorgesehene Behandlung durchgeführt werden muss. Oder es kommt vor, dass aufgrund der endoskopischen Befunde die beabsichtigte Behandlung gar nicht möglich ist. Wichtig ist die Frage, ob eine ▶ dynamische Untersuchung geplant ist. In diesem Fall erwartet der untersuchende Arzt, dass die anatomische Strukturen des Patienten ihre physiologische Funktionen weitgehend beibehalten, d. h. soweit dies mit einer Anästhesie noch vereinbar ist. Mit diesen Untersuchungen können z. B. die Beweglichkeit der Stimmbänder oder die dynamischen Abläufe im oberen Magen-Darm-Trakt oder in den Harnwegen dargestellt werden. Bei solchen Untersuchungen können eine Myorelaxation oder eine zu tiefe Narkose unerwünscht sein und müssen dementsprechend vermieden oder angepasst werden.

Das Festlegen des Procedere schon vor der Narkoseeinleitung ist insbesondere im HNO-Bereich von entscheidender Bedeutung. Dazu gibt es vor allem zwei Gründe:

▶ Die Atemwege werden von der Anästhesie und dem Operateur geteilt, und neben dem erschwerten Zugang zu den Atemwegen sind auch Komplikationen mit unmittelbarer Einwirkung zu erwarten, die sofort behandelt werden müssen.
▶ Es werden häufig und oft unvorhergesehen anästhesiologische Instrumente eingesetzt, die in anderen Spezialgebieten unüblich sind und im Voraus vorbereitet werden müssen (Hochfrequenzbeatmung [8], lasertaugliche Tuben u. a. [36]).

Ort der Endoskopie

Der Endoskopieort muss so gewählt werden, dass bei Auftreten von chirurgischen Komplikationen eine weitere Therapie erfolgen kann und dass eine unvorhergesehene Hospitalisation mit allenfalls intensiver Überwachung jederzeit möglich ist.

Die vielerorts außerhalb von eigentlichem Operationssaal durchgeführten Endoskopien finden nicht selten in Räumlichkeiten statt, die vom ergonomischen Gesichtspunkt nicht ideal eingerichtet sind. Es herrscht häufig Platzmangel und die Kommunikationswege innerhalb des Endoskopieraumes sind manchmal durch verschiedene Einrichtungen wie Bildverstärker, En-

---

Vor der Anästhesieeinleitung Ziele des Eingriffs klären.

▶ **Dynamische Untersuchung**

Festlegen des Procedere schon vor der Narkoseeinleitung ist insbesondere im HNO-Bereich von entscheidender Bedeutung.

Tabelle 7
Endoskopisch durchgeführte Eingriffe

- Diagnostische Untersuchungen
- Biopsien
- Fremdkörperentfernung
- Dilatation
- Resektion von Tumoren oder andere Desobstruktion
- Einlage, Wechsel oder Entfernung von Endoprothesen
- Blutstillung
- Brachytherapie

Tabelle 8
Anästhesiematerial für den Endoskopieraum

- Medikamente für allgemeine und regionale Anästhesie
- Material für regionale Anästhesie
- Beatmungsbeutel
- Intubationsmaterial, inklusive Material für die schwierige Intubation
- Defibrillator
- Monitoring (je nach Eingriff und Patient; mindestens EKG, Blutdruck, SpO_2, $etCO_2$)
- Absaugmöglichkeit
- Notfallmedikamente (Vasoaktiva, Antiarrhythmika, Broncholytika, i.v.-Antagonisten u.s.w.)
- Volumentherapie
- Material für intravenösen Zugang, Möglichkeit der invasiven Blutdruckmessung
- Sauerstoffreserven (Wandanschluss oder Sauerstoffflaschen)

doskopiewagen und vieles mehr verbaut. Deshalb muss die Vorbereitung der Anästhesie noch sorgfältiger als üblich durchgeführt werden. Erschwerend kommt hinzu,
dass die Anästhesie nicht immer am gleichen Ort durchgeführt werden kann und
man zum Teil eine mobile Ausrüstung organisieren muss. In einem solchem Fall ist
es am wichtigsten, dass für eine sichere Durchführung der Anästhesie und die Behandlung möglicher Komplikationen genügend Medikamente und Material bereit
stehen. Es muss eine möglichst weitgehende ▶ **Unabhängigkeit vom Anästhesiema-
teriallager** geschafft werden, da man sich während den Eingriffe häufig örtlich weit
weg von diesem befindet. Die Beschaffung von Zusatzmaterial kann unter diesen Umständen so viel Zeit in Anspruch nehmen, dass eine Notsituation entstehen kann.
Auch die Hilfe eines noch erfahreneren Anästhesisten kann in einer solchen Situation in abgelegenen Räumlichkeiten zu spät eintreffen.

Aus diesen Gründen ergeben sich folgende zwingende Maßnahmen:
▶ Die beteiligten Anästhesisten sollten immer genügend Ausbildung haben, um
  mit dem geplanten Eingriff wie auch mit dessen möglichen Komplikationen au-
  tonom umgehen zu können;
▶ die Ausrüstung für die jeweilige Anästhesie muss relativ großzügig zusammengestellt werden, mit genügend Reserven an Material und Medikamenten hinsichtlich möglicher Notsituationen (Tabelle 8) [3].

Eine Kommunikationsmöglichkeit (Telefon oder Gegensprechanlage) muss auf alle
Fälle vorhanden sein und ein evtl. nötig werdender Nachschub von Material voror-
ganisiert werden [22].

Laser

Viele Eingriffe, vor allem an den oberen Atemwegen, werden heute mit Laser durchgeführt. Es erlaubt, einen Eingriff aus Entfernung zu realisieren, also ohne direkten
Kontakt des Instruments mit der zu operierenden Stelle, was gerade in rohrartigen
anatomischen Strukturen von Vorteil ist. Es erlaubt eine sehr genaue Schnittführung
(rein theoretisch entspricht die Schnittbreite der Wellenlänge des angewandten Lasers) mit nur begrenzter Verletzung der unmittelbar umliegenden Gewebe – das chirurgische Trauma lässt sich auf ein Minimum reduzieren. Dadurch ist auch die Ödem-
bildung limitiert. Die durch Laseranwendung generierte Wärme führt zur sofortigen
Koagulation an der Schnittstelle, somit ist auch die Blutung meist minimal. Ein Sinn-
voller Einsatz des Lasers erfordert ein sehr ruhiges Operationsfeld, was wiederum
eine ausreichend tiefe Narkose mit genügender Myorelaxation bedingt. Die Wir-
kungsweise des Lasers und verschiedene Laserarten wurden kürzlich ausführlich beschrieben (s. [36]).

Bei den Eingriffen mit Laser muss man sich einigen besonderen Gefahren be-
wusst sein. Ein fehlgesteuerter oder reflektierter Laserstrahl kann zu einer Verletzung außerhalb des Operationsfeldes führen, sei es am Patienten selbst oder bei anderen im Operationssaal anwesenden Personen. Deswegen sollen alle freiliegende

Körperteile des Patienten abgedeckt werden; das Personal im Operationssaal soll sich ebenfalls schützen. Bei Instrumenten aus Metall ist eine matte, schwächer reflektierende Oberfläche von Vorteil. Das Auge ist ein gegenüber dem Laser sehr empfindliches Organ, daher gehören Schutzbrillen zur obligatorischen Ausrüstung in jedem Operationsgebiet mit Benützung des Lasers. Die Schutzbrillen müssen wellenlängenspezifisch sein, d. h. verschiedene Brillen für verschiedene Lasertypen. Für CO_2-Laser genügen übliche Brillen mit einfachem Glas oder Plastik.

► **Feuer**

Eine andere Gefahr in der Laserchirurgie ist das ► **Feuer** mit den anschließenden Verbrennungen, wenn der Laserstrahl mit brennbaren Materialien oder mit einem sauerstoffangereichten Gasgemisch in Kontakt kommt. Inhalationsanästhetika sind zu vermeiden, weil sie bei hohen Temperaturen zerfallen und dabei toxische Metabolite bilden. Das Lachgas unterstützt ebenfalls das Verbrennen und ist daher bei Eingriffen mit Laser ebenfalls zu vermeiden [14]. Die totale intravenöse Anästhesie (TIVA) eignet sich deswegen bei Eingriffen mit Laser am besten. Um die Brandgefahr zu senken, wird wenn immer möglich, der Sauerstoffanteil im Beatmungsgemisch bis unter 30 % reduziert oder unter intermittierender Apnoe operiert. Dies ist allerdings nur möglich, wenn die Atemwege mit Sicherheit jede Zeit wieder zugänglich sind.

Totale intravenöse Anästhesie (TIVA) eignet sich bei Eingriffen mit Laser am besten.

Die zur Entflammung eines Tubus notwendige ► **Konzentrationen von Sauerstoff und Lachgas** wurden ermittelt (Messungen im O_2/N_2- und N_2O/N_2-Gemisch; im $O_2/N_2/N_2O$-Gemisch addieren sich die Minimalkonzentrationen) und sind für verschiedene Tubusmaterialen bekannt [53]:

► **Konzentrationen von Sauerstoff und Lachgas**

	O_2/N_2-Gemisch		N_2O/N_2-Gemisch	
PVC-Tubus	FiO_2	26%	FiN_2O	45%
Silikon-Tubus	FiO_2	18%	FiN_2O	41%
Gummi-Tubus	FiO_2	17%	FiN_2O	37%

Der bei einer Laserbehandlung entstehende Dampf ist unter Umständen brennbar und soll deshalb kontinuierlich abgesaugt werden [36]. Eine weniger bewusste Gefahr ist das Methan im Flatus, das bei Lasereingriffen im Darm oder in der Nähe vom Anus Feuer fangen kann [4]. Zu den Risikofaktoren für ein Feuer gehören auch die Dauer der Laserbehandlung und die Leistung des Lasers [39].

Ein Feuer in den Atemwegen kann verständlicherweise sehr schnell schwerwiegende Folgen haben. Um ihm vorzubeugen, werden spezielle lasertaugliche Tuben verwendet, die aus weniger brennbaren Materialien oder aus Metall gefertigt sind oder mit speziellen Folien geschützt sind. Solche Tuben haben manchmal zwei nebeneinanderliegende Cuffs: der proximale Cuff ist mit isotoner NaCl-Lösung gefüllt, um bei einem Kontakt mit dem Laserstrahl das Feuerrisiko zu vermindern [14, 26]. Es muss aber betont werden, dass es keine universellen lasertaugliche Tuben gibt, die einen hundertprozentigen Schutz garantieren [36]. Der YAG-Laser kann auch Metalltuben durchdringen [6].

► **Notfallmaßnahmen bei Feuer**

Ein Feuer in den Atemwegen ist unmittelbar lebensbedrohlich und muss schnellstens behandelt werden. Folgende ► **Maßnahmen** müssen umgehend getroffen werden:
▶ Feuer mit isotoner NaCl-Lösung löschen;
▶ Beatmung und Sauerstoffzufuhr unterbrechen;
▶ Tubus oder Kanüle entfernen, außer wenn ein Verlust der Atemwegssicherung droht [11];
▶ reintubieren und Beatmung wiederherstellen;
▶ wenn das Feuer gänzlich gelöscht ist, mit FiO_2 100% beatmen, mindestens solange bis das Ausmaß der Atemwegsschädigung bekannt ist.

Anschließend wird die Ausdehnung der Schädigung der Atemwege untersucht. Es werden meistens auch Kortikosteroide und manchmal auch Antibiotika verabreicht [38]. Falls es der aktuelle Zustand der Atemwege erlaubt, wird der Patient extubiert und auf eine Überwachungsstation verlegt. Beim Arbeiten in den Atemwegen mit Lasern wird häufig auch die Hochfrequenzbeatmung angewendet, was einige Vorteile bringt (Tabelle 9).

Beim Arbeiten in den Atemwegen mit Lasern wird häufig auch Hochfrequenzbeatmung angewendet.

Cave: Barotrauma!

Tabelle 9

Vorteile der Hochfrequenzbeatmung bei Anwendung vom Laser

- Dünne Beatmungskanülen, damit nicht in unmittelbarer Nähe des Laserstrahles
- Vermeidung von Hochgasfluss, welches im Falle von Brand viel kräftiger das Feuer nach distal weiterleitet
- Mehr Platz für den chirurgischen Eingriff
- Bei der Stimmbänderchirurgie: keine große atemsynchrone Stimmbandbewegungen, damit ruhigeres Arbeitsfeld gegeben ist

Hochfrequenzbeatmung

Bei Hochfrequenzbeatmung werden kleine Atemzugvolumina (50–250 ml) unter hoher Frequenz und hohem Druck über englumige Kanülen appliziert. Der Gastransport findet dabei bidirektional und koaxial statt. In zentralem Abschnitt der Trachea und Bronchien fließt das insufflierte Gasgemisch in die Atemwege hinein, gleichzeitig aber entweicht im Randgebiet das Exspirationsgasgemisch nach außen. Aus diesem Grund darf diese Beatmung nicht mit geschlossenem System angewendet werden, sondern es muss ein freier Gasabfluss aus den Atemwegen gewährleistet sein. Bei den hohen Drücken, mit denen das Gasgemisch insuffliert wird, droht bei einem Gasabflusshindernis das Barotrauma. Der nahezu kontinuierliche exspiratorische Gasfluss bewirkt – vor allem bei höheren Beatmungsfrequenzen – einen relativ effizienten Atemwegsschutz, so dass eine Aspiration weitgehend vermieden werden kann. Die Mechanismen des Gastransports wurden kürzlich im Detail beschrieben [8] und sollen an dieser Stelle nicht wiederholt werden.

Zur ▶ **Steuerung der Hochfrequenzbeatmung** werden die Beatmungsfrequenz, der Arbeitsdruck, die Inspirationsdauer und die Sauerstoffkonzentration eingestellt. Der Gasfluss und die Gasanfeuchtung sind ebenfalls am Jet-Ventilator wählbar. Die ▶ **Beatmungfrequenz** wird bei den üblichen endoskopischen Eingriffen in der Regel auf etwa 100–150/min festgelegt. Der ▶ **Arbeitsdruck** beträgt meistens zwischen 1,5 und 2,5 bar (bei Kindern weniger). Der steigende Arbeitsdruck bewirkt eine bessere CO_2-Elimination und zweitrangig auch eine bessere Oxygenation.

Die ▶ **Inspirationsdauer** ist die Länge der inspiratorischen Phase im Verhältnis zur Länge des Beatmungszyklus. Bei steigender Inspirationsdauer verbessert sich zwar die Oxygenation, der Druckabgleich durch Gasabfluss aus den Atemwegen kann aber verschlechtert werden und es kann zu einer Hyperinflation der Lunge kommen (air trapping) – dies vor allem bei steigender Beatmungsfrequenz. Mit zunehmender ▶ **Sauerstoffkonzentration** wird die Oxygenation besser. Bei Laseranwendung steigt aber das Feuerrisiko. Zur ▶ **Überwachung** der Hochfrequenzbeatmung wird die Sauerstoffsättigung und der Atemwegsdruck gemessen.

Der ▶ **CO₂-Gehalt** ist bei der Hochfrequenzbeatmung problematischer. Eine exspiratorische Kapnometrie kann hier nicht benutzt werden. Perkutane Messung des PCO_2 ist hinsichtlich Material und Installation aufwendig und liefert gegenüber der aktuellen Blutgasanalyse zeitlich verschobene Werte. In besonderen Situationen müssen deshalb periodische oder kontinuierliche Blutgasanalysen durchgeführt werden, oder das endexspiratorische PCO_2 wird nach einem intermittierend eingeschobenen konventionellen Atemzug gemessen.

Der ▶ **Atemwegsdruck** wird durch ein zweites Lumen der Beatmungskanüle gemessen und auf ein Sicherheitsmechanismus gekoppelt, der die Beatmung beim Erreichen eines vorgewählten Maximums sofort unterbricht. Als ▶ **klinische Überwachung** ist die Auskultation der Atemgeräusche und Beobachtung der seitensynchronen Thoraxbewegungen geeignet.

Die Hochfequenzbeatmung ist über eine laryngoskopisch eingelegte Kanüle, durch den Seitenport des starren Bronchoskop durch eine transtracheale Kanüle oder notfalls auch durch den Arbeitskanal des Fibroskops möglich. Beim Arbeiten an den Stimmbänder kann die Kanüle auch oberhalb des Stimmbandniveaus gelassen werden – die Beatmung ist dann allermeistens trotzdem ausreichend (einige Operateure bevorzugen allerdings in einer solchen Situation die transtracheale Kanüle). Einige Vorteile und Nachteile der Hochfrequenzbeatmung sind in Tabelle 10 zusammen-

Tabelle 10
Vorteile und Nachteile der Hochfrequenzbeatmung

Vorteile
* Geringer Platzbedarf, damit weniger Störungen im Operationsgebiet und in den mit dem Operateur geteilten Atemwegen
* Kleinere atemsynchrone Bewegungen des Operationsgebietes
* Geringe Beeinträchtigung der Hämodynamik

Nachteile
* Beatmung weniger gut steuerbar
* Aspirationsschutz weniger effizient
* Barotraumagefahr größer
* Inhalationsanästhetika können nicht angewendet werden
* Befeuchtung und Erwärmung des Gasgemisches technisch aufwendig

▶ **Kontraindikation zur Hochfrequenzbeatmung**
▶ **Medikamentöse Anästhesieführung bei Hochfrequenzbeatmung**

gefasst. Als absolute ▶ **Kontraindikation zur Hochfrequenzbeatmung** gilt die Obstruktion des Gasabflusses nach außen.

Zur ▶ **medikamentösen Anästhesieführung bei Hochfrequenzbeatmung** in der Endoskopie werden bevorzugt kurzwirksame Substanzen angewendet. Es ist insbesondere auf eine genügende Myorelaxation zu achten; ein vorzeitiger Glottisverschluss kann unmittelbar zum Barotrauma führen [8, 35].

Obere und untere Atemwege

▶ **Indikationen**

▶ **Indikationen** für endoskopische Untersuchungen und Eingriffe an den Atemwegen sind vielfältig (Tabelle 11). Es ist absolut notwendig, dass die vermutete oder festgestellte Diagnose so wie auch die möglichst genaue Lage der Läsion und deren beabsichtigte Behandlung schon vor der Narkoseeinleitung bekannt sind. Die Sicherung der Atemwege und die Durchführung der Beatmung werden dadurch entscheidend beeinflusst. Die ▶ **Methoden**, mit denen endoluminale Läsionen der Atemwege behandelt werden können, sind vielfältig (Tabelle 12).

▶ **Methoden**

Bei der Endoskopie der Atemwege sind folgende Aspekte besonders wichtig:
▶ Patienten mit speziellen Problemen und Pathologien, z. B. vorbestehender koronarer Herzkrankheit;
▶ unsichere Atemwege und deren Gefährdung (Teilen unter Anästhesie und Chirurgie, Operationsgebiet);
▶ nicht selten komplizierte Atemwege mit erschwerter Maskenbeatmung und Intubation (Veränderung durch die vorliegende Pathologie);
▶ Festlegung der operativen und anästhetischen Strategie im Voraus;
▶ Vorbereiten von Instrumentarium, das nicht nur für das Durchführen der Anästhesie, sondern auch für die Behandlung möglicher Komplikationen notwendig ist;
▶ spezielle Komplikationen im Operationsgebiet, was von besonderer Bedeutung ist, wenn es sich um die Atemwege handelt.

Tabelle 11
Indikationen für endoskopische Eingriffen an den Atemwegen

* Missbildungen (vor allem bei Kindern)
* Infekte (z. B. Virus-Papillomen)
* Fremdkörper
* Gutartige und bösartige Tumoren in und neben den Atemwegen
* Funktionelle Untersuchungen (z. B. Stimmlippen)
* Blutungen (z. B. Epistaxis)
* Kontrolle nach einer chirurgischen oder konservativen Behandlung (z. B. Larynxtumor)

▶ Kinder

▶ Raucher

▶ Alkohol

▶ Anästhesieführung

▶ Veränderungen der oberen Atemwege

Die Patienten kommen aus sämtlichen Altersgruppen, einige Patientengruppen sind aber besonders häufig. Im ▶ **Kindesalter** sind dies häufig Abklärungen bzw. Therapie im Rahmen eines Missbildungssyndroms. Bei diesen Kindern muss immer abgeklärt werden, ob andere mögliche Missbildungen im Sinne einer Mehrfachmissbildung vorhanden sind, vor allem aber solche, die eine Narkoseführung gefährden könnten. Die Hyperreaktivität der Atemwege bei den Kindern ist eine weitere Gefahr, mit der während und nach einem solchen Eingriff gerechnet werden muss. Schon durch kleinere Reize kann es zu ausgeprägten Reaktionen der Atemwegsstrukturen und deren Gewebe kommen, die im weiteren Verlauf und in der postoperativen Phase eine Luftwegobstruktion zur Folge haben können.

Eine typische Patientengruppe in der Endoskopie der Atemwege sind ▶ **Raucher**. Es kommen bei ihnen gehäuft entartete Läsionen auf allen Etagen der Luftwege vor – vom Mund-Rachen-Raum über den Kehlkopf und die Trachea bis in die Bronchien und Alveolen. Bei diesen Patienten kommt es nicht selten vor, dass sie relativ spät zur Untersuchung kommen und dass die Veränderungen der Anatomie schon ein bedeutendes Ausmaß erreicht haben. Eine vorausgehende Strahlentherapie im HNO-Gebiet kann bei diesen Patienten eine zusätzliche Schwierigkeit darstellen. Die anatomische Strukturen werden dadurch nicht nur räumlich, sondern auch in deren Konsistenz verändert und die Einstellung der Atemwege bedeutend erschwert. Eine typische Folgeerscheinung bei den Rauchern ist die Entwicklung einer chronisch obstruktiven Lungenkrankheit, die zur Hyperreaktivität, Sekretvermehrung und strukturellen Veränderungen der Atemwege führt und dadurch Beatmungsschwierigkeiten und postoperative pulmonale Komplikationen zur Folge haben kann. Außerdem ist das Rauchen ein wichtiger Risikofaktor für kardiovaskuläre Erkrankungen (koronare Herzkrankheit, Arteriopathie), welche sowohl den Narkoseablauf wie auch die postoperative Phase negativ beeinflussen können.

Häufig ist der Tabakkonsum mit einem (übermäßigen) ▶ **Alkoholgenuss** vergesellschaftet, welcher wiederum zusätzlich zu folgenden Schwierigkeiten führen kann: erhöhter Medikamentenverbrauch, verminderte Leberfunktion bis hin zur portalen Hypertonie und Blutgerinnungsstörung, unregelmäßiger Medikamentenstoffwechsel, Unterernährung, ungenaue Anamnese, unzuverlässiges Einhalten der präoperativen Nüchternheit.

Die ▶ **Anästhesieführung** und insbesondere die Einleitung wird weitgehend von der vorhandenen Pathologie, der Lokalisation der Läsion und der beabsichtigten Untersuchung oder Therapie bestimmt und muss daher möglichst genau mit dem Operateur im Voraus besprochen und festgelegt werden. Gerade bei möglichen ▶ **Veränderungen der oberen Atemwege** und deren Nachbarschaft, die bei HNO-Patienten häufig vorkommen und die schon bei der präoperativen Visite systematisch gesucht werden müssen (pathologische Verwachsungen, Missbildungen oder vorausgegangene chirurgische und radiologische Therapien), muss immer mit Schwierigkeiten bei Maskenbeatmung, Intubation und Beatmung gerechnet werden. Die Anatomie kann wesentlich verändert und das Gewebe versteift sein. Die Beweglichkeit der Halsstrukturen ist häufig herabgesetzt.

Der Einleitungsablauf und die Ausrüstung werden im Voraus so gewählt, dass beim Auftauchen solcher Komplikationen entweder ein Aufwachen noch rechtzeitig möglich ist oder dass eine Notsicherung der Atemwege durchgeführt werden kann. Dazu gehören, je nach Kontext und Situation:

- evtl. Vermeiden von Sedativa präoperativ (keine Benzodiazepine und Opiate zur Prämedikation);
- kurzwirkende Hypnotika zur Einleitung, evtl. Einleitung unter Spontanatmung, mit Gas (Sevofluran) oder Medikamenten (Propofol) [12];
- bei besonderen Situationen wache fiberoptische Intubation, im Extremfall präoperative Tracheotomie unter Lokalanästhesie;
- keine Myorelaxation solange sich die Maskenbeatmung oder eine Intubation nicht als möglich erweist;
- Hilfsmittel zu schwieriger Intubation griffsbereit halten;
- bei der Einleitung: die Anwesenheit von Ärzten, die eine notfallmäßige Sicherung der Atemwege (starre Bronchoskopie, Nottracheotomie, Koniotomie) durchführen können, ist von Vorteil (meistens erfahrener HNO-Spezialist).

Bei drohendem Trachealkollaps (wie z. B. bei Polychondritis) sind folgende Maßnahmen zu erwägen:

- CPAP-Maske,
- Intubation unter Spontanatmung (fibroskopisch),
- Sitzposition [40].

Um mit dem Beatmungsinstrumentarium im engen Operationsgebiet möglichst wenig Platz einzunehmen, wird regelmäßig entweder mit Hochfrequenzbeatmung oder mit intermittierender Apnoe gearbeitet. Dies ist vor allem bei Läsionen im hinteren Drittel der Glottis oder an der posterioren Larynxwand nützlich.

Die Hochfrequenzbeatmung erlaubt einen ununterbrochenen Eingriff. Es muss jedoch unbedingt dafür gesorgt werden, dass das Beatmungsgasgemisch nach proximal, also nach außen, entweichen kann. Falls dies nicht möglich ist (z. B. beim Drehen des Kopfes), muss die Hochfrequenzbeatmung kurz unterbrochen werden.

Bei der intermittierenden Apnoe wird der Patient solange über einen dünneren Tubus (z. B. 5,5 oder 6,0) beatmet, bis die Sauerstoffreserve eine Beatmungspause von einigen Minuten erlaubt, dann wird extubiert. Sobald die Sauerstoffsättigung abzufallen beginnt, wird wieder intubiert. Beim Arbeiten im Trachea- oder Bronchusbereich kann die Hochfrequenzbeatmung an einem Seitenport des starren Bronchoskopes angeschlossen werden; es kann auch in intermittierender Apnoe operiert werden. Bei gewissen Eingriffen im Larynxbereich kommt gelegentlich auch eine transtracheale Hochfrequenzbeatmungkanüle zum Einsatz, die dann meistens unter endoskopischer Kontrolle eingeführt wird.

In der Regel kann der Operateur im Voraus entscheiden, welche Beatmungsform für den durchzuführenden Eingriff adäquat ist. Manchmal kann diese allerdings erst aufgrund des intraoperativ gefundenen Status festgelegt werden. Kürzere Eingriffe, die keine Myorelaxation erfordern, können auch in Spontanatmung durchgeführt werden. Weil das Beatmungssystem während der Endoskopie der Atemwege kaum je als geschlossen betrachtet werden kann, können Inhalationsanästhetika zur Narkoseunterhaltung meistens nicht angewendet werden.

▶ Intraoperatives Monitoring

Das ▶ intraoperative Monitoring entspricht weitgehend dem, was auch in anderen Anästhesiegebieten üblich ist, mit Ausnahme der end-expiratorischen Kapnometrie, die bei einem total undichten Beatmungssystem keine sinnvolle Messung erlaubt oder gar nicht möglich ist. Die Effizienz der Ventilation muss klinisch eingeschätzt oder anhand von Blutgasanalysen überwacht werden; manchmal wird eine perkutane CO_2-Messung angewandt [8]. Die Sekrete in den Atemwegen können einerseits zu postoperativen respiratorischen Komplikationen führen, andererseits beim Eingriff stören. Deshalb werden prophylaktisch großzügig sekrethemmende Medikamente (Glykopyrrolat, Atropin) verwendet [5].

▶ Laryngo-Bronchoskopie

Eine ▶ Laryngo-Bronchoskopie beginnt häufig mit einer funktionellen Untersuchung der Stimmbänder. In diesem Fall darf erst myorelaxiert werden, wenn diese Untersuchung vorbei ist. Anschließend wird die eigentliche Laryngo-Bronchoskopie durchgeführt, die häufig zu einem Teil mit dem starren Bronchoskop vorgenommen wird. Dabei ist zu beachten:

Wegen Platzmangel im OP-Gebiet wird entweder mit Hochfrequenzbeatmung oder mit intermittierender Apnoe gearbeitet.

ein Hustenstoß oder andere Bewegungen des Patienten können zu einer Trachea- oder Bronchusverletzung bis hin zu einer Perforation führen; eine ausreichend tiefe Narkose mit eher großzügiger Anwendung von Myorelaxation ist wesentlich;

- das Einführen des starren Bronchoskopes ist ein sehr intensiver Schmerzreiz, der eine gute Analgesie erfordert;
- die Beatmung durch einen Seitenarm des starren Bronchoskop stellt ein undichtes System dar, ohne die Möglichkeit einer Atemminutenvolumenmessung; die Kapnometrie liefert dabei meistens keine brauchbare Werte;
- die Lagerung des Patienten mit stark nach hinten rekliniertem Kopf.

Die alleinige Fibroskopie der Atemwege kann unter Lokalanästhesie, evtl. kombiniert mit einer Analgosedation, durchgeführt werden. Propofol (gute Steuerbarkeit) und Alfentanil (kurze Wirkdauer) sind dafür gut geeignet; beim Remifentanil muss die Spontanatmung sehr sorgfältig überwacht werden. Bei Anwendung von einer Fibroskopiemaske kann auch eine Sedation mit Spontanatmung unter Sevofluran durchgeführt werden. Falls eine ▶ **Prämedikation** gegeben wird, kann ein Benzodiazepin oder auch Opiat appliziert werden; ein Vorteil von Opiaten ist hierbei die hustenhemmende Wirkung. Dabei ist zu beachten, dass eine Sedation einerseits die Kooperation des Patienten senken, andererseits zur Hypoxie führen oder eine vorbestehende Hypoxie noch verschlechtern kann. Dieses Verfahren ist deshalb bei respiratorischer Insuffizienz kontraindiziert [10]. Auf jedem Fall muss bei einer Fibroskopie unter Lokalanästhesie mit oder ohne Analgosedation die Möglichkeit zur Durchführung einer Narkose bestehen.

Fibroskopie der Atemwege mit Benützung der Larynxmaske (wenn diese nicht kontraindiziert ist) bietet einige Vorteile wie leichtere Narkose und weniger Kreislaufreaktionen, weshalb sie sich insbesondere für instabile Patienten eignet [15].

Außer Biopsien, Dilatationen, Einführen von verschiedenen Stents und Injektion von Fremdsubstanzen (z. B. Kollagen) wird im Bereich von Larynx und Trachea/Bronchien sehr häufig mit Laser gearbeitet. Läsionen werden abgetragen, koaguliert oder verdämpft; Adhäsionen können gelöst werden. Es werden dabei einige Anforderungen an das Operationsfeld gestellt:

- möglichst wenig Bewegungen;
- möglichst wenig Sauerstoff und andere brennbare Gase;
- genügend Raum zur Laserstrahlführung.

Daher werden die Patienten bei diesen Eingriffen meistens gut myorelaxiert und – soweit möglich – mit einem niedrigen O_2-Anteil bis unter 30% beatmet.

Eine häufige Untersuchung ist die ▶ **Panendoskopie**. Zu Beginn der Untersuchung erfolgt meistens noch vor der Narkoseeinleitung eine direkte Larynxinspektion. Dann folgt nach Beginn der Narkose die Untersuchung des Pharynx, des Hypopharynx, des Larynx, der Trachea und der Bronchien mittels starrem und häufig auch flexiblem Bronchoskop, mit oder ohne Biopsien. Anschließend, oder manchmal auch vor diesen Untersuchungsschritten, wird eine Ösophagogastroskopie durchgeführt, entweder mit starrem Ösophagoskop oder mit Fibroskop. Auch hier werden je nach Befund Biopsien entnommen. Die gesamte Untersuchung dient zur Bilanzierung einer vermuteten oder schon diagnostizierten Erkrankung oder zur Nachkontrolle nach einer konservativen oder chirurgischen Therapie.

Ein wesentlicher Aspekt der Panendoskopie ist, dass sie das Erfassen einer Zweitlokalisation erlaubt, die bei HNO-Tumoren in bis zu 20 % der Fälle vorkommt. Die Diagnose und evtl. die Behandlung kann somit frühzeitig und in der gleichen Sitzung durchgeführt werden [23]. Auch hier ist es sehr wichtig, mit dem Operateur im Voraus festzulegen, wie und in welcher Reihenfolge die einzelnen Organe untersucht werden, um das entsprechende anästhesiologische Vorgehen festlegen zu können.

Eine reine Panendoskopie ist nicht mit bedeutenden postoperativen Schmerzen verbunden, so dass ein kurzwirkendes Analgetikum verwendet werden kann, wie Alfentanil oder Remifentanil. Bei gewissen gleichzeitig durchgeführten Eingriffen wie Zungenresektion oder Larynxchirurgie sollte eine längerdauernde Analgesie (z. B. Fentanyl, Morphin) vorgesehen werden.

Tabelle 13

Komplikation der endoskopischen Eingriffen an den Atemwegen

- Organperforation
- Blutung
- Pneumothorax, Pneumomediastinum
- Obstruktion der Atemwege
- Aspiration
- Hypoventilation
- Hypertonie, Herzrhythmusstörungen
- Zahnschädigung
- Augenschädigung durch Instrumentation oder Laser
- Infektion
- Bei Laser-Behandlung: Feuer im Operationsfeld

Komplikationen (Tabelle 13) können, je nach Bericht, in bis zu 19,2 % der Eingriffe vorkommen [18, 23,25]. Um die Komplikationsrate möglichst niedrig zu halten ist sowohl eine sinnvolle Festlegung der anästhesiologischen und chirurgischen Strategie als auch eine technisch korrekte Durchführung der Narkose und des Eingriffs unbedingt nötig.

Ösophagus, Magen und Duodenum

Eine Ösophago-Gastro-Duodenoskopie mit flexiblem Fibroskop wird in den allermeisten Fällen ohne Narkose durchgeführt. In der Regel genügt eine vom Operateur applizierte Analgosedation. Die Anästhesie wird nur bei Kindern, bei sehr ängstlichen oder unkooperativen Patienten, bei potentiell instabilen Patienten und in gewissen Notfällen aufgeboten.

Insgesamt verursachen die endoskopischen Untersuchungen und Eingriffe am Magen-Darm-Trakt keine bedeutenden postoperativen Schmerzen. Es können durchaus kurzfristige Analgetika zum Einsatz kommen: Remifentanil eignet sich hervorragend. Ähnliches gilt selbstverständlich ebenfalls für die Hypnotika und die Myorelaxanzien.

Es ist zu beachten, dass gerade Läsionen im oberen Magen-Darm-Trakt (Tumoren, Strikturen, Hiatushernie) eine Regurgitation begünstigen und damit die Gefahr einer Bronchoaspiration erhöhen.

Eine besondere Indikation für eine Vollnarkose ist die ▶ **starre Ösophagoskopie**. Diese wird bei vermutetem Ösophagusfremdkörper [2] oder im Rahmen einer Panendoskopie durchgeführt. Das Einführen eines starren Ösophagoskops (Patient in Rückenlage, Schnüffelposition des Kopfes) ist nicht nur ein sehr starker Reiz, es besteht auch die Gefahr einer Ösophagusverletzung bei einer Bewegung des Patienten. Die Anästhesie und die Analgesie müssen genügend tief sein und meistens wird auch myorelaxiert (insbesondere wegen der häufig schwierigen Passage durch den oberen Ösophagussphinkter). Um eine bessere Sicht zu haben, wird bei diesem Eingriff Luft als Dehnungsmittel insuffliert; dabei kann es zu einer beträchtlichen Magendehnung kommen, was sich wiederum ungünstig auf die Beatmung auswirken kann.

Bei Ösophagusstrikturen aufgrund von Tumorgewebe, nach einer Strahlentherapie oder nach einem chirurgischen Eingriff am Ösophagus wird bei zunehmenden Ernährungsschwierigkeiten eine ▶ **Ösophagusdilatation** vorgenommen. Es wird dabei ein Führungsmandrin eingeführt und darüber mit Bougies von steigendem Diameter dilatiert. Die Position des Mandrins und der Bougies wird meistens mit einem Bildverstärker kontrolliert.

Die Dilatation ist ein sehr starker Schmerzreiz, der häufig auch noch postoperativ persistiert und eine gute Analgesie benötigt. Die endoskopische Behandlung von ▶**Ösophagustumoren** kann je nach Stadium mittels Laser, Brachytherapie oder Bougierung (mit oder ohne Endoprothese) erfolgen. Die Erfolgsrate dieser Eingriffe liegt

---

I.d.R. genügt eine vom Operateur applizierte Analgosedation.

Cave: Läsionen im oberen Magen-Darm-Trakt: begünstigen Regurgitation und erhöhen Gefahr einer Bronchoaspiration.

▶ **Starre Ösophagoskopie**

▶ **Ösophagusdilatation**

Dilatation ist ein sehr starker Schmerzreiz, häufig noch postoperativ; gute Analgesie nötig.

▶ **Ösophagustumoren**

über 90 % [37]. Oft müssen sie jedoch wegen der fortschreitenden Erkrankung wiederholt werden.

Eine Besonderheit in der Ösophagoskopie bildet die Untersuchung und Therapie von ▶ **Ösophagusvarizen**. Die meist gefürchtete Komplikation ist dabei eine massive Blutung aus den Varizen. Solch eine Blutung kann gelegentlich allein durch den Kontakt mit dem Ösophagoskop zustande kommen. Die rupturierten und notfallmäßig behandelte Ösophagusvarizen stellen eine akute vitale Bedrohung dar.

Aus anästhesiologischer Sicht stellt dies in mehrfacher Hinsicht eine Herausforderung dar: Einerseits besteht durch das Blut im Ösophagus bei diesen ohnehin meistens nicht nüchternen Patienten die deutliche Gefahr einer Bronchoaspiration. Andererseits kann das Blut bei der Intubation die Sicht wesentlich erschweren oder gar unmöglich machen. Durch die Blutung kann sehr schnell eine instabile Kreislauflage entstehen. Der bei diesen Patienten oft schlechte Ernährungszustand und die häufig schon pathologische Leberfunktion mit den einhergehenden Gerinnungsstörungen und verstärkten Hämorrhagien verschlimmern die Situation noch zusätzlich. Daher sollte bei diesen Eingriffen die Möglichkeit für notfallmäßige Transfusionen bestehen.

Im Normalfall ist die Varizenbehandlung in mehr als 90 % erfolgreich. Die Komplikationsrate ist mit 20–40% relativ hoch, insbesondere wenn die Behandlung während der Blutung stattfindet. Häufige Komplikationen sind Perforation, Fistelbildung, Dysphagie, Ulzerationen, Lungeninfekt, Arrhythmien und Blutung [45].

Die ▶ **ERCP** (=Endoskopische retrograde Cholangio-Pankreatikographie) wird gewöhnlich nur unter Analgosedation durchgeführt. Ähnlich wie bei einer Ösophago-Gastroskopie wird auch hier eine Vollnarkose nur bei Kindern vorgenommmen oder bei Patienten, die ängstlich sind oder solchen, die Unannehmlichkeiten dieses Eingriffs schlecht tolerieren.

Die ERCP wird je nach Institution entweder in Rückenlage, in überdrehter Seitenlage oder in Bauchlage ausgeführt. Patienten unter Narkose sollten zum Schutz der Atemwege intubiert werden. Ein flexibles Gastroskop mit einer 90-Grad-Optik wird bis zur Papilla duodeni eingeführt, von wo aus der Ductus pancreaticus und der Ductus choledocus angegangen werden können. Zur Darstellung der Pankreas- und Gallenwege wird ein Röntgenbildverstärker benutzt.

Bedeutende Blutungen sind bei diesem Eingriff nicht zu erwarten, aber eine Perforation von Darm und Verletzung oder Verlegung der Pankreas- und Gallengänge ist wohl möglich.

Kolon

Die Indikation zu einer Vollnarkose für die ▶ **Kolonoskopie** wird in Europa sehr unterschiedlich und mit einem starken Süd-Nord-Gefälle gestellt. Im nördlichen Europa wird die Kolonoskopie nur bei Kindern und Patienten mit reduzierter Schmerztoleranz unter Vollnarkose durchgeführt. Meistens wird eine Intubationsnarkose vorgezogen, weil die Untersuchung in Seitenlage durchgeführt wird, die Peristaltik oft beeinträchtig ist und sich die Untersuchung unter Umständen relativ lange hinziehen kann. Zu beachten ist, dass die Patienten durch eine vorbereitende Darmentleerung (Einnahme von Laxativa) hypovoläm werden können und dass dem entsprechend die Narkoseführung zu wählen ist.

Eine Koloskopie ist zu diagnostischen oder therapeutischen Zwecken indiziert. Außer Biopsien können auch kleinere Läsionen wie Polypen oder Angiodysplasien endoskopisch behandelt werden. Bei der Anwendung eines Laser müssen die üblichen Sicherheitsmaßnahmen getroffen werden. Das aus dem Darmstoffwechsel stammende Methan kann sich entzünden und bedeutende Verbrennungen verursachen [4].

Harnwege

Praktisch die gesamten Harnwege lassen sich endoskopisch untersuchen, vom Meatus bis zum Nierenbecken [32, 44]. Eine ▶ **diagnostische Urethrozystoskopie** wird im Normalfall unter Lokalanästhesie oder leichter Sedation durchgeführt; bei Männern ist manchmal wegen der längeren Urethra eine Anästhesie notwendig. Die ▶ **operativen Endoskopieeingriffe** an den Harnwegen (Tabelle 14) [44] erfordern eine lokoregionale oder allgemeine Anästhesie.

Tabelle 14
Endoskopische Eingriffe in der Urologie

- Inzision von Urethrastrikturen
- Einlage von Ureterkathetern bei Abflusshinderung (Pigtail-Katheter), oder später deren Entfernung
- Prostataresektion
- Resektion von Blasentumoren
- Behandlung einer hämorrhagischen Zystitis
- Entfernung oder innere Zertrümmerung von Urolithiase oder deren Manipulation zur Vorbereitung einer Lithotrypsie

▶ **Patienten**

Cave: Begleiterkrankungen!

Bei den ▶ **Patienten** handelt sich häufig um:
▶ eher jüngere Erwachsene mit Urolithiase;
▶ ältere Erwachsene mit gutartigen oder bösartigen Tumoren;
▶ Kinder mit Missbildungen der Harnwege.

Bei älteren Patienten muss mit verschiedenen Begleiterkrankungen gerechnet werden. Herz-Kreislauf-Störungen, Diabetes mellitus und chronisch obstruktive Lungenerkrankungen sind besonders häufig. Um so vorsichtiger muss die Anästhesieführung sein und sich nach dem Ausmaß der Begleiterkrankung richten.

Nicht selten ist bei einer Harnwegsobstruktion (Urolithiase, Tumoren) eine postrenale Niereninsuffizienz vorhanden. Dies kann eine vorbestehende chronische Niereninsuffizienz, die in fortgeschrittenem Alter häufig ist, potenzieren.

Eine Harnwegsblutung aufgrund von Tumoren, Infektionen oder Urolithiase kann zu Anämie führen. Auch eine chronische Anämie ist in höherem Alter nicht unüblich und kann durch eine zusätzliche Blutung gelegentlich zu einer transfusionspflichtigen Situation führen. Die Indikation zur Transfusion sollte jedoch wegen deren bekannten Nebenwirkungen (Infektionsgefahr, Unverträglichkeitsreaktion, Immunosuppression, Volumenüberlastung) individuell und sorgfältig im jeweiligen klinischen Kontext gestellt werden. Ein allgemeiner Hämoglobinwert als Transfusionsindikation ist nicht mehr zu rechtfertigen [9, 27, 42].

Die meisten endoskopisch durchgeführten urologischen Eingriffe werden in Steinschnittlage durchgeführt. Dies hat verschiedene Folgen:
▶ bei einer unsachgemäßen Lagerung können iatrogene Verletzungen, lokale Ischämien oder Nervenläsion (N. peronaeus, N. ischiadicus) entstehen;
▶ aufgrund einer vorbestehenden Arthrose verschiedener Gelenke kann die Lagerung schwierig sein und unverhältnismäßige postoperative Schmerzen verursachen;
▶ Reduktion der funktionellen residualen Kapazität mit Gefahr von Atelektasen und Hypoxie;
▶ akute Volumenüberlastung bei einer zu schnellen Lagerung (gesteigerter venöser Rückfluss aus den unteren Extremitäten);
▶ akute Hypovolämie bei zu schneller Tieflagerung der Beine am Ende des Eingriffs.

▶ **Endoskopische Prostataresektion TURP**

Eine ▶ **endoskopische Prostataresektion** (TURP=Transurethrale Resektion der Prostata) wird bei einer Prostatagröße mit geschätztem Volumen von weniger als 50 ml durchgeführt [20]. Die Operation kann mit einem Elektrokoagulationresektoskop oder mit einem Laser durchgeführt werden, wobei der Letztere vor allem bei einer kleineren Prostata oder bei nur oberflächlicherer Resektion verwendet wird. Die elektrische Resektion erlaubt eine gründlichere und ausgedehntere Behandlung, hat aber als Nachteil einen größeren Blutverlust und birgt die Gefahr eines TURP-Syndroms. Die Laserbehandlung ist weniger effektiv, aber auch mit weniger Komplikationen verbunden [16]. Ein neueres Verfahren ist die Thermokoagulation, die ohne Anästhesie oder mit leichter Analgosedation durchgeführt werden kann. Es handelt sich um transurethrale Mikrowellen-Therapie (▶ **TUMT**) und transurethrale Nadel-Ablation (▶ **TUNA**). Bei diesen Methoden müssen aber erst noch die langfristigen Resultate abgewartet werden [16, 20].

Das ▶ **TURP-Syndrom** (Resorptionssyndrom) ist eine Folge der Spülflüssigkeitsresorption durch die Resektionsfläche der Prostata. Die zur Spülung gebrauchte Lösungen sind absichtlich hypoton, um eine bessere Sicht zu gewährleisten (Glycin, Sorbitol, Mannitol, Glucose, Urea). Elektrolytlösungen können während der thermoelektrischen Resektion nicht verwendet werden, weil sie elektrische Leiter sind.

Das TURP-Syndrom ist gekennzeichnet durch:

◗ Hypervolämie durch die resorbierte Spülflüssigkeit, mit Hypertonie und Kreislaufüberlastung bis hin zum Lungenödem;
◗ Hypoosmolarität und Hyponatriämie, die neben Hämolyse auch zu neurologischen Erscheinungen führen können (Verwirrung, Bewusstseinstörung bis zum Bewusstseinsverlust, Krampfanfälle, Zeichen von Hirnödem);
◗ Hypothermie durch die meist mit Raumtemperatur infundierte Spülflüssigkeit;
◗ Dilutionskoagulopathie;
◗ Dysrhythmie und negative Inotropie durch Hyponatriämie;
◗ bei Verwendung vom Glycin kann es zur Intoxikation kommen (Glycin ist ein inhibitorischer Neurotransmitter);
◗ Sorbitol kann Hyperglykämien verursachen [28].

Zu einer besseren neurologischen Überwachung der Patienten ist gerade bei der TURP eine lokoregionale Anästhesie deutlich zu bevorzugen (minimales Niveau Th10, das aber nicht überschritten werden sollte, um eine eventuelle Blasenperforation erkennen zu können), solange sie nicht kontraindiziert oder abgelehnt wird. Postspinale Kopfschmerzen sind in dieser Altersgruppe kaum zu erwarten. Regelmäßige Natriumbestimmungen oder Messung von exspiratorischer Konzentration des Ethanols, das als Zusatz in die Spülflüssigkeit gegeben wird und dessen exspiratorische Messung eine gute Korrelation mit der Menge an resorbierter Flüssigkeit zeigt, werden manchmal durchgeführt [7, 21]. Eine TURP ist aber auch unter Lokalanästhesie möglich, auch wenn dies selten geschieht [20]. Der Verzicht auf eine Prämedikation mit sedierenden Medikamenten kann für die perioperative neurologische Überwachung von Vorteil sein.

Andere ▶ **Komplikationen der TURP** sind Blutung (begünstigt durch die Größe der resezierten Prostata und die Länge der Operationszeit), Perforationen der Blase und Infekte. Eine seltene Komplikation der TURP ist die disseminierte intravaskuläre Koagulation. Als Ursache liegt vermutlich eine Freisetzung der Prostata-Thromboplastine vor [28, 41]. Es ist nicht ganz sicher, ob eine Regionalanästhesie die Blutungs- und die Thrombosegefahr senken [41]. Es wird bei der TURP eine Komplikationsrate bis zu 18% angegeben, davon 2% mit einem TURP-Syndrom [29, 46].

Die endoskopischen Eingriffe an ▶ **Blase, Ureter und Nierenbecken** sind aus anästhesiologischer Sicht mit den Eingriffen der Prostata vergleichbar, außer dass nicht mit einem Resorptionsyndrom zu rechnen ist und dass eine disseminierte intravaskuläre Koagulation als organspezifische Komplikation nicht beobachtet wird. Sowohl lokoregionale als auch allgemeine Anästhesieverfahren sind möglich. Für die Eingriffe am Ureter und am Nierenbecken ist bei einer lokoregionalen Anästhesie ein Niveau Th6 nötig, für die Blase Th10, für die Urethra S1. Es wird in Steinschnittlage operiert. Auch in diesem Gebiet findet die Laserbehandlung reichlich Anwendung [32, 44].

Endoskopische ▶ **Blasentumorresektion** (TURB=Transurethrale Resektion der Blase) wird mit einem elektrothermischen Resektoskop durchgeführt. Die resezierte Fläche ist relativ klein, die eröffnete Gefäße dünner und weniger zahlreich und die Operationdauer im Prinzip kürzer, weshalb ein Resorptionsyndrom kaum zu erwarten ist. Bei der Resektion von Läsionen an der Blasenseitenwand muss daran gedacht werden, dass durch die elektrische Stimulation der in unmittelbarer Nähe verlaufende N. obturatorius mitstimuliert und dadurch eine Oberschenkeladduktion ausgelöst werden kann, was für den Operateur äußerst störend ist. Bei Patienten unter lokoregionaler Anästhesie wird deshalb ein Obturatoriusblock eingesetzt und Patienten unter Narkose werden vollständig myorelaxiert. Auch hier gilt es, sich mit dem Operateur im Voraus abzusprechen.

▶ Hysteroskopie

Uterus

Eingriffe am Uterus werden klassischerweise im Rahmen der Frauenheilkunde behandelt.

Eine ▶ **Hysteroskopie** wird mit starren oder flexiblen Instrumenten durchgeführt und häufig in Kombination mit einer Laparoskopie zur Diagnose einer Uterusblutung oder bei Infertilität durchgeführt. Therapeutisch können mittels Curette, Resektoskop oder Laser Polypen oder kleinere Myome abgetragen oder Adhäsionen und Septa gelöst werden [30].

Es werden verschiedene Dehnungsmittel verwendet: CO_2, isotone NaCl-Lösungen, Dextran, Sorbitol und Glycin. Ein Absorptionssyndrom, ähnlich dem TURP-Syndrom, mit Volumenüberlastung, Hyponatriämie und daraus resultierenden respiratorischen, hämodynamischen oder neurologischen Störungen ist eine mögliche Komplikation bei längeren Eingriffen [24, 48]. Die disseminierte intravaskuläre Blutgerinnung ist ebenfalls möglich [19]. Deshalb wird meistens die Dauer einer Hysteroskopie auf weniger als eine Stunde begrenzt. Der intrauterine Druck sollte unter 200 mmHg bleiben, andernfalls drohen akute Herzrhythmusstörungen. Das CO_2 ist wasserlöslich und kann bei größeren resorbierten Mengen zu Embolien führen. Andere wichtige Komplikationen sind Perforationen, Blutungen und Infekt [33].

Eine Hysteroskopie an sich kann unter Regionalanästhesie oder Allgemeinanästhesie durchgeführt werden; eine rein diagnostische Untersuchung wird auch in Analgosedation oder mit intrakavitärer Lokalanästhesie durchgeführt. Seltener wird ein parazervikaler Block eingesetzt. Bei rückenmarksnahem Verfahren sollte mindestens das Niveau T10 erreicht werden. Das Einklemmen und die Dilatation des Collum – wenn auch geringer als bei z. B. herkömmlicher Curettage – ist ein starker Schmerzreiz, der eine genügende Anästhesie erfordert. Es kann dabei auch zu einer vagalen Stimulation kommen [33].

Literatur

1. Aldrete JA (1995) The post-anesthesia recovery score revisited. J Clin Anesth 7:89–91
2. Al-Qudah A, Daradkeh S, Abu-Khalaf M (1998) Esophageal foreign bodies. Eur J Cardiothorac Surg 13:494–498
3. Anesthesiologists A.S.o (1994) Guidelines for nonoperating room anesthetizing locations
4. Apfelberg D (1987) Evaluation and installation of surgical laser systems. Springer, Berlin Heidelberg New York
5. Ausseur A, Chalons N (1999) Anesthesia in interventional bronchoscopy. Rev Mal Respir 16:679–683
6. Barash P, Cullen B, Stoelting R (1992) Clinical anesthesia, 2nd edn. Lippincott
7. Bartoloni A et al.(2001) The TURP syndrome: importance of expiratory ethanol measurement and high serum levels of glycine. Arch Esp Urol 54:480–487
8. Biro P, Wiedemann K (1999) Jet ventilation and anaesthesia for diagnostic and therapeutic interventions of the airway. Anaesthesist 48:669–685
9. Blajchman MA, Hebert PC (2001) Red blood cell transfusion strategies. Transfus Clin Biol 8:207–210
10. Borchers SD, Beamis JF Jr (1996) Flexible bronchoscopy. Chest Surg Clin N Am 6:169–192
11. Chee WK, Benumof JL (1998) Airway fire during tracheostomy: extubation may be contraindicated. Anesthesiology 89:1576–1578
12. Deem S, Bishop MJ (1995) Evaluation and management of the difficult airway. Crit Care Clin 11:1–27
13. Dumon MC, Cavaliere S, Vergnon JM (1999) Bronchial laser: techniques, indications, and results. Rev Mal Respir 16:601–608
14. Hayes DM, Gaba DM, Goode RL (1986) Incendiary characteristics of a new laser-resistant endotracheal tube. Otolaryngol Head Neck Surg 95:37–40
15. Hilbert G et al. (2001) Bronchoscopy with bronchoalveolar lavage via the laryngeal mask airway in high-risk hypoxemic immunosuppressed patients. Crit Care Med 29:249–255
16. Holtgrewe HL (1998) Current trends in management of men with lower urinary tract symptoms and benign prostatic hyperplasia. Urology 51 (Suppl):1–7
17. Homasson JP (1999) High-frequency thermocoagulation. Use in bronchial endoscopy. Rev Mal Respir 16:625–632
18. Jaffe R, Stanley S (1994) Anesthesiologist's manual of surgical procedures. Raven Press, New York
19. Jedeikin R, Olsfanger D, Kessler I (1990) Disseminated intravascular coagulopathy and adult respiratory distress syndrome: life-threatening complications of hysteroscopy. Am J Obstet Gynecol 162:44–45
20. Jepsen JV, Bruskewitz RC (1998) Recent developments in the surgical management of benign prostatic hyperplasia. Urology 51 (Suppl):23–31
21. Kessling C, Schwitalla S (2000) Experiences with routine monitoring of ethanol concentration in expired air in transurethral prostate resection. Anaesthesiol Reanim 25:96–101
22. Krayer S (2001) Anesthesia for diagnostic procedures in a non-operating room area. Anaesthesist 50:465–480
23. Lang FJ, Grosjean P, Monnier P (1997) The current status of broncho-esophagoscopy in otorhinolaryngology. Laryngorhinootologie 76:704–708
24. Leake JF, Murphy AA, Zacur HA (1987) Noncardiogenic pulmonary edema: a complication of operative hysteroscopy. Fertil Steril 48:497–499
25. Lee CM, Hinrichs BA, Terris DJ (1998) Routine hospital admission for patients undergoing upper aerodigestive tract endoscopy is unwarranted. Ann Otol Rhinol Laryngol 107:247–253
26. LeJeune FE Jr et al. (1982) Heat sink protection against lasering endotracheal cuffs. Ann Otol Rhinol Laryngol 91:606–607
27. Linden P van der (2001) Transfusion strategy. Eur J Anaesthesiol 18:495–498
28. Malhotra V (2000) Transurethral resection of the prostate. Anesthesiol Clin North America 18:883–897
29. Mebust WK et al. (1989) Transurethral prostatectomy: immediate and postoperative complications. A cooperative study of 13 participating institutions evaluating 3885 patients. J Urol 141:243–247
30. Merviel P et al. (2000) Role of hysteroscopy in the diagnosis and treatment of infertility. Presse Med 29:1302–1310
31. Miller R (1994) Anesthesia, 4th edn, vol. Churchill, Livingstone
32. Mugiya S et al.(1999) Endoscopic management of upper urinary tract disease using a 200-microm holmium laser fiber: initial experience in Japan. Urology 53:60–64
33. Murdoch JA, Gan TJ (2001) Anesthesia for hysteroscopy. Anesthesiol Clin North America 19:125–140

34. Ninane V (1999) Phototherapy in the treatment of bronchial cancer. Rev Mal Respir 16:633–639

35. Oczenski W, Werba A, Andel H (1996) Atmen – Atemhilfen. Blackwell

36. Padosch SA, Polarz H (2001) Anästhesiologisches Management bei laserchurirgischen Eingriffen in der Hals-Nasen-Ohren-Heilkunde. Anaesthesist 50:721–737

37. Reilly HF 3rd, Fleischer DE (1991) Palliative treatment of esophageal carcinoma using laser and tumor probe therapy. Gastroenterol Clin North Am 20:731–742

38. Rogers SA, Mills KG, Tufail Z (2001) Airway fire due to diathermy during tracheostomy in an intensive care patient. Anaesthesia 56:441–443

39. Santos P et al. (2000) Airway ignition during CO_2 laser laryngeal surgery and high frequency jet ventilation. Eur J Anaesthesiol 17:204–207

40. Sarodia BD, Dasgupta A, Mehta AC (1999) Management of airway manifestations of relapsing polychondritis: case reports and review of literature. Chest 116:1669–1675

41. Smyth R et al. (1995) Coagulopathies in patients after transurethral resection of the prostate: spinal versus general anesthesia. Anesth Analg 81:680–685

42. Spahn DR, Schanz U, Pasch T (1998) Perioperative transfusion criteria. Anaesthesist 47:1011–1020

43. Taulelle M et al. (1999) Endobronchial brachytherapy. Rev Mal Respir 16:609–618

44. Tawfiek ER, Bagley DH (1999) Management of upper urinary tract calculi with ureteroscopic techniques. Urology 53:25–31

45. Truesdale RA Jr, Wong RK (1991) Complications of esophageal variceal sclerotherapy. Gastroenterol Clin North Am 20:859–870

46. Uchida T et al. (1999) Factors influencing morbidity in patients undergoing transurethral resection of the prostate. Urology 53:98–105

47. Vannier JL et al. (1989) Block of the superior laryngeal nerve for ORL endoscopy. Description of a simplified technique. Ann Fr Anesth Reanim 8:379–381

48. Vercellini P et al. (1992) Hypervolemic pulmonary edema and severe coagulopathy after intrauterine dextran instillation. Obstet Gynecol 79:838–839

49. Vergnon JM (1999) Endobronchial brachytherapy: techniques and indications. Rev Mal Respir 16:619–623

50. Wetchler B (1991) Anesthesia for ambulatory surgery, 2nd edn. Lippincott

51. White PF, Song D (1999) New criteria for fast-tracking after outpatient anesthesia: a comparison with the modified Aldrete's scoring system. Anesth Analg 88:1069–1072

52. Whitwam J, Spence A (1994) Day-case anaesthesia and sedation. Blackwell

53. Wolf GL, Simpson JI (1987) Flammability of endotracheal tubes in oxygen and nitrous oxide enriched atmosphere. Anesthesiology 67:236–239

aus: Der Anaesthesist 3/02, S. 221–236

F. Spöhr · B. W. Böttiger · Klinik für Anaesthesiologie, Universitätsklinikum Heidelberg

Fremdblut sparende Maßnahmen

Die Gabe von Fremdblut im operativen und intensivmedizinischen Bereich gehört zum Aufgabenbereich des Anästhesisten. Sie wird häufig als unumgänglich betrachtet, um die Gewebsoxygenierung eines Patienten zu gewährleisten. Wegen der mit der Fremdbluttransfusion verbundenen Risiken bedarf die Indikationsstellung zur Fremdblutgabe jedoch der kritischen Abwägung von Nutzen und Risiken im Einzelfall. Die unterschiedliche Bewertung dieser Frage hat in der Vergangenheit zu sehr unterschiedlichen Transfusionspraktiken bei der Behandlung der gleichen Kategorie von Patienten geführt.

Fremdblut sparende Maßnahmen versprechen den Nutzen einer ausreichenden Anzahl von Sauerstoffträgern ohne die typischen Nachteile der allogener Bluttransfusion. Dennoch erlaubt nur die genaue Kenntnis dieser Verfahren einen für den Patienten effektiven und risikoarmen Einsatz.

Im Folgenden werden Nutzen und Risiken des Einsatzes von Fremdblut, sowie Maßnahmen zur Verringerung allogener Transfusionen kritisch beleuchtet. Diese Maßnahmen können einerseits im restriktiven Einsatz von Fremdblut, andererseits in spezifischen Fremdblut sparenden Maßnahmen liegen. Darüber hinaus ist eine blutarme Operationstechnik entscheidend für das Einsparen von Fremdbluttransfusionen; dies soll jedoch hier nicht näher erläutert werden.

Unerwünschte Wirkungen von Fremdbluttransfusionen

Unverträglichkeitsreaktionen

Bei den Unverträglichkeitsreaktionen wird zwischen nichthämolytischen und hämolytischen Transfusionsreaktionen unterschieden.

Als häufigste Ursache nichthämolytischer Transfusionsreaktionen werden Antikörper des Empfängers gegen Spenderleukozyten angenommen. Sie äußern sich zumeist in febrilen oder urtikariellen Reaktionen, die trotz ihrer Häufigkeit von etwa 1–5 % während Narkose oder Analgosedierung oft maskiert sind und daher nicht wahrgenommen werden. Mit der Einführung der Leukozytendepletion wird mit einem Rückgang der Häufigkeit dieser Reaktionen zu rechnen sein [8].

Unverträglichkeitsreaktionen: Unterscheidung zwischen nichthämolytischen und hämolytischen Transfusionsreaktionen.

Häufigste Ursache nichthämolytischer Transfusionsreaktionen sind Antikörper des Empfängers gegen Spenderleukozyten.

Dr. Fabian Spöhr
Universitätsklinik Heidelberg, Klinik für Anaesthesiologie, Im Neuenheimer Feld 110, 69120 Heidelberg,
E-Mail: Fabian_Spoehr@med.uni-heidelberg.de

Auch allergische Transfusionsreaktionen gehen in der Regel ohne Hämolyse einher. Dabei richten sich Antikörper im Empfängerserum gegen Plasmaproteine des Spenders. Mit allergischen Reaktionen muss in etwa 0,5 % aller Transfusionen gerechnet werden [8]. Sehr viel seltener kann es zu schwersten anaphylaktischen Reaktionen mit tödlichem Ausgang kommen.

Hämolytische Transfusionsreaktionen können akut durch ▶ **Blutgruppenunverträglichkeiten** zwischen Spender und Empfänger sowie verzögert durch ▶ **Antikörperbildung** gegen transfundierte Blutbestandteile innerhalb von Tagen bis Wochen auftreten. Die Häufigkeit von akuten ABo-Inkompatibilitäten wird auf 1:33000, die von einer hämolytischen Reaktion mit tödlichen Folgen auf 1:1,3–1:2 Mio. geschätzt [8]. Die ▶ **klinischen Zeichen einer Hämolyse** wie arterielle Hypotension, Tachykardie, Hämoglobinurie oder verstärkte mikrovaskuläre Blutungen können bei Patienten in Narkose zunächst durchaus übersehen oder fehlgedeutet werden [1]. Verzögerte hämolytische Reaktionen treten mit einer Häufigkeit von 1:2000–1:8000 auf; tödliche Verläufe sind auch hierbei deutlich seltener (1:1–1,8 Mio.).

Transfusionsassoziierte Infektionen

Durch Bluttransfusionen können virale, bakterielle und parasitäre Erreger, im Tierversuch auch Prionen übertragen werden (Tabelle 1).

Eine große Rolle bei den viralen Infektionen spielen Hepatitiserreger. Durch verbesserte Screeningmethoden konnte die Inzidenz von Hepatitisinfektionen seit Anfang der 90er Jahre jedoch deutlich gesenkt werden. Das Risiko einer Übertragung des ▶ **Hepatitis-C-Virus** wird derzeit auf etwa 1:30000–1:350000 geschätzt [8,19], für ▶ **Hepatitis B** wird ein Risiko von 1:63 000–1:250000 angegeben [8,44]. ▶ **Cytomegalieviren**, die bei immuninkompetenten Patienten schwere Krankheitsverläufe verursachen können, gehören zu den häufigsten Erregern in Spenderblut [1], werden jedoch als zellständige Viren durch Leukozytendepletion weitgehend

Tabelle 1

Aktuelle Inzidenz viraler Infektionen durch Fremdbluttransfusion

Hepatitis B	1:63 000–1:250 000
Hepatitis C	1:30 000–1:350 000
HIV	1:500 000–1:3 Mio.

eliminiert [8]. Immer wieder gibt es Berichte über neue Hepatitiserreger in Spenderblut, wie den in Frankreich gefundenen Hepatitis-G-Virus oder den in Japan zuerst beschriebenen TT-Virus. Über die Inzidenz dieser Erreger kann jedoch bisher keine genaue Aussage gemacht werden.

Die Übertragung von ▶ **HIV** durch Bluttransfusion tritt vergleichsweise seltener auf; die Inzidenz in den USA bzw. in Deutschland wird zwischen etwa 1:500000 und 1:3 Mio. geschätzt [8].

▶ **Bakterielle Erreger** aus dem Blutstrom oder von der Haut des Spenders führen zu erheblichen Kontaminationsraten von Spenderblut, die bei 0,3% oder höher liegen. Septische Reaktionen beim Empfänger von Fremdblut, aber auch von Eigenblut, können v. a. durch Yersinien und Pseudomonaden hervorgerufen werden, was allerdings sehr selten ist (etwa 1:1 Mio.).

Die Übertragung von ▶ **parasitären Erregern** ist in entwickelten Ländern ein sporadisch auftretendes Problem, dessen Bedeutung in weniger entwickelten Ländern weitaus größer ist. Durch die potenzielle Reisetätigkeit von Blutspendern in weniger entwickelte Länder besteht jedoch durchaus die Möglichkeit der Kontamination von Bluttransfusionen mit Parasiten. Hierbei spielen Malariaerreger neben Trypanosomen, Babesien, Leishmanien und Toxoplasmen die wichtigste Rolle [8].

Das Risiko einer Übertragung des ▶ **BSE-Prions** auf den Menschen durch Transfusion von Blutprodukten kann derzeit nicht eingeschätzt werden. Im Tierversuch war es jedoch möglich, den Erreger durch Bluttransfusion von einem infizierten Schaf auf ein gesundes Tier zu übertragen [28].

Immunmodulation

Durch die Transfusion von Fremdblut wird das Immunsystem des Empfängers beeinflusst. In einer Metaanalyse von randomisierten, kontrollierten klinischen Studien konnte gezeigt werden, dass die Inzidenz postoperativer Infektionen nach Bluttransfusion erhöht ist [57], unabhängig davon, ob es sich um orthopädische, abdominelle oder herzchirurgische Eingriffe handelt [49]. Die Inzidenz dieser postoperativen Infektionen zeigt dabei eine positive Korrelation mit der Anzahl der verabreichten Blutkonserven. Eine weitere Metaanalyse konnte darüber hinaus zeigen, dass auch die Rezidivhäufigkeit von kolorektalen Karzinomen bei Patienten, die Bluttransfusionen erhalten hatten, erhöht war. Ein positiv immunmodulatorischer Effekt konnte dagegen in einer prospektiven Multizenterstudie bei Patienten, die zur Nierentransplantation anstanden, gezeigt werden. Hier verbesserte sich die Überlebensdauer des Transplantats nach Transfusion von Fremdblut vor der Transplantation [39]. Durch Leukozytendepletion könnten diese immunmodulatorischen Effekte abgeschwächt werden [31].

Obwohl die Bedeutung der Immunmodulation kontrovers diskutiert wird und der endgültige Beweis für die klinische Relevanz noch aussteht [4], scheint sich die Meinung durchzusetzen, dass es einen Zusammenhang gibt zwischen den immunologischen Effekten von Fremdblut und einem in der Regel schlechteren klinischen Outcome der transfundierten Patienten [49].

Transfusionsassoziiertes Lungenversagen

Das transfusionsassoziierte Lungenversagen (▶**transfusion related lung injury, TRALI**) weist eine relativ hohe Inzidenz von 0,02% auf [35]. Mit einer Mortalität von 5–14% stellt das TRALI in entwickelten Ländern nach hämolytischen Reaktionen und Infektionen die dritthäufigste Ursache für transfusionsassoziierte Todesfälle dar [40]. Die ▶**klinische Präsentation** ähnelt dem ARDS: akutes Auftreten, meist 1–4 h nach Transfusion, Dyspnoe, Hypotension, Fieber und bilaterales, nichtkardiogenes Lungenödem. Bisher konnten keine individuellen Risikofaktoren bei Patienten gefunden werden. Als Ursache gelten komplementaktivierende Antikörper im Spenderblut, die eine Granulozytenaggregation und -aktivierung bewirken, wodurch mikrovaskuläre pulmonale Läsionen verursacht werden [46]. Die Spenderantikörper können durch Leukozytendepletion der Blutprodukte nicht reduziert werden. Daher wird durch diese Maßnahme die Inzidenz des TRALI nicht beeinflusst. Bei adäquater respiratorischer Therapie, die oft die invasive Beatmung notwendig macht, erholen sich 80% aller Patienten innerhalb von 4 Tagen ohne Verbleib von Spätschäden [40].

Kosten

Fremdbluttransfusionen sind mit erheblichen finanziellen Aufwendungen verbunden, da nicht nur die direkten Kosten für das Blutprodukt selbst, sondern auch die indirekten Folgekosten berücksichtigt werden müssen.

Die reinen Bereitstellungskosten wurden im deutschsprachigen Raum mit etwa Euro 100 pro allogenem Erythrozytenkonzentrat angegeben [47]. Die indirekt durch Fremdbluttransfusion entstehenden Kosten berücksichtigen die mittel- und längerfristig auftretenden negativen Effekte der Transfusion, die hauptsächlich mit der immunmodulatorischen Wirkung in Zusammenhang stehen. Sie können die direkten Kosten für Bluttransfusionen um ein Vielfaches übersteigen. Durch das erhöhte Infektions- und Pneumonierisiko nach Transfusion von Erythrozytenkonzentraten konnten amerikanische Studien Mehrkosten pro Patient aufzeigen, die im Bereich von $ 1000–14000 lagen [30]. Außerdem soll die allogene Transfusion ein unabhängiger Risikofaktor für längere Klinikaufenthalte und damit ebenfalls für gesteigerte Kosten sein [58]. In Deutschland dürfen seit dem 1.1.2001 nur noch leukozytendepletierte allogene Erythrozytenkonzentrate transfundiert werden. Die Wirksamkeit dieser Maßnahme auf eine Verringerung der negativen immunmodulatorischen Effekte konnte jedoch bis heute nicht in ausreichendem Maße belegt werden [4].

In den kommenden Jahren wird mit einem Kostenanstieg für Blutprodukte zu rechnen sein, der mit dem ungünstiger werdenden Verhältnis von Angebot und Nachfrage zusammenhängt. Aus den USA ist bekannt, dass etwa die Hälfte aller transfundierten allogenen Blutkonserven Patienten erhalten, die älter als 65 Jahre sind. Durch die aktuelle demographische Entwicklung in den westlichen Ländern wird aber dieser Bevölkerungsanteil, also die potenziellen Fremdblutempfänger, in den nächsten Jahren stark zunehmen. Hingegen wird die Selektion der Spender durch Ausweitung der Ausschlusskriterien für Blutspender gleichzeitig stärker. Gleich bleibende bzw. tendenziell rückläufige Spendebereitschaft vorausgesetzt muss dies deshalb zu einer

---

Es gibt einen Zusammenhang zwischen immunologischen Effekten von Fremdblut und einem in der Regel schlechteren klinischen Outcome der transfundierten Patienten.

▶ **Transfusion related lung injury, TRALI**

▶ **Klinische Präsentation**

Bisher konnten keine individuellen Risikofaktoren gefunden werden.

Bereitstellungskosten im deutschsprachigen Raum bei etwa 100 Euro pro allogenem Erythrozytenkonzentrat.

In Deutschland dürfen seit 1.1.2001 nur noch leukozytendepletierte allogene Erythrozytenkonzentrate transfundiert werden.

erheblichen Fehlzahl von Blutspenden führen, die in den USA bis zum Jahr 2030 auf etwa 4 Mio. allogene Blutkonserven pro Jahr geschätzt wird. Dies könnte den Preis für eine allogene Blutkonserve mindestens verdoppeln [20].

Toleranz der normovolämischen Anämie als wichtigste Fremdblut sparende Maßnahme

Neben verschiedenen speziellen Techniken und Maßnahmen, auf die später eingegangen werden soll, kann Fremdblut maßgeblich durch das kontrollierte Zulassen niedriger Hämoglobinwerte unter gleichzeitig strenger Beachtung der Normovolämie eingespart werden.

Die Frage, inwieweit eine normovolämische Anämie ohne Schaden für den Patienten akzeptiert werden kann, ist eng verbunden mit der Frage nach dem ▶kritischen Sauerstoffangebot (DO_{2krit}). Darunter ist der Wert des Sauerstoffangebots zu verstehen, bei dessen Unterschreiten die Sauerstoffaufnahme des Organismus oder einzelner Organe nicht mehr aufrecht erhalten werden kann. Um eine Gewebshypoxie zu vermeiden, müssen die Faktoren Herzzeitvolumen, arterieller Sauerstoffpartialdruck, arterielle Sauerstoffsättigung, sowie Hämoglobinwert so bemessen sein, dass ein Unterschreiten der kritischen Grenze vermieden wird. Die Berechnung des DO_{2krit} erfolgt nach folgender Formel [Blutfluss (Q), kritischer Hb-Wert (Hb_{krit}), Sauerstoffsättigung (SaO_2) und Sauerstoffpartialdruck (PaO_2)]:

$$DO_{2krit} = Q \cdot (Hb_{krit} \cdot 1{,}34 \cdot SaO_2 + 0{,}003 \cdot PaO_2).$$

Daraus wird klar, dass der kritische Hämoglobinwert keine konstante Größe sein kann, sondern vielmehr von den anderen das Sauerstoffangebot beeinflussenden Faktoren abhängt. Doch auch diese Faktoren stellen keine konstanten Größen dar. So wird das Herzzeitvolumen durch Vorerkrankungen wie Herzinsuffizienz oder koronare Herzerkrankung, aber auch durch akute Änderungen, z. B. im Rahmen einer akuten Anämie, Sepsis oder durch Anästhetika beeinflusst. Arterielle Sauerstoffsättigung und -partialdruck hängen von der inspiratorischen Sauerstoffkonzentration ($FiO2$) und dem pulmonalen Gasaustausch ab. Darüber hinaus schließen auch $DO2$-Werte, die oberhalb der für den Organismus kritischen Grenze liegen, Hypoxien in einzelnen Organen oder Organteilen nicht mit Sicherheit aus [62]. Aus diesen Überlegungen ergibt sich, dass eine sichere und exakte Bestimmung des kritischen Hämoglobinwertes unter klinischen Bedingungen letztlich nicht möglich ist.

Aus verschiedenen klinischen Untersuchungen stehen jedoch Daten zur Verfügung, die zumindest Anhaltspunkte für bestimmte Patientengruppen geben. Junge, gesunde erwachsene Patienten tolerieren beträchtliche Abfälle des Hämoglobinwertes bis unter 5 g/dl ohne Zeichen unzureichender Gewebsoxygenierung, soweit dies anhand von Laktatwerten, der Sauerstoffaufnahme und ST-Streckensenkungen im EKG beurteilt werden kann [60]. Subjektive Symptome wie Erschöpfung und Müdigkeit, sowie eine Abnahme der kognitiven Leistungsfähigkeit sind jedoch bereits festzustellen, wenn der Hämoglobinwert in dieser Patientengruppen den Bereich von 6–7 g/dl unterschreitet [61]. Bei gesunden älteren Kindern dürfte die kritische Hämoglobinkonzentration ebenfalls erst bei Werten unter 5 g/dl erreicht sein. In einer Studie mit 8 Kindern im Alter von etwa 12 Jahren, bei denen eine Skoliosekorrektur durchgeführt wurde, konnte gezeigt werden, dass sie intraoperative Hämoglobinwerte von 2,1–4,5 g/dl unter Beatmung mit einer FiO_2 von 1,0 tolerierten, ohne dass anämiebedingte Komplikationen beobachtet wurden [16]. Eine Untersuchung an 4722 Zeugen Jehovas konnte 23 Todesfälle auf Anämie zurückführen, 21 davon traten jedoch erst unterhalb von Hämoglobinwerten von 5 g/dl auf [59]. Auch ältere Patienten ohne manifeste kardiale Erkrankung sind in der Lage, eine milde bis mäßige Anämie zu kompensieren. Postoperative Bluttransfusionen konnten die Mortalität von älteren Patienten (80±9 Jahre) ohne wesentliche kardiovaskuläre Vorerkrankungen nicht senken, sofern die Hämoglobinkonzentration mehr als 8 g/dl betrug [11].

Obwohl also die untere tolerable Hämoglobingrenze noch nicht zweifelsfrei ermittelt werden konnte und sicherlich immer interindividuell verschieden sein wird, wird von einer ausreichenden Sauerstoffversorgung für die meisten Patienten ausgegangen, sofern die Hämoglobinkonzentration über 7 g/dl bleibt [1].

Toleranz der Anämie bei kardiovaskulären Risikopatienten

Bei kardiovaskulären Risikopatienten ist die Diskussion um den kritischen Hämoglobinwert bisher sehr kontrovers geführt worden. Dies spiegelt sich eindrucksvoll in der starken Variabilität der Transfusionspraxis wider, die beim Vergleich verschiedener Kliniken in den USA, die Patienten nach koronarer Bypass-Chirurgie behandelten, offensichtlich wurde. Bei Patienten mit ähnlichem Risikoprofil schwankte die Transfusionswahrscheinlichkeit für Erythrozytenkonzentrate zwischen den einzelnen Zentren zwischen 27% und 92% [55]. Ein Hauptgrund hierfür könnte sein, dass eine Vielzahl von Studien mit diesen Risikopatienten existiert, die zu sehr unterschiedlichen Ergebnissen geführt haben.

Nelson et al. folgerten 1993 aus ihrer methodisch nicht unumstrittenen Fall-Kontroll-Studie an 27 Hochrisikopatienten, die zu vaskulären Eingriffen anstanden, dass ein Hämatokrit unter 28% mit Myokardischämien und kardialen Ereignissen wie Myokardinfarkt, Angina pectoris und Linksherzversagen assoziiert war [38]. In den folgenden Jahren wurden weitere retrospektive Studien mit ähnlichen Ergebnissen durchgeführt [10, 59]. So konnte in einer retrospektiven Studie an 1958 Zeugen Jehovas gezeigt werden, dass bei Patienten, bei denen gleichzeitig eine kardiovaskuläre Vorerkrankung vorlag (Angina pectoris, Herzinfarkt, Herzinsuffizienz oder pAVK) das perioperative Mortalitätsrisiko 1,3% betrug, sofern der präoperative Hämoglobinwert mindestens 12 g/dl betrug, während bei einem präoperativen Wert von 6 g/dl das Risiko auf 33,3% erhöht war [10]. Bei der Interpretation der hohen Mortalität dieser primär anämischen Patienten ist allerdings zu beachten, dass die Patienten im Laufe ihres Klinikaufenthaltes noch weiter mit dem Hämoglobinwert fielen, so dass ein Ausgangswert von 6 g/dl auf Werte von bis zu 2,1 g/dl fiel, die ihrerseits vor dem Hintergrund der kardiovaskulären Grunderkrankung zu der extremen Mortalität beigetragen haben. Eine prospektive Studie an 181 Patienten nach Prostatektomie identifizierte einen Hamätokrit von unter 28% als unabhängigen Risikofaktor für postoperative Myokardischämien [27]. Verlässliche Grenzwerte, unterhalb derer ein Anstieg der Mortalität und Morbidität auftritt, konnten jedoch daraus letztlich nicht abgeleitet werden.

Die Annahme, dass relativ hohe präoperative Hämoglobin- bzw. Hämatokritwerte einen Benefit für kardiovaskuläre Patienten mit sich brächten, ist jedoch keinesfalls unumstritten, obwohl sie weiterhin vielerorts das klinische Handeln stark beeinflusst. In einer prospektiven, randomisierten Studie mit Patienten nach koronaren Bypass-Operationen zeigte sich, dass das Herabsetzen der postoperativen Transfusionsschwelle von Hkt <32% auf Hkt <25% keine Auswirkungen auf die kardiovaskuläre Komplikationsrate und die fahrradergometrische Belastungsdauer zeigte [32]. Bei 2202 Patienten nach koronarer Bypass-Operation, die nach ihrem Hämatokritwert bei Aufnahme auf die Intensivstation in 3 Gruppen eingeteilt wurden (hoch: Hkt >34%; mittel: Hkt 25–33%; niedrig: Hkt <24%), fanden sich im Verlauf bei Patienten mit hohem Hämatokrit signifikant mehr Myokardinfarkte, mehr schwere linksventrikuläre Dysfunktionen und eine deutlich erhöhte Mortalität. Ein hoher Hämatokrit war mit einem relativen Risiko von 2,22 gegenüber einem niedrigen Hämatokritwert verbunden und wurde als unabhängiger Prädiktor für einen postoperativen Myokardinfarkt identifiziert [54]. Selbst bei älteren Patienten (82±9 Jahre) nach Hüftoperationen, die eine hohe Prävalenz an kardiovaskulären Erkrankungen aufwiesen (45%), konnte in einer randomisierten Studie kein Unterschied bezüglich Mortalität und Auftreten von Komplikationen gefunden werden, wenn die Transfusionsgrenze von Hb <10 g/dl auf Hb <8 g/dl gesenkt wurde [11].

Die American Society of Anesthesiologists (ASA) veröffentlichte 1996 ▶**Transfusionsleitlinien** mit Gültigkeit für chirurgische und geburtshilfliche Patienten, die 160 relevante Publikationen bis 1994 berücksichtigte. Darin kam zum Ausdruck, dass eine Bluttransfusion fast immer bei Hämoglobinwerten unter 6 g/dl und selten bei Hämoglobinwerten über 10 g/dl indiziert sei, was auch im deutschsprachigen Raum Zustimmung fand [52]. Über diese sehr allgemeine Empfehlung hinaus wurde betont, dass sog. Triggerwerte als alleiniges Transfusionskriterium ungeeignet wären. So gilt die alte „10/30-Regel", die besagt, dass ein Patient, dessen Hb <10 g/dl oder dessen Hkt <30% ist, zu transfundieren sei, als wissenschaftlich nicht mehr haltbar. Vielmehr sollte sich die Indikation zur Bluttransfusion an klinischen Zeichen unzurei-

▶ **Transfusionsleitlinien der ASA**

„10/30-Regel", die besagt, dass ein Patient, dessen Hb <10 g/dl oder dessen Hkt <30% ist, zu transfundieren sei, ist wissenschaftlich nicht mehr haltbar.

Tabelle 2
Klinische Zeichen einer Organminderperfusion
Arterielle Hypotension
Tachykardie
Verminderte Urinproduktion
Tachypnoe (bei Spontanatmung)
Bewusstseinsänderungen (bei wachem Patient)
Anstieg der Laktatkonzentration im Blut
Akute EKG-Änderungen, die Myokardischämie anzeigen
Verminderung des Sauerstoffverbrauchs

chender Gewebsoxygenierung orientieren [1]. Solche Zeichen sind allerdings unspezifisch und können z. B. als Tachykardie, arterielle Hypotension, verminderte Urinproduktion, Tachypnoe oder Myokardischämie imponieren (Tabelle 2).

Toleranz der Anämie bei intensivmedizinischen Patienten

Der Transfusionsbedarf für Intensivpatienten wurde kürzlich in einer großen prospektiven randomisierten Multizenterstudie untersucht [24]. 838 Intensivpatienten mit internistischen, chirurgischen und neurologischen Grunderkrankungen im Alter von 58±18 Jahren, deren Hämoglobinwert 72 h nach Aufnahme auf die Intensivstation unter 9 g/dl sank, und von denen etwa 80% beatmet waren, wurden in 2 Gruppen aufgeteilt. In der einen Gruppe wurde eine „liberale" Transfusionsstrategie verfolgt, bei der der Hämoglobinwert zwischen 10 und 12 g/dl gehalten wurde, während die andere Gruppe „restriktiv" mit Hämoglobinwerten zwischen 7 und 9 g/dl behandelt wurde. Die Gruppen unterschieden sich nicht bezüglich des primären Outcome-Parameters, nämlich der 30-Tage-Mortalität. Während des gesamten Klinikaufenthalts zeigte die restriktiv transfundierte Gruppe jedoch eine signifikant niedrigere Mortalität. Darüber hinaus fielen jüngere (<55 Jahre) und weniger kranke (APACHE-II-Score <20) Patienten durch eine geringere Mortalität auf, wenn sie restriktiv transfundiert wurden (Abb. 1).

Auch kardiale Komplikationen (Myokardinfarkt, Lungenödem) waren seltener bei Patienten, die restriktiv transfundiert wurden. In einer Subgruppenanalyse mit 357 kardiovaskulären Risikopatienten erwies sich die „restriktive" Transfusionsstrategie als eine für die meisten Patienten sichere Alternative zur „liberalen" Strategie, da sie weder eine erhöhte 30-Tage-Mortalität, noch längere Aufenthaltszeiten auf Intensivstation und im Krankenhaus nach sich zog und in Hinsicht auf die Entwicklung von Multiorganversagen sogar einen überlegenen Effekt zeigte [26]. In einer weiteren Subgruppenanalyse konnte außerdem gezeigt werden, dass beide Transfusionsstrategien gleichwertig im Hinblick auf die Beatmungsdauer der intensivmedizinischen Patienten waren [25].

Die Autoren empfahlen deshalb, die meisten Intensivpatienten erst ab einem Hb <7 g/dl zu transfundieren, wobei Patienten mit akutem Myokardinfarkt oder instabiler Angina pectoris eine Ausnahme bilden könnten. Diese Auffassung wurde allerdings von vorausgegangenen retrospektiven Studien nicht unterstützt, die zeigten, dass höhere Hämoglobinwerte bei intensivpflichtigen bzw. postoperativen kardialen

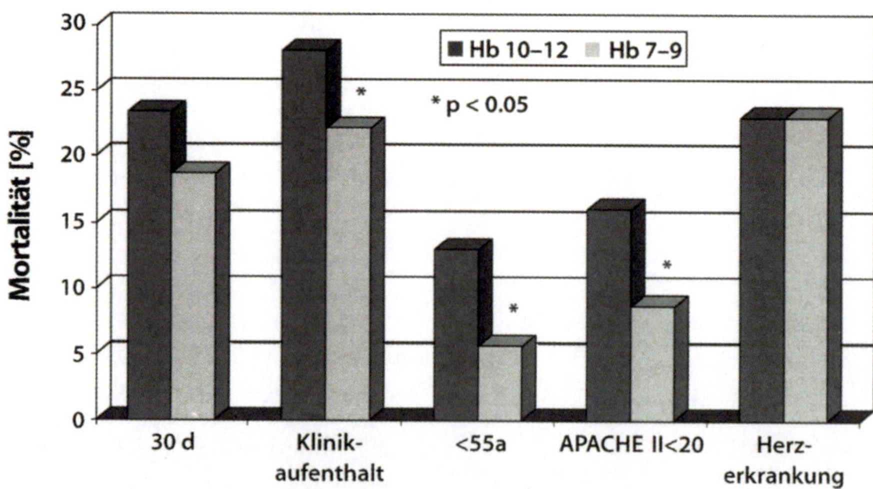

Abb.1 ▲ **Toleranz der Anämie bei Intensivpatienten. (Nach Hébert et al. 1999, 2001 [24, 26]) Mortalität in Abhängigkeit des Hb-Wertes nach 30 Tagen (30 d), während des gesamten Klinikaufenthalts, bei jüngeren Patienten (<55 a), bei weniger kranken Patienten (APACHE II <20) und bei kardiovaskulären Risikopatienten (Herzerkrankung)**

Risikopatienten mit einer Verminderung der Mortalität und Morbidität verbunden waren [10, 23].

Zusammenfassende Beurteilung der Toleranz der Anämie

Zusammenfassend lässt sich feststellen, dass ein kritischer Hämoglobinwert, dessen Unterschreiten eine Bluttransfusion erfordert, selbst für einen individuellen Patienten nicht allgemein gültig angegeben werden kann, da die Sauerstoffversorgung von einer Vielzahl weiterer Faktoren abhängt. Darüber hinaus fehlen zurzeit Methoden, um unter klinischen Bedingungen eine beginnende Gewebshypoxie mit hinreichender Sicherheit zu erkennen. Klinische Zeichen wie Tachykardie, Tachypnoe und Hypotension sind zwar sehr unspezifisch, sollten aber nach Ausschluss anderer Ursachen die Entscheidung zur Bluttransfusion maßgeblicher beeinflussen als das alleinige Überschreiten bestimmter „Triggerwerte".

Dennoch sind in klinischen Studien ermittelte Grenzwerte hilfreich für die tägliche Praxis. So gibt es wesentliche Hinweise, dass Morbidität und Mortalität von Patienten ohne kardiovaskuläre Begleiterkrankungen nicht ansteigen, sofern der Hb >8 g/dl bleibt. Auch Intensivpatienten profitieren möglicherweise von einer restriktiven Transfusionsstrategie, die Hämoglobinwerte von 7–9 g/dl zulässt. Dagegen ist die Datenlage für kardiovaskuläre Risikopatienten sowohl intraoperativ als auch postoperativ zu widersprüchlich, um allgemeine Empfehlungen daraus ableiten zu können. Eine möglichst frühzeitige Transfusion dieser Patienten muss jedoch zumindest als umstritten gelten.

Spezielle Fremdblut sparende Maßnahmen

Die speziellen Fremdblut sparenden Maßnahmen lassen sich unterscheiden in Maßnahmen, die rechtzeitig vor einem operativen Eingriff begonnen werden müssen (Eigenblutspende, präoperative Erythropoetingabe) und solche, die unmittelbar präoperativ bzw. intraoperativ durchgeführt werden können (akute normovolämische Hämodilution, Autotransfusion, pharmakologische Interventionen, Anästhesieführung; Tabelle 3).

Eigenblutspende

Die Eigenblutspende stellt ein effektives Verfahren zur Reduzierung des Fremdblutbedarfs dar [4]. Als Vorteile dieses Verfahrens gelten u. a. der Ausschluss einer Übertragung von Infektionserregern (Ausnahme: Yersinien, s. unten) sowie die Verhinderung von Plasmaunverträglichkeiten und der Bildung irregulärer Allo-Antikörper [8]. Gemäß der aktuellen ▶**Leitlinien der Bundesärztekammer** ist jeder Patient, der zu einer planbaren operativen Maßnahme ansteht, bei der die Transfusionswahrscheinlichkeit mindestens 10% beträgt, rechtzeitig auf die Möglichkeit der autologen Hämotherapie hinzuweisen. Auch nach § 13 des Transfusionsgesetzes besteht eine Aufklärungspflicht über Eigenblutspenden „nach dem Stand der medizinischen Wissenschaft". Die Indikationsstellung zur Eigenblutspende obliegt den behandelnden Ärzten unter Beachtung der Kontraindikationen (Tabelle 4). Patienten sollten vor der Eigenblutentnahme einen Hämoglobinwert von mindestens 11,5 g/dl aufweisen. Nach der Spende sollte eine Eisensubstitutionstherapie eingeleitet werde [8].

Autologe Transfusionen sind nicht ohne Risiko. Transfusionszwischenfälle können durch Verwechslung der Blutkonserven [64], bakterielle Kontamination durch *Yersinia enterocolitica* und Hämolysereaktionen entstehen. Trotz einer

---

Tabelle 3

Wichtige Fremdblut sparende Maßnahmen

Toleranz der Anämie

Eigenblutspende

Präoperative Erythropoetingabe

Akute normovolämische Hämodilution

Maschinelle Autotransfusion (MAT)

Pharmakologische Interventionen (Antifibrinolytika, Desmopressin)

Anästhesieführung, Normothermie, Normovolämie

Marginalien:

Ein kritischer Hämoglobinwert, dessen Unterschreiten eine Bluttransfusion erfordert, kann selbst für einen individuellen Patienten nicht allgemein gültig angegeben werden.

Spezielle Fremdblut sparende Maßnahmen:
a) rechtzeitig vor einem operativen Eingriff (Eigenblutspende, präoperative Erythropoetingabe) und
b) unmittelbar präoperativ bzw. intraoperativ (akute normovolämische Hämodilution, Autotransfusion, pharmakologische Interventionen, Anästhesieführung).

▶**Leitlinien der Bundesärztekammer**

Eigenblutspende: ein effektives Verfahren zur Reduzierung des Fremdblutbedarfs.

Tabelle 4
Kontraindikationen für Eigenblutspenden. (Nach Leitlinien Bundesärztekammer 2001 [8])

Infektionen
mit Möglichkeit der hämatogenen Streuung
Verdacht auf fokale Infektionen
Verdacht auf infektiöse Magen-Darm-Erkrankung

Herzerkrankungen
Frischer Herzinfarkt (<3 Monate)
Instabile Angina pectoris
Hauptstammstenose der Koronararterien
Dekompensierte Herzinsuffizienz

Akute Erkrankung ungeklärter Genese

Synkopen unklarer Genese

retrospektiven Analyse von 4,1 Mio. Vollbluttransfusionen in den USA, die eine zwölffach höhere Komplikationsrate bei Eigenblut- gegenüber Fremdblutspende fanden [41], werden die Risiken der autologen Spende als geringer gegenüber der allogenen eingeschätzt [19]. Die ▶**Indikationsstellung zur Eigenbluttransfusion** sollte dennoch nach den gleichen Kriterien erfolgen wie denen zur Fremdbluttransfusion, allenfalls geringfügig großzügigere Indikationsstellungen erscheinen akzeptabel [49]. Für kardiovaskuläre Risikopatienten wird der Nutzen der Eigenblutspende kontrovers diskutiert, da die Häufigkeit kardialer Komplikationen bei diesen Patienten unterschiedlich eingeschätzt wird. So gibt es Untersuchungen, die bei dieser Patientengruppe keine kardialen Komplikationen nachweisen konnten, doch andere Autoren wiesen eine Komplikationsrate von bis 20% nach. Die ▶**Kosteneffektivität der Eigenblutspende** scheint gering zu sein, hauptsächlich wegen des relativ hohen Anteils verworfener autologer Erythrozytenkonzentrate [47]. Diese Betrachtungsweise könnte sich jedoch zu Gunsten der autologen Spende verändern, wenn die wahrscheinlich niedrigere Inzidenz postoperativer Infektionen oder verstärkten Tumorwachstums sowie die verkürzte Krankenhausaufenthaltsdauer in Betracht gezogen werden [49].

Präoperative Erythropoetingabe

Durch präoperative Gabe von Erythropoetin vor geplanten Eingriffen ist eine effektive Reduktion von Fremdbluttransfusionen möglich. Rekombinant hergestelltes Erythropoetin steigert präoperativ das Erythrozytenvolumen dosisabhängig. Erythropoetin kann zweimal wöchentlich über 3 Wochen, oder täglich 14 Tage präoperativ in einer Dosis von 300 U/kg KG s.c. verabreicht werden. Zur Optimierung der Erythropoese wird zusätzlich eine parenterale Eisensubstitution empfohlen. Erythropoetingaben werden sehr gut vertragen. Nebenwirkungen wie Hypertension, Kopfschmerzen, Krampfanfälle oder Thrombosen, die bei Langzeitbehandlung und insbesondere bei Nierenversagen beobachtet wurden, sind bei chirurgischen Patienten und begrenzter Therapiedauer selten [18].

Selbst Hochrisikopatienten, bei denen vor herzchirurgischen Eingriffen die Eigenblutspende kontraindiziert war, tolerierten die präoperative Erythropoetingabe, wodurch sich der Fremdblutbedarf substanziell reduzieren ließ [48]. Besonders Patienten mit initial niedrigem Hämoglobinwert, denen ein größerer operativ bedingter Blutverlust bevorsteht (>4 Erythrozytenkonzentrate), scheinen von der präoperativen Erythropoetingabe zu profitieren [43]. Auch Intensivpatienten, die bei längerer Aufenthaltsdauer (>1 Woche) mit durchschnittlich 2–3 Erythrozytenkonzentraten pro Woche substituiert werden, können durch Einsatz von Erythropoetin einen Rückgang der Fremdbluttransfusionen erfahren [12].

▶**Patienten mit soliden Tumoren**, insbesondere mit gastrointestinalen Karzinomen, sind ebenfalls eine Zielgruppe für die präoperative Erythropoetintherapie, da sie einen endogenen Erythropoetinmangel aufweisen [65], und eine Fremdblutgabe hier möglicherweise negative Effekte auf das Tumorwachstum mit sich bringt (s. oben). Erythropoetin, das selbst einen Wachstumsfaktor darstellt, ist bei einer Vielzahl von Tumoranämien erfolgreich eingesetzt worden, ohne dass dabei eine verstärkte Tumorprogression aufgefallen ist. Lediglich vom Nierenzellkarzinom liegt eine In-vitro-Untersuchung vor, die ein verstärktes Tumorwachstum zeigen konnte [63]. Insgesamt wird deshalb angenommen, dass Erythropoetin unter klinischen Bedingungen die Tumorprogression nicht stimuliert. Die relativ hohen Kosten, die mit einer Erythropoetintherapie verbunden sind, könnten sich in Zukunft vor dem Hintergrund steigender Kosten für Fremdblutprodukte

(s. oben) günstiger darstellen [65]. Da die Therapie erst nach frühestens 5–7 Tagen erste Effekte zeigt und deshalb 2–3 Wochen präoperativ begonnen werden sollte, ist eine vorausschauende Operationsplanung beim Einsatz dieser Technik unerlässlich.

Akute normovolämische Hämodilution (ANH)

Die ANH kann im Gegensatz zur Eigenblutspende unmittelbar präoperativ durchgeführt werden. Dabei wird dem Patienten Vollblut entnommen und durch kristalloide oder kolloidale Lösungen ersetzt. Herzgesunde Patienten tolerieren dabei ohne erweitertes Monitoring eine Hämodilution bis zu einem Hämatokrit von 21%. Das autologe Blut kann dann intra- oder postoperativ retransfundiert werden. Trotz mehrerer prospektiver klinischer Studien, die eine Reduktion des allogenen Blutverbrauchs durch ANH zeigen konnten, kam eine Metaanalyse zu dem Schluss, dass die Effektivität der ANH nicht eindeutig gesichert ist [7]. Die ANH scheint auch für kardiale Risikopatienten und ältere Patienten geeignet zu sein, sofern nicht stärker als bis zu einem Hämoglobinwert von 9,9 g/dl diluiert wird [51]. Im Vergleich zur Eigenblutspende ist die ANH kostengünstiger und patientenfreundlicher.

Die ▶ **augmentierte ANH (A-ANH)** sieht in Ergänzung zur ANH den Einsatz eines künstlichen Sauerstoffträgers vor, der nach der präoperativen Hämodilution intraoperativ verabreicht wird. Als künstliche Sauerstoffträger kommen zellfreie Hämoglobinlösungen oder synthetische Perfluorocarbonemulsionen in Frage. Die Entwicklung und Erprobung dieser Substanzen ist bereits fortgeschritten, obgleich eine abschließende Beurteilung ihrer Wirksamkeit noch aussteht. Unter Einhaltung der Normovolämie ist mit Hilfe der A-ANH eine intraoperative Verminderung des Hämoglobingehalts bis 5,5 g/dl ohne Gefährdung des Patienten möglich. Die Wirksamkeit der A-ANH konnte bisher noch nicht in größeren klinischen Studien bewiesen werden, theoretische Überlegungen und Berechnungen legen jedoch nahe, dass eine deutliche Reduktion von Fremdbluttransfusionen möglich sein sollte [53].

Autotransfusion von Wundblut

Es wird die direkte Wundbluttransfusion von der maschinellen Autotransfusion unterschieden. Bei der ▶ **direkten Wundbluttransfusion** wird Wundblut postoperativ über ein Drainagesystem in ein Sammelgefäß geleitet und nach Passage eines Filters retransfundiert. Wegen der Einfachheit dieses Verfahrens ist es mit geringem Aufwand durchführbar. Die Qualität des Drainagebluts lässt jedoch zu wünschen übrig, da der Hämoglobingehalt deutlich vermindert ist und sich Zelltrümmer, Fibrinspaltprodukte und leukozytenaktivierende Substanzen in ihm befinden. Nebenwirkungen, v. a. febrile Reaktionen nach direkter Drainageblutretransfusion, treten relativ häufig auf, insbesondere nach langen Sammelzeiten.

Bei der ▶ **maschinellen Autotransfusion (MAT)** wird das Wundblut zentrifugiert, gewaschen und anschließend retransfundiert. Es werden diskontinuierlich arbeitende Systeme (z. B. Cellsaver®, Haemonetics) von kontinuierlich arbeitenden Systemen (z. B. C.A.T.S.®, Fresenius) unterschieden. Letztere erlauben auch die Verarbeitung geringerer Blutmengen, da ein Mindestvolumen zum Füllen der Waschglocke nicht notwendig ist. Die Effektivität der MAT zur Einsparung allogener Bluttransfusionen ist gesichert [29]. Die Qualität des aufbereiteten Wundbluts ist, verglichen mit der direkten Wundbluttransfusion, sehr hoch. Es zeichnet sich durch einen Hämatokrit von 52–80% und eine gute Überlebensrate der Erythrozyten aus. Komplementfaktoren, Entzündungsmediatoren und Zytokine werden durch den Waschvorgang weitestgehend eliminiert, während verbleibende Leukozyten aktiviert werden und zu sytemischen Entzündungsreaktionen führen können.

Metabolische Konsequenzen, wie die Entwicklung einer Azidose durch Verlust von Bikarbonat sowie ein Abfall der Kalzium- und Magnesiumkonzentration im Patientenblut können möglicherweise durch den Einsatz von balancierten Elektrolytlösungen anstatt physiologischer Kochsalzlösung als Waschlösung abgeschwächt werden [21]. Die MAT gilt als relativ kontraindiziert bei keimbelasteten Operationsgebieten und in der Tumorchirurgie. Die Filterung des Blutes vor der Retransfusion über Leukozytenfilter erscheint als unzureichende Maßnahme zur Verhinderung einer Streuung von Tumorzellen. Erst durch Bestrahlung des autologen Blutes mit ei-

---

Marginalien:

Im Vergleich zur Eigenblutspende ist die ANH kostengünstiger und patientenfreundlicher.

▶ **Augmentierte ANH (A-ANH)**

▶ **Direkte Wundbluttransfusion**

Wundbluttransfusion ist von der maschinellen Autotransfusion zu unterschieden.

Qualität des Drainagebluts mangelhaft.

▶ **Maschinelle Autotransfusion (MAT)**

Qualität des aufbereiteten Wundbluts ist sehr hoch.

MAT gilt als relativ kontraindiziert bei keimbelasteten Operationsgebieten und in der Tumorchirurgie.

ner Dosis von 50 Gy kann dieses Risiko weitestgehend ausgeschlossen und somit die MAT auch für die Tumorchirurgie nutzbar gemacht werden [22]. Beim Einsatz der MAT für traumatologische und orthopädische Eingriffe ist zu beachten, dass derzeit lediglich das C.A.T.S®-System in der Lage ist, Fettpartikel vollständig zu eliminieren und damit das Fettemboliesyndrom, das mit schweren pulmonalen Störungen verbunden ist, zu verhindern. Die MAT erscheint im Vergleich zur Gabe von allogenen Blutkonserven und selbst im Vergleich zur Eigenblutspende mit ca. Euro 255 pro transfundierter Einheit zunächst als relativ teures Verfahren [47], was jedoch bei Beachtung potenzieller Folgekosten des allogenen Transfusion (s. oben) relativiert werden muss.

Pharmakologische Interventionen

Antifibrinolytika können den Fremdblutverbrauch reduzieren, indem sie die Bildung von Plasmin aus Plasminogen und damit die endogene Fibrinolyse, die der Blutgerinnung entgegenwirkt, hemmen. Die klinisch gebräuchlichen Substanzen Aprotinin, ε-Aminocapronsäure und Tranexamsäure können den Fremdblutverbrauch bei ▶**kardiochirurgischen Eingriffen** reduzieren. Dabei treten Bypass-Verschlüsse oder Myokardinfarkte, entgegen früherer Befürchtungen, nicht vermehrt auf [37]. Auch bei ▶**leberchirurgischen Eingriffen** zeigte Tranexamsäure, und in einer neueren Multizenterstudie auch Aprotinin einen Fremdblut sparenden Effekt [6, 42], was allerdings nicht in allen Untersuchungen bestätigt werden konnte [17]. Trotzdem wird der grundsätzliche Einsatz von Fibrinolytika bei Lebertransplantationen heute empfohlen [42].

Aprotinin und Tranexamsäure können darüber hinaus den Fremdblutverbrauch im Rahmen ▶**orthopädischer Eingriffe** reduzieren [9]. In vergleichenden Untersuchungen erwies sich Aprotinin als wirkungsvoller als Tranexamsäure; letztere wiederum war wirkungsvoller als ε-Aminocapronsäure. Da Aprotinin ein aus der Rinderlunge isoliertes Polypeptid ist, besteht die Gefahr der Antikörperbildung beim Empfänger und der allergischen Reaktion bei wiederholter Exposition [13]. Außerdem kann die Gefahr einer BSE-Infektion durch Gabe von Aprotinin nicht völlig ausgeschlossen werden. Tranexamsäure und ε-Aminocapronsäure werden synthetisch hergestellt, so dass die Gefahr der Allergisierung sehr viel geringer ist. Aprotinin ist erheblich teurer als die beiden Vergleichssubstanzen, so dass Tranexamsäure eine Alternative sein könnte [20].

Durch präoperative Einnahme von ▶**Acetylsalicylsäure** (ASS) und anderen Thrombozytenaggregationshemmern wird die Thrombozytenfunktion irreversibel eingeschränkt. Dies hat nach Meinung der meisten Autoren einen negativen Effekt auf den intra- und postoperativen Blutverlust und die Notwendigkeit der Fremdblutgabe z. B. bei koronaren Bypass-Operationen, obwohl dieser Zusammenhang zumindest für ASS auch widerlegt werden konnte [56]. Der potenziell negative Einfluss von ASS auf den Fremdblutverbrauch in der Herzchirurgie kann durch Gabe von ▶**Desmopressin**, einem synthetischen Analogon von Vasopressin ohne vasopressorische Wirkung, effektiv abgeschwächt werden [14]. Desmopressin verbessert in einer Dosierung von 0,3 µg/kg nahezu unverzüglich die Thrombozytenaggregabilität und verkürzt die Blutungszeit bei gesunden Probanden nach Einnahme von ASS. Etwa 3 h nach Desmopressingabe verschlechtert sich die Thrombozytenfunktion wieder, was durch eine zweite Gabe des Medikaments zu diesem Zeitpunkt verhindert werden kann. Desmopressin kann außerdem bei erblichen Thrombozytopathien, sowie bei Thrombozyten- und Gerinnungsstörungen im Rahmen einer Urämie oder Leberzirrhose effektiv eingesetzt werden. Es bewirkt auch eine vermehrte Freisetzung von Gerinnungsfaktor VIII und von-Willebrand-Faktor, was jedoch den hämostatischen Effekt nicht hinreichend erklären kann. Vielmehr werden zusätzliche, bisher nicht genau bekannte Wirkungen auf die Hämostase vermutet.

Anästhesieverfahren und Anästhesieführung

Größte Bedeutung für die Einsparung von Fremdbluttransfusionen im Rahmen der Anästhesieführung besitzen die ▶**Aufrechterhaltung der Normothermie** und die adäquate Volumensubstitution.

Überwachung der Körpertemperatur sowie der Aufrechterhaltung der Normothermie kommt somit ein hoher Stellenwert zu.

Vorteile der Regionalanästhesie bei orthopädischen und gefäßchirurgischen Eingriffen sowie bei der Sectio caesarea in Bezug auf Blutverluste.

Bei HNO-Eingriffen soll die total intravenöse Anästhesie (TIVA) zu geringeren Blutungen im Operationsgebiet führen.

▶ **Medikamentöse Senkung des mittleren arteriellen Blutdrucks**

Wegen der potenziellen Risiken der Organminderperfusion gilt das Verfahren als kontraindiziert bei schwerer arterieller Hypertonie, Herz-/Gefäßerkrankungen.

Das Aufrechterhalten der Normothermie des Patienten kann den Blutverlust und Fremdblutbedarf bei abdominalchirurgischen Eingriffen und in der Hüftchirurgie effektiv reduzieren [5, 36]. Durch Hypothermie werden sowohl die Blutgerinnung als auch die Thrombozytenfunktion beeinträchtigt. Es konnte gezeigt werden, dass sich bereits eine milde Hypothermie (35±0,5°C) negativ auf den Fremdblutverbrauch auswirkt. Der konsequenten Überwachung der Körpertemperatur sowie der Aufrechterhaltung der Normothermie durch geeignete Maßnahmen (z. B. konvektive Luftwärmesysteme) kommt somit ein hoher Stellenwert zu.

Um die perioperative Normovolämie zu gewährleisten, können intraoperativ erhebliche Infusionsmengen kristalliner und kolloidaler Lösungen notwendig werden, insbesondere auch, wenn die ANH zum Einsatz kommt. Dabei verringern sich die Konzentration des Hämoglobins, der Thrombozyten und der Gerinnungsfaktoren. Es entspricht dabei der allgemeinen Vorstellung, dass wegen dieses „Verdünnungseffekts" die Hämostase zunehmend schlechter würde und damit Blutverbrauch und Fremdblutbedarf erhöht wären. Tatsächlich jedoch kann eine Hämodilution mit Kristalloiden bis zu einem gewissen Maß die Blutgerinnung sogar verbessern. Sowohl in vitro als auch in vivo konnte gezeigt werden, dass eine 25–30%ige Hämodilution mit Kristalloiden die Blutgerinnung beschleunigt, was mit einer überproportionalen Konzentrationsminderung von AT III zu tun haben könnte. Eine deutlich darüber hinaus gehende Hämodilution wird allerdings negative Folgen auf die Blutgerinnung mit sich bringen. Kolloidale Lösungen haben allgemein unterschiedlich starke negative Effekte auf die Blutgerinnung. Gelatinelösungen beeinflussen dabei die Blutgerinnung am wenigsten [15], sie können möglicherweise sogar einen positiven Effekt zeigen. Hydroxyethylstärke (HES) beeinflusst die Gerinnung dagegen weitaus negativer. Dies ist abhängig von der Molekülgröße und v. a. von hochmolekularer HES-Lösung (>450 kD) bekannt, trifft jedoch weniger ausgeprägt auch für mittelmolekulare HES-Lösung (200 kD) zu. Als bester Kompromiss, um einerseits die Normovolämie aufrecht zu erhalten, andererseits die Blutgerinnung nicht zu stark zu kompromittieren, erscheint deshalb eine adäquate Volumensubstitution mit überwiegend kristalloiden und weniger kolloidalen Lösungen.

Ob die Regionalanästhesie gegenüber der Allgemeinanästhesie Blutverluste verringern kann, ist nicht ganz zweifelsfrei belegt. Es existieren jedoch einige retrospektive Studien, die einen Vorteil der Regionalanästhesie bei orthopädischen und gefäßchirurgischen Eingriffen sowie bei der Sectio caesarea sehen. Ob die Kombination von Allgemeinanästhesie und Regionalanästhesie zur Einsparung von Fremdbluttransfusionen führt, ist derzeit ebenfalls unklar. Bei HNO-Eingriffen soll die total intravenöse Anästhesie (TIVA) zu geringeren Blutungen im Operationsgebiet führen und damit gegenüber der balancierten Anästhesie von Vorteil sein [3].

Ob durch ▶ **medikamentöse Senkung des mittleren arteriellen Blutdrucks** auf Werte um 50 mmHg der intraoperative Blutverlust gesenkt werden kann, ist heute umstritten. Zwar existieren mehrere Studien, die eine Verminderung des Blutverlusts bei verschiedenen Eingriffen unter kontrollierter Hypotension zeigen [45]. Die Ergebnisse der meist mit sehr kleinen Patientenkollektiven durchgeführten Studien werden jedoch durch uneinheitliche Begriffsdefinitionen der kontrollierten Hypotension und unterschiedliche Kriterien für eine Fremdbluttransfusion schwer vergleichbar [34]. Auch neuere Untersuchungen kommen nicht zu übereinstimmenden Ergebnissen bezüglich der Effektivität dieses Verfahrens. Wegen der potenziellen Risiken der Organminderperfusion gilt das Verfahren außerdem als kontraindiziert für eine große Patientengruppe (schwere arterielle Hypertonie, Herz-/Gefäßerkrankungen). Dieses Verfahren ist daher heute insgesamt im Vergleich zu den anderen Fremdblut sparenden Maßnahmen in den Hintergrund getreten. Eine Senkung des zentralvenösen Druckes bei leberchirurgischen Eingriffen könnte dagegen eine effektive Maßnahme zur Einsparung von Fremdbluttransfusionen sein, da operativ bedingte Blutungen meist venösen Gefäßen entstammen und ihre Stärke deshalb maßgeblich vom zentralvenösen Druck determiniert wird [33, 50].

Fazit für die Praxis

Die Transfusion von Fremdblut erscheint im klinischen Alltag oft unumgänglich. Mit der Fremdbluttransfusion verbundene unerwünschte Wirkungen wie Unverträglichkeitsreaktionen, transfusionsassoziierte Infektionen, Immunmodulation, TRALI sowie direkt und indirekt mit der Fremdblutgabe verbundene Kosten lassen es jedoch sinnvoll erscheinen, verstärkt Fremdblut sparende Maßnahmen zum Einsatz zu bringen.

Ein großes Potenzial zur Einsparung von Fremdbluttransfusionen liegt in der Toleranz der Anämie. Allgemein akzeptierte Mindestgrenzen, unterhalb derer Transfusionsbedarf besteht, konnten jedoch bisher nicht umfassend definiert werden. Deshalb bleibt die Entscheidung zur Transfusion sehr individuell auf den einzelnen Patienten abgestimmt und sollte sich an klinischen Manifestationen drohender Organminderperfusion orientieren. Es besteht nach aktueller Datenlage Grund zur Annahme, dass für die meisten Patientengruppen Hämoglobinwerte um 8 g/dl ohne Schäden toleriert werden. Eine Ausnahme hiervon stellen möglicherweise primär herzkranke Patienten dar, insbesondere solche mit akutem Myokardinfarkt oder instabiler Angina pectoris.

Eigenblutspende und präoperative Erythropoetingabe sind wirksame Verfahren zur Verminderung des Fremdblutbedarfs, die allerdings einige Wochen vor der Operation begonnen werden müssen. Die akute normovolämische Hämodilution, die Autotransfusion von Wundblut, die intraoperative Gabe von Antifibrinolytika oder Desmopressin sowie die Beachtung der Normothermie und der Normovolämie sind hingegen Maßnahmen, die auch unmittelbar prä- bzw. intraoperativ angewandt werden können. In Zukunft könnte darüber hinaus der Einsatz künstlicher Sauerstoffträger an Bedeutung gewinnen.

Literatur

1. American Society of Anesthesiologists Task Force (1996) Practice guidelines for blood component therapy. A report by the American Society of Anesthesiologists Task Force on blood component therapy. Anesthesiology 84:732–747
2. Bengtsson A, Bengtson JP (1996) Autologous blood transfusion: preoperative blood collection and blood salvage techniques. Acta Anaesthesiol Scand 40:1041–1056
3. Blackwell KE, Ross DA, Kapur P, Calcaterra TC (1993) Propofol for maintenance of general anesthesia: a technique to limit blood loss during endoscopic sinus surgery. Am J Otolaryngol 14:262–266
4. Blajchman MA (1999) Transfusion-associated immunomodulation and universal white cell reduction: are we putting the cart before the horse? Transfusion 39:665–670
5. Bock M, Müller J, Bach A, Böhrer H, Marti, E, Motsch J (1998) Effects of preinduction and intraoperative warming during major laparotomy. Br J Anaesth 80:159–163
6. Boylan J F, Klinck JR, Sandler AN, Arellano R, Greig PD, Nierenberg, H, Roger SL, Glynn MF (1996) Tranexamic acid reduces blood loss, transfusion requirements, and coagulation factor use in primary orthotopic liver transplantation. Anesthesiology 85:1043–1048
7. Bryson GL, Laupacis A, Wells GA (1998) Does acute normovolemic hemodilution reduce perioperative allogeneic transfusion? A meta-analysis. The International Study of Perioperative Transfusion. Anesth Analg 86:9–15
8. Bundesärztekammer (2001) Leitlinien zur Therapie mit Blutkomponenten und Plasmaderivaten. 2. Aufl. Bundesärztekammer

9. Capdevila X, Calvet Y, Biboulet P, Biron C, Rubenovitch J, d'Athis F (1998) Aprotinin decreases blood loss and homologous transfusions in patients undergoing major orthopedic surgery. Anesthesiology 88:50–57
10. Carson JL, Duff A, Poses RM, Berlin JA, Spence RK, Trout R, Noveck H, Strom BL (1996) Effect of anaemia and cardiovascular disease on surgical mortality and morbidity. Lancet 348(9034):1055–1060
11. Carson JL, Terrin ML, Barton FB, Aaron R, Greenburg AG, Heck DA, Magaziner J, Merlino FE, Bunce G, McClelland B, Duff A, Noveck H (1998) A pilot randomized trial comparing symptomatic vs. hemoglobin-level-driven red blood cell transfusions following hip fracture. Transfusion 38:522–529
12. Corwin HL, Gettinger A, Rodriguez RM, Pearl RG, Gubler KD, Enny C, Colton T, Corwin MJ (1999) Efficacy of recombinant human erythropoietin in the critically ill patient: a randomized, double-blind, placebo-controlled trial. Crit Care Med 27:2346–2350
13. Dietrich W, Spath P, Zuhlsdorf M, Dalichau H, Kirchhoff PG, Kuppe H, Preiss DU, Mayer G (2001) Anaphylactic reactions to aprotinin reexposure in cardiac surgery: relation to antiaprotinin immunoglobulin G and E antibodies. Anesthesiology 95:64–71
14. Dilthey G, Dietrich W, Spannagl M, Richter JA (1993) Influence of desmopressin acetate on homologous blood requirements in cardiac surgical patients pretreated with aspirin. J Cardiothorac Vasc Anesth 7:425–430
15. Egli GA, Zollinger A, Seifert B, Popovic D, Pasch T, Spahn DR (1997) Effect of progressive haemodilution with hydroxyethyl starch, gelatin and albumin on blood coagulation. Br J Anaesth 78:684–689

16. Fontana JL, Welborn L, Mongan PD, Sturm P, Martin G, Bunger R (1995) Oxygen consumption and cardiovascular function in children during profound intraoperative normovolemic hemodilution. Anesth Analg 80:219–225
17. Garcia-Huete L, Domenech P, Sabate A, Martinez-Brotons F, Jaurrieta E, Figueras J (1997) The prophylactic effect of aprotinin on intraoperative bleeding in liver transplantation: a randomized clinical study. Hepatology 26:1143–1148
18. Goodnough LT, Monk TG, Andriole GL (1997) Erythropoietin therapy. N Engl J Med 336:933–938
19. Goodnough LT, Brecher ME, Kanter MH, AuBuchon JP (1999) Transfusion medicine. First of two parts–blood transfusion. N Engl J Med 340:438–447
20. Habler O, Messmer K (1997) Verfahren zur Reduktion von Fremdbluttransfusionen in der operativen Medizin. Anaesthesist 46:915–926
21. Halpern NA, Alicea M, Seabrook B, Spungen A, Greenstein R (1997) Isolyte S, a physiologic multielectrolyte solution, is preferable to normal saline to wash cell saver salvaged blood: conclusions from a prospective, randomized study in a canine model. Crit Care Med 25:2031–2038
22. Hansen E, Knuechel R, Altmeppen J, Taeger K (1999) Blood irradiation for intraoperative autotransfusion in cancer surgery: demonstration of efficient elimination of contaminating tumor cells. Transfusion 39:608–615
23. Hébert PC, Wells G, Tweeddale M, Martin C, Marshall J, Pham B, Blajchman MA, Schweitzer I, Pagliarello G (1997) Does transfusion practice affect mortality in critically ill patients? Am J Respir Crit Care Med 155:1618–1623

24. Hébert PC, Wells G, Blajchman MA, Marshall J, Martin C, Pagliarello G, Tweeddale M, Schweitzer I, Yetisir E (1999) A multicenter, randomized, controlled clinical trial of transfusion requirements in critical care. Transfusion Requirements in Critical Care Investigators, Canadian Critical Care Trials Group. N Engl J Med 340:409–417

25. Hébert PC, Blajchman MA, Cook DJ, Yetisir E, Wells G, Marshall J, Schweitzer I (2001) Do blood transfusions improve outcomes related to mechanical ventilation? Chest 119:1850–1857

26. Hébert PC, Yetisir E, Martin C, Blajchman MA, Wells G, Marshall J, Tweeddale M, Pagliarello G, Schweitzer I (2001) Is a low transfusion threshold safe in critically ill patients with cardiovascular disease? CritCare Med 29:227–233

27. Hogue CW Jr, Goodnough LT, Monk TG (1998) Perioperative myocardial ischemic episodes are related to hematocrit level in patients undergoing radical prostatectomy. Transfusion 38:924–931

28. Houston F, Foster JD, Chong A, Hunter N, Bostock CJ (2000) Transmission of BSE by blood transfusion in sheep. Lancet 356(9234):999–1000

29. Huet C, Salmi LR, Fergusson D, Koopman-van Gemert AW, Rubens F, Laupacis A (1999) A meta-analysis of the effectiveness of cell salvage to minimize perioperative allogeneic blood transfusion in cardiac and orthopedic surgery. International Study of Perioperative Transfusion (ISPOT) Investigators. Anesth Analg 89:861–869

30. Jensen LS, Grunnet N, Hanberg-Sorensen F, Jorgensen J (1995) Cost-effectiveness of blood transfusion and white cell reduction in elective colorectal surgery. Transfusion 35:719–722

31. Jensen LS, Kissmeyer-Nielsen P, Wolff B, Qvist N (1996) Randomised comparison of leucocyte-depleted versus buffy-coat-poor blood transfusion and complications after colorectal surgery. Lancet 348(9031):841–845

32. Johnson RG, Thurer RL, Kruskall MS, Sirois C, Gervino EV, Critchlow J, Weintraub RM (1992) Comparison of two transfusion strategies after elective operations for myocardial revascularization. J Thorac Cardiovasc Surg 104:307–314

33. Jones RM, Moulton CE, Hardy KJ (1998) Central venous pressure and its effect on blood loss during liver resection Br J Surg 85:1058–1060

34. Kleinschmidt S (2001) Hat die kontrollierte Hypotension einen Stellenwert im Rahmen fremdblutsparender Verfahren? Anaesthesist 50 [Suppl 1]:39–42

35. Kopko PM, Holland PV (1999) Transfusion-related acute lung injury. Br J Haematol 105:322–329

36. Kurz A, Sessler DI, Lenhardt R (1996) Perioperative normothermia to reduce the incidence of surgical-wound infection and shorten hospitalization. Study of Wound Infection and Temperature Group. N Engl J Med 334:1209–1215

37. Levy JH (1999) Hemostatic agents and their safety. J Cardiothorac Vasc Anesth 13 [Suppl 1]:6–11

38. Nelson AH, Fleisher LA, Rosenbaum SH (1993) Relationship between postoperative anemia and cardiac morbidity in high-risk vascular patients in the intensive care unit. Crit Care Med 21:860–866

39. Opelz G, Vanrenterghem Y, Kirste G, Gray DW, Horsburgh T, Lachance JG, Largiader F, Lange H, Vujaklija-Stipanovic K, Alvarez-Grande J, Schott W, Hoyer J, Schnuelle P, Descoeudres C, Ruder H, Wujciak T, Schwarz V (1997) Prospective evaluation of pretransplant blood transfusions in cadaver kidney recipients. Transplantation 63:964–967

40. Popovsky MA (2001) Transfusion and lung injury. Transfus Clin Biol 8:272–277

41. Popovsky MA, Whitaker B, Arnold NL (1995) Severe outcomes of allogeneic and autologous blood donation: frequency and characterization. Transfusion 35:734–737

42. Porte RJ, Molenaar IQ, Begliomini B, Groenland THN, Januszkiewicz A, Lindgren L, Palareti G, Hermans J, Terpstra OT (2000) Aprotinin and transfusion requirements in orthotopic liver transplantation: a multicentre randomised double-blind study. Lancet 355:1303–1309

43. Price TH, Goodnough LT, Vogler WR, Sacher RA, Hellman RM, Johnston MF, Bolgiano DC, Abels RI (1996) The effect of recombinant human erythropoietin on the efficacy of autologous blood donation in patients with low hematocrits: a multicenter, randomized, double-blind, controlled trial. Transfusion 36(1):29–36

44. Schreiber GB, Busch MP, Kleinman SH, Korelitz JJ (1996) The risk of transfusion-transmitted viral infections. The Retrovirus Epidemiology Donor Study. N Engl J Med 334:1685–1690

45. Sharrock NE, Mineo R, Urquhart B, Salvati EA (1993) The effect of two levels of hypotension on intraoperative blood loss during total hip arthroplasty performed under lumbar epidural anesthesia. Anesth Analg 76:580–584

46. Silliman CC, Voelkel NF, Allard JD, Elzi DJ, Tuder RM, Johnson JL, Ambruso DR (1998) Plasma and lipids from stored packed red blood cells cause acute lung injury in an animal model. J Clin Invest 101(7):1458–1467

47. Singbartl G, Schleinzer W (1999) Kostenanalyse autologer Transfusionsverfahren – eine Untersuchung bei 5.017 Patienten. Anasthesiol Intensivmed Notfallmed Schmerzther 34:350–358

48. Sowade O, Warnke H, Scigalla P, Sowade B, Franke W, Messinger D, Gross J (1997) Avoidance of allogeneic blood transfusions by treatment with epoetin beta (recombinant human erythropoietin) in patients undergoing open-heart surgery. Blood 89:411–418

49. Spahn DR, Casutt M (2000) Eliminating blood transfusions: new aspects and perspectives. Anesthesiology 93:242–255

50. Spahn DR, Casutt M (2001) Eliminating blood transfusions: What about hypotensive anesthesia? Anesthesiology 94:542–543

51. Spahn DR, Schmid ER, Seifert B, Pasch T (1996) Hemodilution tolerance in patients with coronary artery disease who are receiving chronic beta-adrenergic blocker therapy. Anesth Analg 82:687–694

Spahn DR, Schanz U, Pasch T (1998) Perioperative Transfusionskriterien. Anaesthesist 47:1011–1020

Spahn DR, Willimann PFX, Faithfull NS (2001) Wirksamkeit der augmentierten akuten normovolämen Hämodilution (A-ANH™). Anaesthesist 50 [Suppl 1]:49–54

Spiess BD, Ley C, Body SC, Siegel LC, Stover EP, Maddi R, D'Ambra M, Jain U, Liu F, Herskowitz A, Mangano DT, Levin J (1998) Hematocrit value on intensive care unit entry influences the frequency of Q-wave myocardial infarction after coronary artery bypass grafting. The Institutions of the Multicenter Study of Perioperative Ischemia (McSPI) Research Group. J Thorac Cardiovasc Surg 116:460–467

55. Stover EP, Siegel LC, Parks R, Levin J, Body SC, Maddi R, D'Ambra MN, Mangano DT, Spiess BD (1998) Variability in transfusion practice for coronary artery bypass surgery persists despite national consensus guidelines: a 24-institution study. Institutions of the Multicenter Study of Perioperative Ischemia Research Group. Anesthesiology 88:327–333

56. Tuman KJ, McCarthy RJ, O'Connor CJ, McCarthy WE, Ivankovich AD (1996) Aspirin does not increase allogeneic blood transfusion in reoperative coronary artery surgery. Anesth Analg 83:1178–1184

57. Vamvakas EC (1996) Transfusion-associated cancer recurrence and postoperative infection: meta-analysis of randomized, controlled clinical trials. Transfusion 36:175–186

58. Vamvakas EC, Carven JH (1998) Allogeneic blood transfusion, hospital charges, and length of hospitalization: a study of 487 consecutive patients undergoing colorectal cancer resection. Arch Pathol Lab Med 122:145–151

59. Viele MK, Weiskopf RB (1994) What can we learn about the need for transfusion from patients who refuse blood? The experience with Jehovah's Witnesses. Transfusion 34:396–401

60. Weiskopf RB, Viele MK, Feiner J, Kelley S, Lieberman J, Noorani M, Leung JM, Fisher DM, Murray WR, Toy P, Moore MA (1998) Human cardiovascular and metabolic response to acute, severe isovolemic anemia. JAMA 279:217–221

61. Weiskopf RB, Kramer JH, Viele M, Neumann M, Feiner JR, Watson JJ, Hopf HW, Toy P (2000) Acute severe isovolemic anemia impairs cognitive function and memory in humans. Anesthesiology 92:1646–1652

62. Welte M (2001) Gibt es einen „kritischen Hämatokrit"? Anaesthesist 50 [Suppl 1]:2–8

63. Westenfelder C, Baranowski RL (2000) Erythropoietin stimulates proliferation of human renal carcinoma cells. Kidney 58:647–657

64. Williamson LM, Lowe S, Love EM, Cohen H, Soldan K, McClelland DB, Skacel P, Barbara JA (1999) Serious hazards of transfusion (SHOT) initiative: analysis of the first two annual reports. BMJ 319(7201):16–19

65. Wolff M (2001) Erythropoietin – eine Alternative zur Fremdbluttransfusion? Anaesthesist 50 [Suppl 1]:54–58

aus: Der Anaesthesist 4/02, S. 328–347

M. Steinfath[1] · F. Wappler[2] · J. Scholz[1]
[1] Klinik für Anästhesiologie und Operative Intensivmedizin, Universitätsklinikum Kiel
[2] Klinik für Anästhesiologie, Universitätsklinikum Hamburg-Eppendorf

Maligne Hyperthermie

Allgemeine, klinische und experimentelle Aspekte

Bei der malignen Hyperthermie (MH) handelt es sich um eine genetisch determinierte, latente Anomalie, die nach Exposition mit MH-Triggersubstanzen (volatile Inhalationsanästhetika und depolarisierende Muskelrelaxanzien vom Typ des Succinylcholins) auf zellulärer Ebene durch eine Dysregulation der myoplasmatischen Kalziumhomöostase charakterisiert ist. Der „Dihydropyridin-Ryanodin-Rezeptorkomplex" der Skelettmuskulatur, der einen wesentlichen Einfluss auf die myoplasmatische Kalziumregulation ausübt, wird als hauptverantwortlicher Strukturkomplex für das MH-Syndrom angesehen. Die hypermetabole Stoffwechselentgleisung als Konsequenz der myoplasmatischen Kalziumüberladung im Rahmen einer MH-Krise kann sich bei allen Menschenrassen und verschiedenen Tierspezies manifestieren. Das klinische Bild einer MH-Episode kann sehr vielfältig sein, wobei Hyperkapnie und Herzrhythmusstörungen zu den Frühsymptomen gehören und der Temperaturanstieg eher ein Spätsymptom ist. Mit der Einführung des Hydantoinderivats Dantrolen konnte die Letalitätsrate fulminanter MH-Verläufe von 70–80% auf unter 10% reduziert werden.

Geschichte der malignen Hyperthermie

Mit der Einführung der ▶ **Ätheranästhesie** durch den Dentisten William Thomas Green Morton 1846 im Massachusetts General Hospital in Boston wurden nachfolgend auch unerwünschte Effekte wie Hyperthermie im Rahmen der Allgemeinanästhesie bekannt. John Snow aus London, der als der erste „professionelle Anästhesist" angesehen wird, beobachtete bereits zur damaligen Zeit in seltenen Einzelfällen plötzlich und unerwartet auftretende Temperaturerhöhungen während der Allgemeinanästhesie mit Äther. Die ersten international publizierten Berichte über einen Zusammenhang zwischen Hyperthermie und Narkose gehen auf das Jahr 1900 zurück. Anlässlich eines Treffens der New York Academy of Medicine am 12. November 1900 wurde die Problematik des ▶ **Hitzschlages als postoperative Komplikation** thematisiert. Im Jahr 1940 beschrieb Burford die ▶ **Symptomtrias „Hyperthermie, Tachykardie, Tachypnoe"** im Zusammenhang mit Äthernarkosen und hyperthermen Zuständen.

▶ Ätheranästhesie

▶ Hitzschlag als postoperative Komplikation

▶ Symptomtrias „Hyperthermie, Tachykardie, Tachypnoe"

Malignant hyperthermia

Schlüsselwörter: Maligne Hyperthermie · Dihydropyridin-Ryanodin-Rezeptorkomplex · In-vitro-Kontrakturtest

Priv.-Doz. Dr. Markus Steinfath
Klinik für Anästhesiologie und Operative Intensivmedizin, Universitätsklinikum Kiel, Schwanenweg 21, 24105 Kiel, E-Mail: steinfath@anaesthesie.uni-kiel.de

Auf die Verbindung zwischen Allgemeinanästhesie als auslösenden Faktor und einer ▶ **genetischen Disposition** für das Hyperthermiesyndrom wiesen 1960 erstmals die australischen Anästhesisten Denborough und Lovell hin. Die Autoren berichteten über einen 21-jährigen Patienten, der vor einem geplanten operativen Eingriff erhebliche Bedenken gegenüber der Narkose äußerte, da bereits zehn seiner Familienmitglieder in engem zeitlichen Zusammenhang zu einer Äthernarkose an einem Hyperthermiesyndrom verstorben waren. Die Operation wurde unter Halothananästhesie durchgeführt, unter der sich ebenfalls eine Hyperthermie entwickelte, die der Patient überlebte. Nach detaillierter Analyse der Familienanamnese gelangten die Autoren zu der Überzeugung, dass es sich bei dem Hyperthermiesyndrom um eine Erkrankung mit ▶ **dominantem Erbgang** und inkompletter Penetranz unter Beteiligung eines oder mehrerer Gene handeln müsse. Seither wird dieses als maligne Hyperthermie (MH) bezeichnete Syndrom als eigenständiges, genetisch determiniertes Krankheitsbild im Zusammenhang mit Allgemeinanästhesie gesehen. Ungeachtet des damit geweckten Problembewusstseins machte die Erforschung der Pathogenese aufgrund der insgesamt niedrigen Inzidenz der Erkrankung zuächst keine wesentlichen Fortschritte.

Ein Durchbruch wurde 1966 erreicht, als es Hall und Mitarbeiter gelang, bei stressempfindlichen englischen Landrasseschweinen durch Succinylcholingabe ein MH-ähnliches Krankheitsbild auszulösen. Die Schweine reagierten auf die Succinylcholingabe nicht mit Muskelerschlaffung, sondern mit einem Rigor, entwickelten eine fulminate Hyperthermie und verstarben ohne therapeutische Interventionsmöglichkeit. Diese Beobachtung wurde in den folgenden Jahren bestätigt und auch nach Exposition mit Halothan beschrieben, was dann schließlich zur Entwicklung des für die MH-Forschung so wichtigen ▶ **tierexperimentellen Modells** führte. Bis in die heutige Zeit konnten mit Hilfe dieses Modells wichtige Hinweise für die Pathogenese der MH aufgedeckt werden.

Die Entwicklung des ▶ **In-vitro-Kontrakturtests** (IVCT=in vitro contracture test), der 1970 erstmals die Unterscheidung zwischen MH-Anlageträgern (MHS=„malignant hyperthermia susceptible") und Nichtanlageträgern (MHN=„malignant hyperthermia non-susceptible") ermöglichte, basiert auf der Beobachtung, dass Skelettmuskelbündel von Patienten mit einer MH-Krise in der Eigenanamnese bei Exposition mit Koffein mit markanten Kontrakturen reagieren [17]. Wenig später konnten Ellis et al. [7] dann auch für Halothan eine pathologische Reaktion an Skelettmuskelbündeln von MH-disponierten Patienten nachweisen. Beide Tests werden heute weltweit nach standardisierten Protokollen zur Diagnostik der MH-Disposition eingesetzt.

Mit Beginn der 70er Jahre fand die MH auch hinsichtlich ihrer klinischen Relevanz zunehmend Beachtung [36]. In Europa und Nordamerika wurde Ende der 70er Jahre die MH als die häufigste Todesursache im Zusammenhang mit Narkose angesehen. Nach Erprobung im Tiermodell wurde die Substanz ▶ **Dantrolen**, die ursprünglich von Snyder et al. als Antibiotikum synthetisiert wurde, 1975 von Harrison [13] zur Therapie der MH empfohlen. Der entscheidende Durchbruch in der Therapie der MH gelang dann 1979 durch die Einführung des intravenös applizierbaren Dantrolens, das zu einer erheblichen Abnahme der Letalitätsrate fulminanter Verlaufsformen von 70–80% auf unter 10% führte.

Im April 1983 konstituierte sich in Lund (Schweden) unter Federführung des britischen Anästhesisten Richard Ellis die ▶ **„European Malignant Hyperpyrexia Group"** mit dem Ziel Terminologie und Untersuchungsmethodik der MH-Testung und -Forschung europaweit zu vereinheitlichen [8].

Epidemiologische Aspekte

Es gilt als gesichert, dass die MH bei allen Menschenrassen und auch bei einigen Tierspezies vorkommt und sich in jeder Altersstufe manifestieren kann [36]. Die Altersverteilung dokumentierter MH-Episoden beim Menschen reicht vom Neugeborenenalter bis ins hohe Lebensalter. Es sind beide Geschlechter betroffen, wobei eine Prädominanz des männlichen Geschlechts und von Kindern bzw. Jugendlichen vermutet wird. Die ▶ **Gesamtinzidenz** MH-disponierter Patienten ist bis heute nicht genau bekannt. Die Angaben über die Häufigkeit dieses Syndroms schwanken zwischen 1:25 für Halothan-Succinylcholin-Narkosen bei Kindern mit Strabismus und 1:250000 für alle Altersgruppen und Anästhesieverfahren. In Nordamerika wird die Inzidenz von MH-Krisen bei Allgemeinanästhesien mit 1:15000 bei Kindern und 1:50000–1:150000 bei Erwachsenen angegeben. Die Häufigkeit der MH in England wird mit 1:50000–1:75000 beziffert [1]. Die stark divergierenden Häufigkeitsangaben erklären sich z. T. aus den nichteinheitlichen Kriterien für die klinische Diagnose der MH, aus der Verschiedenartigkeit der untersuchten Patientenpopulationen und der Narkoseverfahren sowie nicht zuletzt auch aus der Tatsache, dass abortive Verlaufsformen leicht übersehen und daher nicht dokumentiert werden [36]. Eine detaillierte Auswertung des dänischen MH-Registers ergab eine Inzidenz fulminanter MH-Krisen von 1:220000 bezogen auf alle Allgemeinanästhesien und eine Häufigkeit von 1:62000 bezogen auf Allgemeinanästhesien mit den Triggersubstanzen volatile Inhalationsanästhetika und Succinylcholin [30]. Der Verdacht auf eine MH-Episode wurde mit einer Häufigkeit von 1:16000 ermittelt bezogen auf alle Allgemeinanästhesien und mit 1:4200 bei Anästhesien mit volatilen Inhalationsanästhetika und Succinylcholin. Für Deutschland wurde eine ▶ **aktuelle Inzidenz** der MH von 1:60000 errechnet [14].

Triggersubstanzen einer MH-Episode

Alle ▶ **volatilen Inhalationsanästhetika** wie Halothan, Enfluran, Isofluran, Sevofluran und Desfluran sind neben den ▶ **depolarisierenden Muskelrelaxanzien** vom Typ des Succinylcholins die klassischen Triggersubstanzen einer MH-Episode [5, 40, 46, 47].

Von den volatilen Inhalationsanästhetika wird dem Halothan die stärkste MH-Triggerpotenz zugeschrieben. So konnte in Untersuchungen an MH-disponierten Schweinen gezeigt werden, dass Halothan schneller zu MH-typischen Symptomen führte als die Vergleichssubstanzen Desfluran und Isofluran [47]. Allerdings darf diese Beobachtung nicht zu einer Unterschätzung ihrer Triggerpotenz führen, denn in mehreren Kasuistiken wurden fulminante MH-Krisen oder leichtere MH-Episoden auch nach Anwendung von Desfluran, Isofluran bzw. Sevofluran beschrieben. Alle volatilen Inhalationsanästhetika sind bei Patienten mit MH-Veranlagung absolut kontraindiziert.

Die Stoffklasse der ▶ **Cresole** rückte in das Interesse der MH-Forschung als gezeigt werden konnte, dass die MH-Triggersubstanz Succinylcholin als Reinsubstanz in vitro keine Kontrakturen an Skelettmuskelpräparaten von MHS-Patienten auslöste, während das Handelspräparat mit dem Konservierungsstoff Cresol zu ausgeprägten Kontrakturen führte [11]. In weiterführenden Untersuchungen induzierte reines Cresol ebenfalls eine starke Kontraktur der Muskelpräparate [43]. Bislang ist allerdings nicht endgültig geklärt, ob Cresol bei MHS-Patienten eine MH-Triggerpotenz aufweist und somit kontraindiziert wäre. Da Cresol in einer Vielzahl von Handelspräparaten, wie z. B. Insulin-, Hormon- und Heparinpräparaten, als Konservierungsstoff enthalten ist, ergibt sich möglicherweise ein hohes Gefährdungspotential für Patienten mit MH-Disposition. Auf eine entsprechende Gefährdung lassen zudem verschiedene Kasuistiken schließen, in denen über MH-Episoden nach Gabe von Cresol-haltigen Arzneimitteln berichtet wurde. Weiterhin wurde in 2 kürzlich publizierten Studien die MH-Triggerpotenz an empfindlichen Schweinen überprüft. Es konnte gezeigt werden, dass die Tiere nur nach extrem hohen Cresoldosierungen eine MH entwickelten.

▶ **Ketamin** selbst ist keine MH-Triggersubstanz [36, 40]. Es konnte durch in-vitro-Untersuchungen an Skelettmuskelpräparaten von MHS-Patienten nachgewiesen werden, dass Ketamin weder Kontrakturen noch Veränderungen der Inotropie vermittelt. Trotz dieser Befunde ist der Einsatz von Ketamin bei MH-Patienten kritisch zu bewerten, da Ketamin über eine Stimulation des sympathischen Nervensystems zu tachykarden Herzrhythmusstörungen führen kann. Außerdem induziert Ketamin, vermutlich über zentrale Effekte, eine Steigerung des Muskeltonus. Beide Wirkungen können in der klinischen MH-Diagnostik zu erheblichen Unsicherheiten führen.

Nicht abschließend geklärt ist die Triggerpotenz von bestimmten ▶ **psychotropen Substanzen** wie Phenothiazinen, MAO-Inhibitoren und trizyklische Antidepressiva. Es wird empfohlen, diese Medikamente bei MH-Patienten nicht einzusetzen [36]. Durch die Gabe dieser Substanzen kann das maligne neuroleptische Syndom ausgelöst werden, dessen klinische Symptomatik mit Fieber, Rigor der Skelettmuskulatur und Tachykardie der MH sehr ähnelt. Die Ursache hierfür liegt aber in einer Dysregulation zentraler Dopaminrezeptoren begründet und nicht in einer myoplasmatischen Kalziumstoffwechselstörung wie bei der MH.

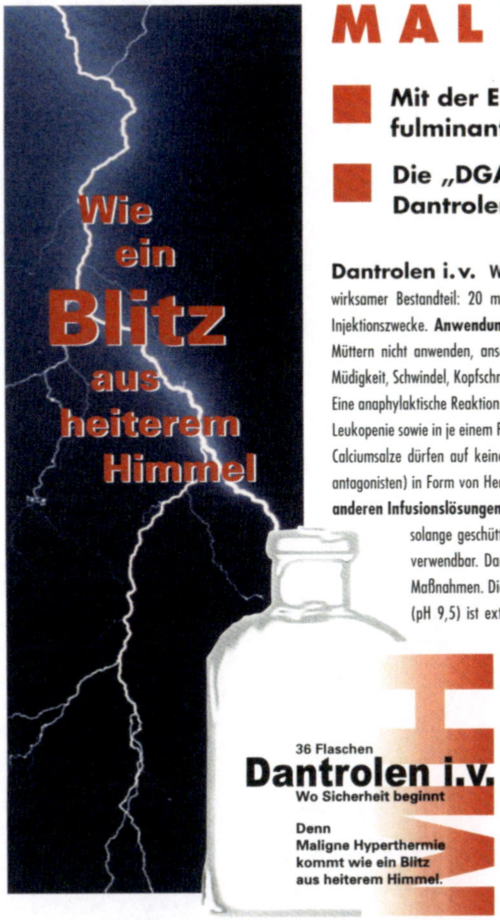

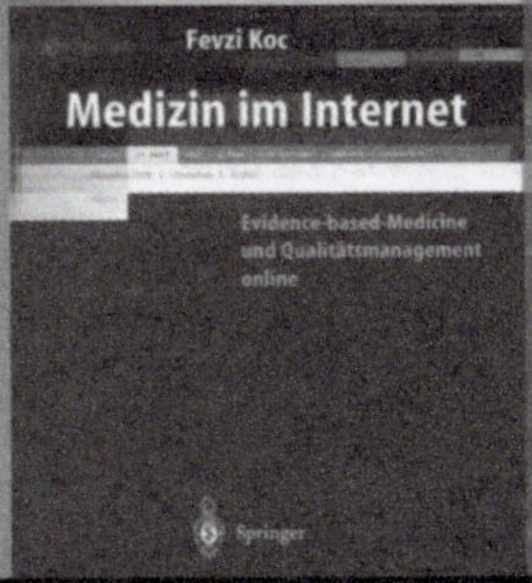

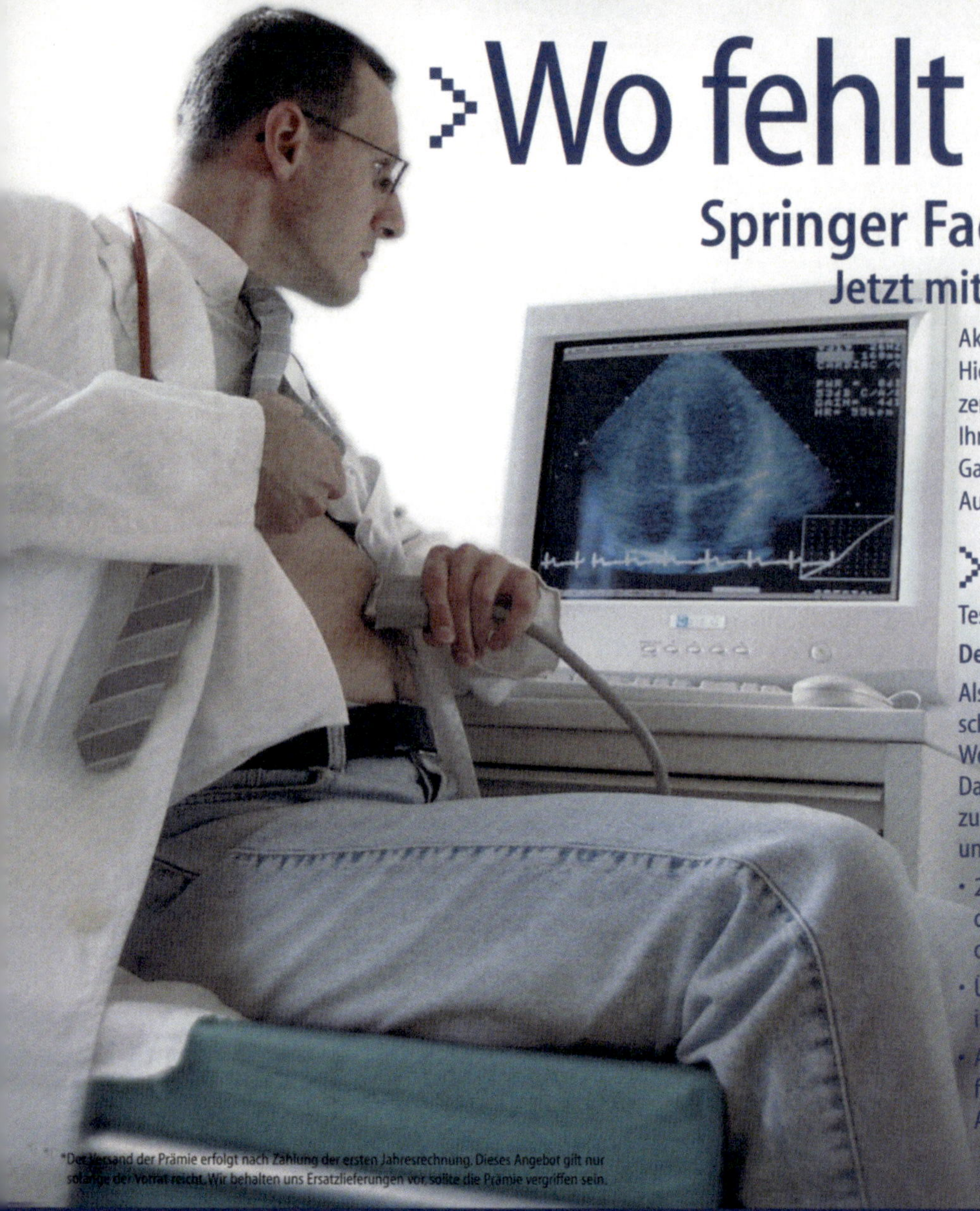

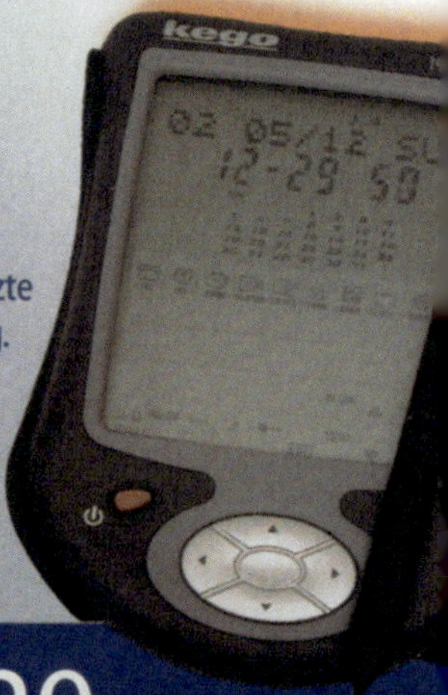

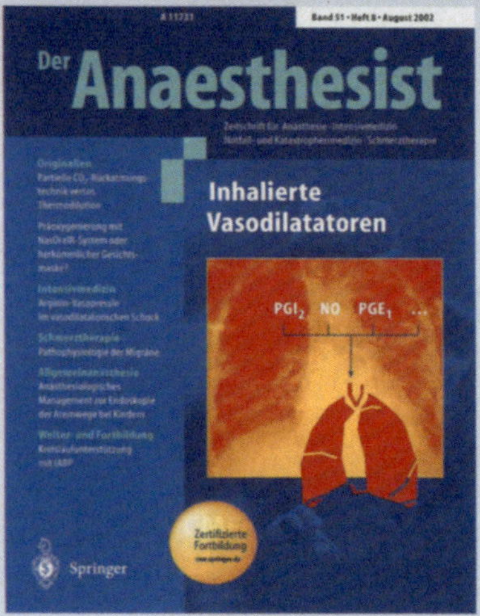

Bedeutung von physischem und psychischem Stress

MH-disponierte Schweinerassen reagieren auf ► **physischen und psychischen Stress**, wie z. B. bei Viehtransporten oder im Schlachthaus, mit analogen Symptomen wie bei der MH. Diese Beobachtungen führten zu der Annahme, dass auch Patienten mit MH-Veranlagung auf Stresssituationen mit einer MH-Episode reagieren könnten. So berichtete Wingard [48] über eine große Familie, in der bei einigen Angehörigen nach körperlicher Anstrengung Muskelverspannungen und Fieber auftraten. Weitere Berichte unterstützen diese These von einem sog. ► **„Human Stress Syndrome"** [40, 44].

Systematische Untersuchungen an Patienten mit Stress-induzierten Rhabdomyolysen ergaben in 5 von 6 Fällen eine MH-Disposition. Weiterhin konnte in einer kürzlich erschienenen Arbeit gezeigt werden, dass Patienten mit Stress-induzierter Rhabdomyolyse nahezu ausschließlich dem MH-verdächtigen Phänotyp (MHS) zuzuordnen sind [44]. Eine Reihe weiterer Untersuchungen beschäftigte sich mit der Frage, wie MHS-Patienten auf Stress reagieren, und ob durch Messung physiologischer Parameter eine MH-Diagnose möglich sein könnten. Eindeutige Ergebnisse konnten diesbezüglich jedoch nicht geliefert werden.

Andere Autoren vermuteten Veränderungen des sympathoadrenergen Systems als Ursache für die Stresssensibilität der MHS-Schweine und mancher MHS-Patienten. Allerdings konnte nach Ausschaltung der sympathischen Regulation durch eine totale Spinalanästhesie eine Halothan-induzierte MH nicht verhindert werden. Weiterhin konnte die Therapie mit Dantrolen den Anstieg von Katecholaminen während der MH nicht inhibieren. Durch Infusion von Noradrenalin konnte beim MHS-Schwein keine MH getriggert und der Verlauf einer Halothan-induzierten MH-Krise nicht potenziert werden. Auch wenn die tierexperimentellen Untersuchungen keine eindeutigen Befunde ergaben und bei MH-Patienten bislang kein direkter Nachweis einer Stressinduktion der MH geführt werden konnte, muss aufgrund der klinischen Beobachtungen von einer möglichen Gefährdung durch Stress ausgegangen werden. Allerdings ist der Anteil der betroffenen MHS-Patienten offensichtlich äußerst gering.

Bedeutung der Temperatur als Einflussgröße für die MH

In verschiedenen Untersuchungen konnte nachgewiesen werden, dass MHS-Schweine überaus sensibel auf die ► **Umgebungstemperatur** reagieren. Nur durch das alleinige Aufwärmen bis auf 41°C konnte in einer Studie bei allen untersuchten MHS-Schweinen eine MH ausgelöst werden. Im Gegensatz dazu zeigten die MHN-Tiere keine Reaktion auf die Wärmezufuhr. Die Arbeitsgruppe um Iaizzo konnte nachweisen, dass milde Hypothermie (35°C) den Beginn und das Ausmaß der MH positiv beeinflussen und moderate Hypothermie (33°C) sogar die MH-Induktion durch Halothan und Succinylcholin verhindert. Nach Wiederaufwärmung war mit denselben Medikamenten die MH-Episode problemlos zu triggern.

Klinische Symptomatik einer MH-Episode

Das ► **klinische Erscheinungsbild** der MH ist äußerst variabel und reicht von der klassischen fulminanten Krise (etwa 6,5% aller MH-Fälle) über abortive Verlaufsformen mit und ohne Trismus bis hin zu ungeklärten perioperativen Todesfällen bzw. Herzstillständen [36].

Die ► **Hyperthermie** hat der Krankheit zwar den Namen gegeben, ist aber üblicherweise nicht das erste Symptom. Der Temperaturanstieg ist in seiner Ausprägung variabel und nicht in allen MH-Episoden bzw. -Krisen deutlich nachweisbar [23, 36, 40]. Allgemein ist die Hyperthermie in der Regel ein Spätsymptom bzw. tritt mit einer mehr oder weniger großen zeitlichen Latenz gegenüber der Tachykardie oder Tachyarrhythmie und Hyperkapnie auf (Abb. 1a). Der Verlauf des Temperaturanstieges ist differentialdiagnostisch und prognostisch von größerer Bedeutung als das gemessene Temperaturmaximum. So werden bei der fulminanten MH-Krise Temperaturanstiege von bis zu 1°C pro 5 min registriert. Bei Anstiegen der Körpertemperatur nach Gabe von MH-Triggersubstanzen müssen jedoch auch andere Differentialdiagnosen in Betracht gezogen werden (z. B. physikalische Ursachen durch verminderte Wärmeabgabe durch Abdeckungen oder exogene Wärmezufuhr, zentralnervöse

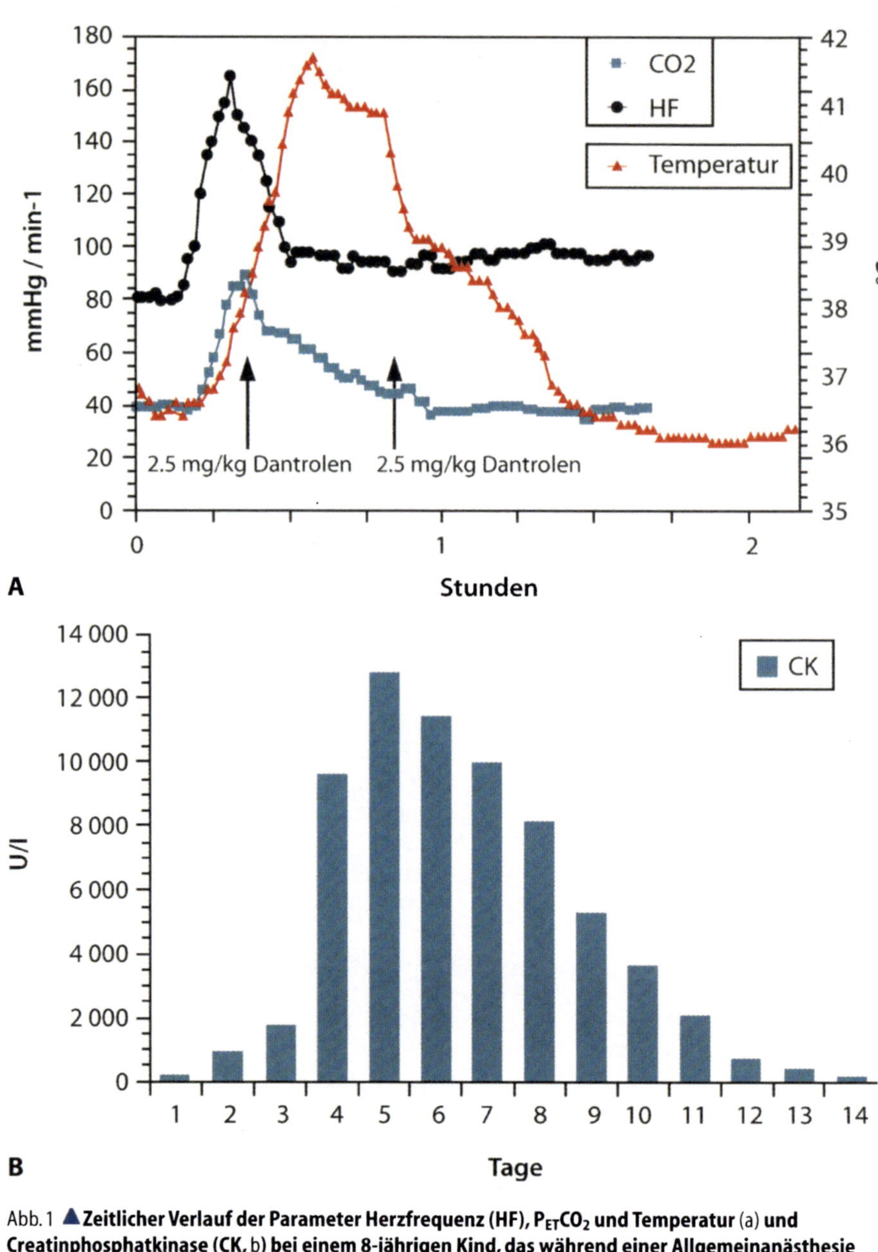

Abb. 1 ▲ **Zeitlicher Verlauf der Parameter Herzfrequenz (HF), $P_{ET}CO_2$ und Temperatur** (a) **und Creatinphosphatkinase (CK,** b**) bei einem 8-jährigen Kind, das während einer Allgemeinanästhesie für eine Strabismuskorrektur mit den MH-Triggersubstanzen Isofluran und Succinylcholin exponiert wurde und eine fulminante MH-Krise erlitt. Die Tachykardie und Hyperkapnie gehen dem Temperaturanstieg voraus**

Ursachen, gesteigerte Muskelarbeit, endokrine Ursachen wie Thyreotoxikose, Sepsis, Reaktion auf Pharmaka oder Messfehler).

Im Rahmen der MH-Krise sind ▶ **Herzrhythmusstörungen** wie Tachykardie, Arrhythmie und/oder Herzstillstand in mehr als 80% der Fälle zu beobachten [36, 40] (Abb. 1a). Allerdings werden diese differentialdiagnostisch vieldeutigen Herzrhythmusstörungen in der Frühphase einer MH-Episode oft erst retrospektiv richtig eingeordnet.

Ein für die MH sensitives und spezifisches Frühzeichen ist bei beatmeten Patienten die ▶ **Hyperkapnie,** die durch kontinuierliche kapnometrische Überwachung sofort erfasst werden kann [26, 36, 40] (Abb. 1a). Bei spontan atmenden Patienten kann die ▶ **Hyperventilation** ein erster Hinweis auf eine MH-Episode sein, allerdings ist auch dieses Symptom differentialdiagnostisch vieldeutig. Andere Ursachen wie z. B. Hypoventilation bei beatmeten Patienten, exogene CO_2-Zufuhr bei Laparoskopien oder eine geringe Anästhesietiefe müssen ausgeschlossen werden.

▶ **Herzrhythmusstörungen**

▶ **Hyperkapnie**

▶ **Hyperventilation**

► **Masseterspasmus**

► **Trismus**
► **Inzidenz des Trismus**

► **Labordiagnostik**
► **Azidose**
► **Hyperkarbie**
► **Hypoxie**
► **Hyperkaliämie**
► **Myoglobinämie**
► **Transaminase- und Creatinphosphatkinasewerte**

Unterstützung durch Fachpersonal muss bei Diagnosestellung unverzüglich veranlasst werden.

► **Stufenschema**
► **Beendigung der Zufuhr von MH-Triggersubstanzen**

► **Reiner Sauerstoff**
► **Hyperventilation**

► **Blutproben**

► **Prognose**
► **Dantrolen**

Für die Prognose ist die schnellstmögliche Infusion von Dantrolen (zunächst 2,5 mg/kg, evtl. Wiederholung bis insgesamt 20 mg/kg) entscheidend; die Dantrolentherapie mit 10 mg/kg über 24 h fortführen.

Ein weiteres echtes Frühwarnzeichen kann der ► **Masseterspasmus** oder Trismus unmittelbar nach Gabe von Succinylcholin sein, wobei jedoch die Entwicklung einer MH-Krise in solchen Fällen nicht selten erst mit erheblicher Verzögerung auftritt [36, 40]. Der ► **Trismus** ist definiert als unvollständige Relaxation der Kiefermuskulatur nach Gabe von Succinylcholin [36, 40]. Die ► **Inzidenz des Trismus** als erstes Zeichen einer MH-Episode wird mit 40–80% angegeben.

Weitere Kardinalsymptome der MH wie Zyanose und Muskelrigor sind für die MH-Krise zwar typisch, aber keineswegs obligatorisch [23, 36, 40].

In der ► **Labordiagnostik** sind wegweisend eine metabolische und meist auch respiratorische ► **Azidose**, eine ► **Hyperkarbie** und eine ► **Hypoxie** im Zusammenhang mit klinischen Zeichen, die für eine MH-Krise sprechen könnten. Weiterhin sind in der Regel als Folge der Rhabdomyolyse eine ► **Hyperkaliämie**, eine ► **Myoglobinämie** und ein Anstieg der ► **Transaminase- und Creatinphosphatkinasewerte** im Serum nachweisbar. Die Creatinphosphatkinase erreicht meist sehr hohe Werte (Abb. 1b), kann aber auch in Einzelfällen im Rahmen einer MH-Episode im Normbereich bleiben [23, 36, 40].

In der Spätphase einer MH-Krise können Verbrauchskoagulopathie, Lungen- und Hirnödem sowie Leber- und Nierenversagen hinzutreten [36].

Therapie einer MH-Episode

Die Therapie der MH muss nach Diagnosestellung unverzüglich eingeleitet und konsequent durchgeführt werden. Die Durchführung einer effektiven Therapie ist personalintensiv. Die Unterstützung durch weiteres Fachpersonal muss daher bei Diagnosestellung unverzüglich veranlasst werden.

Zum reibungslosen Ablauf der Maßnahmen hat sich die Erstellung eines ► **Stufenschemas** [39] bewährt. An erster Stelle steht die sofortige ► **Beendigung der Zufuhr von MH-Triggersubstanzen**. Der Narkoseverdampfer muss zur Sicherheit und Vermeidung möglicher Leckagen vom Narkosegerät entfernt werden. Die kontrollierte Beatmung wird mit ► **reinem Sauerstoff** und einem Frischgasfluss von mindestens 10 l/min fortgeführt. Die endtidale CO_2-Konzentration wird durch ► **Hyperventilation** (ca. 3- bis 4fache des Atemminutenvolumens) auf Normalwerte eingestellt. Ein Auswechseln des Narkosegerätes ist nach neuen Erkenntnissen in der Akutphase nicht notwendig und könnte im Gegenteil sogar zu unnötigen Zeitverlusten führen [34]. Die Anästhesie wird mit Opioiden und Sedativa vertieft, die Relaxierung erfolgt mit einem nichtdepolarisierenden Muskelrelaxans. Parallel dazu müssen erste ► **Blutproben** (Blutgasanalyse, Elektrolyte, CK, Transaminasen, Laktat und Myoglobin) zur Sicherung der Diagnose entnommen und bestimmt werden.

Entscheidend für die ► **Prognose** ist die schnellstmögliche Infusion von ► **Dantrolen** in einer Dosierung von zunächst 2,5 mg/kg. Die Bolusgabe von Dantrolen muss evtl. mehrmals wiederholt werden, bis sich die hypermetabole Stoffwechsellage wieder normalisiert hat und keine MH-Symptome mehr nachweisbar sind. Sollten allerdings Dantrolenbolusgaben von insgesamt mehr als 20 mg/kg keinen Erfolg bringen, so ist die Diagnose MH fraglich. Anschließend wird die Dantrolentherapie in einer Dosierung von 10 mg/kg über 24 h fortgeführt.

Eine Injektionsflasche enthält 20 mg Dantrolen-Natrium sowie 3 g Mannitol als Trockensubstanz. Nach Auflösung mit Aqua dest. beträgt der pH-Wert 9,5. Bei adäquater Therapie eines 70 kg schweren Patienten mit 2,5 mg/kg Dantrolen müssen insgesamt 175 mg Substanz entsprechend dem Inhalt von 9 Injektionsflaschen gelöst und verabreicht werden. Bei schwereren Patienten oder höherem Bedarf können diese Mengen leicht das drei- bis vierfache betragen. Hieraus erklärt sich u. a. der hohe Personalbedarf bei der Therapie einer MH-Krise.

Zur Vermeidung von unnötigen Zeitverlusten im Notfall ist eine Bevorratung von mindestens 10 mg/kg Dantrolen für den Erwachsenen zur Therapie der MH notwendig. Das Dantrolen sollte zentral in der operativen Einheit gelagert werden, in Kliniken mit weiter auseinanderliegenden Operationseinheiten auch an mehreren Stellen.

Dantrolen ist ein Hydantoinderivat, das die Kalziumfreisetzung aus dem sarkoplasmatischen Retikulum inhibiert, ohne die Kalziumwiederaufnahme in die intrazellulären Speicher zu beeinflussen. Darüber hinaus senkt Dantrolen die intrazelluläre Kalziumkonzentration auch in Ruhe und wirkt somit muskelrelaxierend. Es wirkt unspezifisch über eine Inhibierung der Signaltransduktion des Dihydropyridin-Ryanodin-Rezeptorkomplexes bzw. spezifisch über eine Dantrolenbindungsstelle am sarkoplasmatischen Retikulum [32], die sehr wahrscheinlich mit dem Ryanodinrezeptor interagiert.

Die Behandlung der MH könnte möglicherweise durch die Einführung einer neuen Dantrolenpräparation weiter verbessert werden. Hierbei ist die Substanz in Lecethin-ummantelte Mikrokristalle eingebunden, was in tierexperimentellen Untersuchungen zu verbesserten pharmakologischen Charakteristika führte. Allerdings sind weitere Untersuchungen notwendig zur Klärung der Frage, ob diese Darreichungsform auch beim Menschen eingesetzt werden kann. In einer anderen tierexperimentellen Studie wurde die Effektivität von ▶ **Azumolen**, einem Dantrolenanalogon, nachgewiesen. Bislang fehlen aber noch weiterführende Studien, um die Frage nach der Einsatzfähigkeit beim Menschen beantworten zu können.

Neben der Dantrolentherapie hat die zügige Korrektur der metabolischen Azidose mit Natriumhydrogenkarbonat (1–2 mval/l) eine große Bedeutung im Management der MH-Krise. Der kontinuierliche Ausstrom von Laktat aus der Zelle kann zu wiederholtem Bedarf an Natriumhydrogenkarbonat führen, da Laktat nur langsam die Zellmembran passiert. Es ist daher notwendig, insbesondere in der Initialphase in kurzen Abständen die Blutgase zu analysieren.

Bei therapieresistenten Herzrhythmusstörungen auch nach Dantrolengabe, ist eine ▶ **antiarrhythmische Therapie** mit β-Rezeptorantagonisten oder Lidocain indiziert. Die Gabe von Kalziumantagonisten führte hingegen im Tierexperiment zu keiner Steigerung der Überlebensrate. Darüber hinaus können Kalziumantagonisten durch eine Interaktion mit Dantrolen eine Hyperkaliämie induzieren, die einerseits zu einem erneuten Auftreten der MH-Symptomatik oder zu schwerwiegenden Herzrhythmusstörungen und „Low-cardiac-output-Syndrom" führen kann. Vor der Verwendung von Digitalispräparaten in der Therapie der MH wird ebenfalls gewarnt. Zwar konnte gezeigt werden, dass die Gabe von Glykosiden beim Schwein keine MH auslöst, jedoch wird der intrazelluläre Kalziumeinstrom verstärkt und somit auch die myoplasmatische Kalziumkonzentration. Darüber hinaus könnten infolge einer Kaliumverschiebung und gleichzeitigen Anwendung von Glykosiden komplexe Herzrhythmusstörungen ausgelöst oder verstärkt werden.

Zur Therapie der durch die metabolische Azidose und Rhabdomyolyse induzierten Hyperkaliämie empfiehlt sich neben der forcierten Diurese die Zufuhr einer Glukose-Insulin-Lösung. Tierexperimentelle Daten weisen einerseits daraufhin, dass Magnesium als physiologischer Kalziumantagonist den Anstieg der intrazellulären Kalziumkonzentration reduzieren kann, andererseits konnte die MH-Induktion allerdings nicht verhindert werden. Eine adjuvante Therapie mit Magnesium ist daher während der MH-Krise nicht indiziert.

Der Operateur muss frühzeitig von der Verdachtsdiagnose MH unterrichtet werden. Bei Entwicklung einer MH noch vor Beginn der Operation sollte der Eingriff auf einen späteren Zeitpunkt verschoben werden. Nach Beginn der Operation oder bei dringlicher Indikation muss gemeinsam mit dem Operateur eine Entscheidung über einen Abbruch der Operation getroffen werden. Auf jeden Fall sollte eine zügige Beendigung des Eingriffs angestrebt werden.

Der Anstieg der Körpertemperatur ist ein Spätsymptom der MH-Krise, daher gehören ▶ **Oberflächenkühlung**, Infusion von kalten Lösungen und/oder Eiswasserspülungen zu den Sekundärmaßnahmen. Ein dieser Situation ▶ **angemessenes Monitoring** umfasst neben zusätzlichen periphervenösen Zugängen, das Einlegen einer arteriellen Kanüle und eines zentralvenösen Katheters. Zum Monitoring der Nierenfunktion muss ein Blasenkatheter gelegt werden. Zur Vermeidung eines akuten Nierenversagens, das aufgrund einer Schocksymptomatik und Rhabdomyolyse entstehen kann, ist eine forcierte Diurese mit ausreichender Flüssigkeitszufuhr notwendig. Bei unzureichender Urinproduktion muss die Diurese durch Gabe von Schleifendiuretika auf 1–2 ml/kg/h gesteigert werden.

Nach Stabilisierung des Patienten ist eine ▶ **intensivmedizinische Überwachung** mit adäquatem Monitoring sowie das Fortführen der Dantrolentherapie erforderlich. Die Laborparameter (insbesondere Blutgasanalysen, Elektrolyte, CK, Blutbild und Nierenfunktionswerte) müssen engmaschig kontrolliert werden. Neben der Gefahr der ▶ **Hyperkaliämie** muss auch mit einem ▶ **Anstieg des Serumnatriums** durch

▶ Azumolen

▶ Antiarrhythmische Therapie

Operateur frühzeitig von der Verdachtsdiagnose MH unterrichten!

▶ Oberflächenkühlung
▶ Angemessenes Monitoring

▶ Intensivmedizinische Überwachung
▶ Hyperkaliämie
▶ Anstieg des Serumnatriums

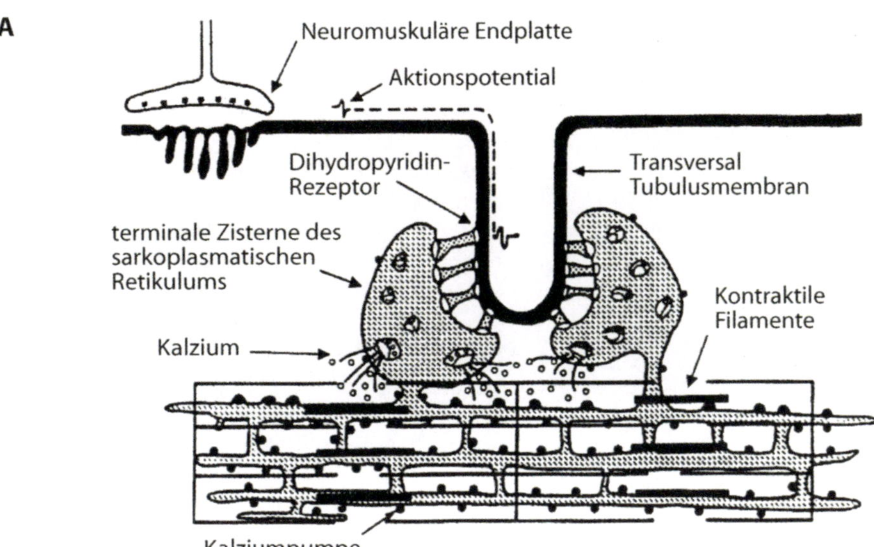

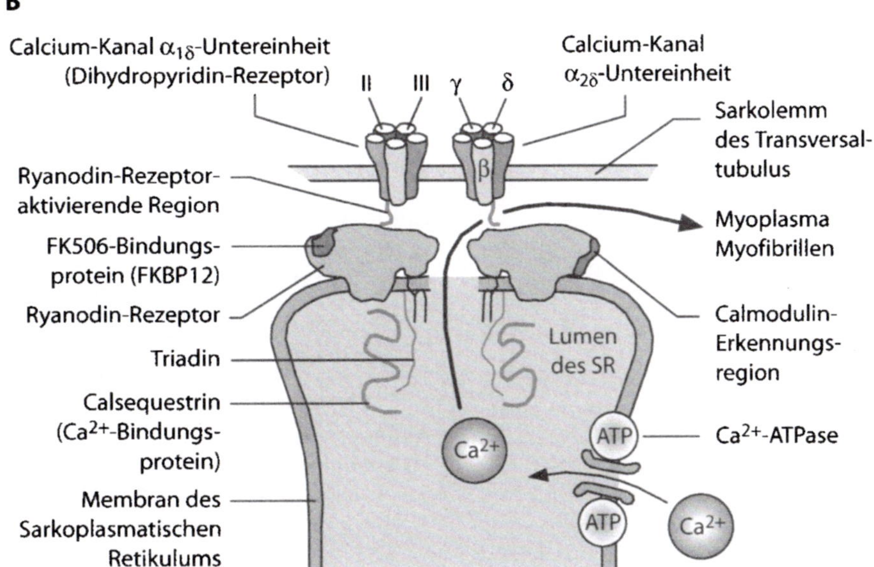

Abb. 2 ▲ **Schematische Übersichts-** (a) **und Detaildarstellung** (b) **der physiologischen Aktivierung der intrazellulären Kalziumfreisetzung in der Skelettmuskulatur. (Modifiziert nach [21], für Details siehe Text)**

die Infusions- und Azidosetherapie (Natriumhydrogenkarbonat!) gerechnet werden. Die Messung der CK, von Transaminasen und von Myoglobin (im Serum und Urin) geben Aufschluss über das Ausmaß der Muskelschädigung. Kontrollen des Blutbildes können bei schwersten Verläufen Hinweise auf eine Hämolyse geben. Bei schweren Verläufen sind aufgrund von Schock, Freisetzung von Gewebsthromboplastin und Hämolyse Fälle von disseminierter intravasaler Gerinnung und Verbrauchskoagulopathie beschrieben worden. Daher sollten die Patienten frühzeitig eine Low-dose-Heparinisierung erhalten und die Gerinnungsparameter regelmäßig kontrolliert werden.

Bei rechtzeitigem Erkennen der Symptomatik und unverzüglicher Behandlung kann die MH in den meisten Fällen erfolgreich therapiert werden. So konnte die ► **Letalität** in den letzten Jahren auf unter 10% gesenkt werden. Von großer Wichtigkeit für den Patienten und dessen Familienangehörige ist die Aufklärung über die Veranlagung zur MH, um weitere Narkosezwischenfälle in der Familie zu vermeiden. Dem Patienten sollte ein ► **Attest** über die MH-Veranlagung ausgestellt und er sowie seine Angehörigen an ein MH-Zentrum zur weiteren Beratung und MH-Diagnostik überwiesen werden.

Aufklärung über die Veranlagung zur MH für Patienten und Familienangehörige sehr wichtig.

► **Letalität**

► **Attest**

Pathophysiologie der Rezeptor- und „Second-messenger-Systeme"

Der genaue Mechanismus, wie die unterschiedlichen Substanzen (volatile Inhalationsanästhetika und Succinylcholin) eine MH-Episode induzieren, ist bisher nicht im Detail bekannt. Es gilt als gesichert, dass die MH durch eine ▶ **Dysregulation der intrazellulären Kalziumhomöostase** charakterisiert ist [36, 40]. Das ▶ **sarkoplasmatische Retikulum** der Skelettmuskelzelle ist der Hauptregulator des intrazellulären Kalziumhaushalts und wird im Zusammenhang mit der MH intensiv untersucht.

Die physiologische Aktivierung der intrazellulären Kalziumfreisetzung in der Skelettmuskelzelle ist in Abb. 2a als schematische Übersichtsdarstellung und in Abb. 2b als Detailansicht illustriert.

Über ein Aktionspotential werden spannungsabhängige ▶ **Dihydropyridinrezeptoren**, die in der T-Tubulusmembran des Skelettmuskels lokalisiert sind, aktiviert und zu einer Konformationsänderung angeregt (Abb. 2a). Diese Rezeptoren sind als ▶ **Kalziumkanäle** charakterisiert worden und bestehen aus den 5 Untereinheiten α_1, α_2, β, γ und δ (Abb. 2b). Die α_1-Untereinheit weist Kalziumkanalaktivität auf mit einem resultierenden Kalziumeinwärtsstrom in die Zelle und bindet Kalziumantagonisten (Dihydropyridine). Die anderen 4 Untereinheiten modulieren diese Eigenschaft. Durch die Konformationsänderung der Dihydropyridinrezeptoren und sehr wahrscheinlich im Zusammenwirken mit dem langsamen Kalziumeinwärtsstrom und physiologischen Modulatoren [27] werden die ▶ **Ryanodinrezeptoren** [18], die am sarkoplasmatischen Retikulum lokalisiert und mit den Dihydropyridinrezeptoren verbunden sind, stimuliert (Abb. 2a,b). An der physiologischen Signaltransduktion ist weiterhin das FK506-bindende ▶ **Kopplungsprotein FKBP12** beteiligt, das zwischen den Dihydropyridin- und Ryanodinrezeptoren lokalisiert ist (Abb. 2b). Die Ryanodinrezeptoren bewirken nach Aktivierung eine Kalziumfreisetzung aus dem sarkoplasmatischen Retikulum in das Zytoplasma (Abb. 2a,b), wo das ▶ **Kalzium** als Kofaktor verschiedene Stoffwechselprozesse und die ▶ **Muskelkontraktion** durch Interaktion der kontraktilen Proteine Aktin und Myosin steuert (Abb. 3a). Nach der Freisetzung ins Zytoplasma wird das Kalzium wieder über ATP-abhängige ▶ **Kalziumpumpen** in das sarkoplasmatische Retikulum zurückgepumpt und damit die ▶ **Relaxation** der Muskulatur vermittelt (Abb. 2a und 3a).

▶ **Elektrophysiologische Untersuchungen** haben gezeigt, dass der Ryanodinrezeptor bei MH-disponierten Schweinen und Menschen durch eine längere Öffnungswahrscheinlichkeit charakterisiert ist [9, 29, 36], die mit einer gesteigerten Affinität am Ryanodinrezeptor einhergeht [49]. Hierdurch wird eine vermehrte Kalziumfreisetzung aus dem sarkoplasmatischen Retikulum ins Zytoplasma bewirkt, die eine

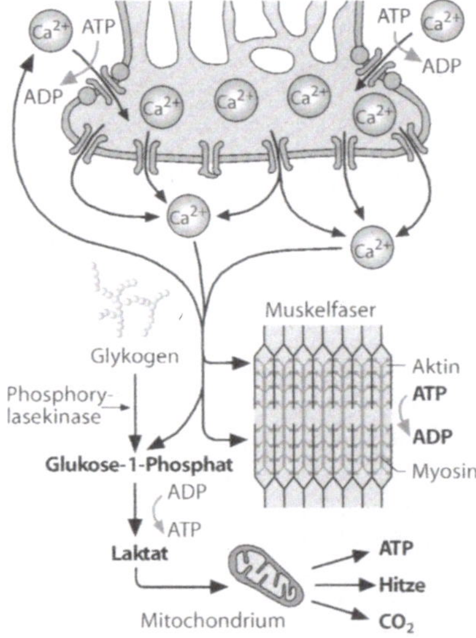

Abb. 3 ▲ **Schematische Darstellung der intrazellulären Kalziumregulation im normalen** (a) **und maligne Hyperthermie (MH) disponierten** (b) **Skelettmuskel. (Modifiziert nach [21], für Details siehe Text)**

längere und verstärkte Interaktion der kontraktilen Filamente in der Skelettmuskulatur zur Folge hat (Abb. 3b). Durch die gesteigerte Kalziumfreisetzung ins Zytoplasma werden darüber hinaus die kalziumabhängigen Stoffwechselwege stärker aktiviert, was letztlich in die bei MH-Krisen beobachteten Symptome wie CO_2- und Temperaturanstieg und Azidose mündet (Abb. 3b). Die inadäquate Versorgung der Zellen mit Sauerstoff führt zu einer Verschlechterung der initial gesteigerten aeroben Energiegewinnung. Laktatazidose und intramitochondriale Kalziumakkumulation mit konsekutiver Entkopplung der oxidativen Phosphorylierung wirken schließlich zytotoxisch.

Bei der ▶ **fulminanten MH-Krise** folgt bei Verlust der Zellintegrität eine zunehmende Membranpermeabilität für Ionen und Moleküle bzw. Enzyme. Dieser Pathomechanismus führt ohne zügige therapeutische Intervention letztlich zum irreversiblen Zelluntergang und Zusammenbruch der Organfunktion.

Neben der Aktivierung der intrazellulären Kalziumfreisetzung über den Dihydropyridin-Ryanodin-Rezeptorkomplex werden noch weitere Einflussmechanismen auf die intrazelluläre Kalziumregulation diskutiert. Mehrere Untersuchungen haben gezeigt, dass der ▶ **Inositolphosphatstoffwechsel** in Skelettmuskelpräparaten von MH-disponierten Schweinen und Menschen gesteigert ist. Schlüsselsubstanz im Inositolphosphatstoffwechsel ist der second messenger ▶ **1,4,5-Inositoltrisphosphat (IP$_3$)**, der bei MH-Disposition signifikant erhöht ist, und für den bereits kalziumfreisetzende Eigenschaften nachgewiesen wurden [2]. Es ist also vorstellbar, dass durch eine gesteigerte IP$_3$-Synthese vermehrt Kalzium ins Zytoplasma freigesetzt wird. Die Bestimmung dieses second messengers im Blut als präoperatives Screening konnte bisher allerdings nicht etabliert werden, da die signifikanten Unterschiede in den Skelettmuskelpräparaten nicht mit entsprechenden Veränderungen im Blut korrelieren.

Es ist derzeit nicht genau bekannt, weshalb der Inositolphosphatstoffwechsel bei MH-Disposition gesteigert und der kalziumfreisetzende second messenger IP$_3$ erhöht ist. Als ein möglicher Mechanismus wurde eine Interaktion mit dem Ryanodinrezeptorkomplex diskutiert, denn die IP$_3$- und Ryanodinrezeptoren weisen große Sequenzhomologien auf [28]. Andererseits konnte bisher allerdings ein IP$_3$-Rezeptor oder ein kompetitiver Antagonismus zwischen Ryanodin und IP$_3$ in der Skelettmuskulatur nicht nachgewiesen werden. Ein weiterer Mechanismus könnte im Zusammenhang mit dem ▶ **Serotoninrezeptorsystem** gesehen werden, da einige Serotoninrezeptorsubtypen, u. a. der ▶ **Serotonin-2-Rezeptor**, an den Inositolphosphatstoffwechsel gekoppelt sind [2], und nach Applikation eines Serotonin-2-Rezeptoragonisten bei MH-Disposition signifikant früher eine Muskelkontraktur am isolierten Skelettmuskelpräparat registriert werden kann [41]. Darüber hinaus konnte nach Gabe von Serotonin-2-Rezeptoragonisten bei Schweinen eine MH-Episode ausgelöst [20] bzw. durch Prämedikation mit einem Serotonin-2-Rezeptorantagonisten die Entwicklung einer Halothan-induzierten MH-Krise verhindert werden. Eine weitere Studie wies einen Anstieg des freien, physiologisch aktiven Serotonins im Plasma entsprechend dem Anstieg von Muskeltonus, Plasmalaktat, venösen pCO_2 und Körpertemperatur während einer Halothan-induzierten MH-Krise beim Schwein nach.

Beteiligung verschiedener Organsysteme

Die komplexen pathophysiologischen Veränderungen bei der MH bleiben nicht auf die Skelettmuskulatur beschränkt, sondern auch ▶ **andere Organsysteme** wie Herz, zentrales Nervensystem und Leber weisen bestimmte Merkmale im Sinne einer Systemerkrankung auf.

▶ **Herz:** Während der MH-Krise kommt es bereits in der Frühphase zu markanten Störungen der Herz- und Kreislauffunktion, die im weiteren Verlauf zu einer Reduktion von Herzzeitvolumen und Systemdruck bis hin zur Asystolie führen können. Unabhängig von einer Anästhesie wurden in MH-Familien über eine erhöhte Inzidenz an Kardiomyopathien und gehäuft auftretende plötzliche Todesfälle berichtet. Diese Beobachtungen lassen eine Beteiligung des kardiovaskulären Systems bei der MH vermuten. Allerdings ist bislang nicht abschließend geklärt, ob die Störungen der myokardialen Funktionen primärer Natur sind oder Folge von Hyperthermie, Azidose und Elektrolytveränderungen.

▶ **Fulminante MH-Krise**

▶ **Inositolphosphatstoffwechsel**

▶ **1,4,5-Inositoltrisphosphat (IP$_3$)**

▶ **Serotoninrezeptorsystem**
▶ **Serotonin-2-Rezeptor**

▶ **Andere Organsysteme**

▶ **Herz**

Für eine primäre Beteiligung des Myokards sprechen u. a. Veränderungen im Inositolphosphatgehalt im Herzmuskelgewebe von MHS-Schweinen, eine erhöhte Empfindlichkeit des Myokards gegenüber β-adrenerger Stimulation und die Umkehr der Laktatbilanz mit Freisetzung von H^+-Ionen in das Koronarblut bei der MH des Schweins. In einer In-vitro-Untersuchung waren weiterhin die Aktionspotentiale von Myokardpräparaten unter Halothanzufuhr bei der MHS- gegenüber der MHN-Population signifikant verlängert und die Amplitude gesteigert. Auf der anderen Seite konnte für den kardialen Ryanodinrezeptor im Gegensatz zum Ryanodinrezeptor des Skelettmuskels kein Defekt nachgewiesen werden [21]. Darüber hinaus wurden keine funktionellen Veränderungen von α- und β-Adrenozeptoren am Myokard beim MHS-Schwein gefunden.

► **Zentrales Nervensystem:** Hinweise für eine mögliche Primärbeteiligung des zentralen Nervensystems bei der MH wurden in Untersuchungen am Schwein gefunden, in denen EEG-Veränderungen bei der beginnenden MH-Krise regelmäßig vor Veränderungen systemischer Parameter bei Schweinen gemessen wurden. Durch Gabe von Dantrolen konnte die hirnelektrische Aktivität wieder normalisiert werden. Diese Befunde widerlegen die Schlussfolgerungen aus früheren Studien, in denen die nach überlebter MH beschriebenen zerebralen Schädigungen wie Koma, Krämpfe etc. ausschließlich als Sekundärfolgen interpretiert wurden.

► **Leber:** Hepatozyten von MHS-Schweinen weisen eine gestörte Kalziumhomöostase auf. Durch Exposition der Zellen mit Halothan oder 1,4,5-IP_3 wurde in einer Untersuchung an Schweinehepatozyten bei MHS signifikant mehr Kalzium als bei MHN freigesetzt. Diese Resultate und die Befunde an Blutzellen von MHS-Patienten und -Schweinen sprechen dafür, dass der „MH-Defekt" nicht nur in der Skelettmuskulatur sondern auch an den Zellmembranen anderer Organsysteme lokalisiert sein dürfte.

„Clinical Grading Scale" zur Abschätzung einer MH-Disposition

Im Jahr 1994 wurde die ►**„Clinical Grading Scale"** (CGS) in die klinische Praxis eingeführt [19]. Die CGS ist ein Scoringsystem mit dem klinische Parameter für eine MH-Krise, wie z. B. Muskelalteration, Temperatur und Azidose, erfasst und entsprechend ihrem Schweregrad mit unterschiedlich hohen Punktzahlen bewertet werden. Die Punkte werden addiert und anhand der Summe werden 6 verschiedene MH-Ränge gebildet. Mit Hilfe dieser MH-Ränge soll die Wahrscheinlichkeit, ob eine klinische Symptomatik tatsächlich eine MH darstellt oder nicht, eingeschätzt werden. Allerdings muss für die korrekte Anwendung der CGS eine lückenlose Dokumentation über den Narkosezwischenfall vorliegen, da ansonsten einzelne Parameter nicht bewertet werden können. Erste Untersuchungen konnten belegen, dass die CGS in der vorliegenden Form ihren Zielsetzungen noch nicht gerecht werden kann [35].

In-vitro-Kontrakturtest als Standardverfahren zur Bestimmung des MH-Phänotyps

Das gegenwärtig einzige Standardverfahren zur präsymptomatischen Diagnostik einer MH-Disposition ist der ► **in-vitro-Kontrakturtest**, der auf einen Vorschlag der Arbeitsgruppen um Kalow [17] und Ellis [7] zurückgeht. Für den in-vitro-Kontrakturtest muss den Patienten durch eine ► **offene Biopsie** eine Skelettmuskelprobe aus dem M. quadriceps femoris entnommen werden. Die Präparation der Muskelproben und der Versuchsablauf mit ► **Exposition von Koffein und Halothan** liefert für jeden Patienten Schwellenwerte für Koffein- und Halothankontrakturen, die in Europa einheitlich nach dem Protokoll der „European MH Group" [8, 31] definiert sind und eine Einteilung der untersuchten Patienten in 3 diagnostische Kategorien ermöglicht:

1. **MHN** (MH non-susceptible = MH-Disposition auszuschließen),
2. **MHS** (MH susceptible = MH-Disposition),
3. **MHE** (MH equivocal = MH-Disposition ungeklärt).

Abbildung 4 zeigt Originalregistrierungen des in-vitro-Kontrakturtests mit Halothan (Abb. 4a) und Koffein (Abb. 4b) bei einem MH-empfindlichen (MHS) und einen

Abb. 4 ▲ **Originalregistrierungen der Kontrakturprofile nach Halothan-** (a) **und Koffeinexposition** (b) **bei Patienten ohne (MHN) und mit (MHS) Disposition zur MH. Beim MH-disponierten Patienten (MHS) beginnt die Muskelkontraktur sowohl nach Halothan- wie auch nach Koffeingabe bei niedrigeren Substanzkonzentrationen im Vergleich zum Patienten ohne MH-Dispositon (MHN)**

MH-unempfindlichen (MHN) Patienten. Die Kategorie MHE stellt eine unbefriedigende „Grauzone" dar, die die Disposition zur MH weder ausschließt noch annimmt. Die Patienten dieser Gruppe werden aus Sicherheitsgründen als positiv eingestuft. In Europa liegt der Anteil der MHE-Patienten bei etwa 10–15 % der insgesamt getesteten Personen. Weiterhin wurde durch die Publikationen von Isaacs und Badenhorst [16] und Wedel und Nelson [45] deutlich, dass der In-vitro-Kontrakturtest keine 100%ige Sensitivität aufweist, was durch falsch-negativ getestete Patienten dokumentiert wurde. Die Häufigkeit derartiger Befunde ist zwar extrem gering, darf aber dennoch die Untersucher nicht zu einer falschen Sicherheit verleiten. Das derzeitige Standardverfahren zur Feststellung einer MH-Disposition mit den klassischen Testsubstanzen Halothan und Koffein wird daher in zahlreichen Testzentren durch zusätzliche Testungen mit ▶ **Ryanodin** und auch Cresol ergänzt [31], da diese Substanzen ebenfalls markant unterschiedliche Kontrakturprofile zwischen MH-Anlageträgern und der Normalpopulation induzieren [15, 42]. Darüber hinaus wird sehr wahrscheinlich durch die zusätzliche Testung mit diesen Substanzen der Anteil an MHE-getesteten Personen reduziert werden können [42].

Der In-vitro-Kontrakturtest hat spezifische Nachteile, die eine breite klinische Anwendung leider unmöglich machen. So ist der Test invasiv, zeit- und kostenintensiv (Narkose, Operation, postoperative Nachbehandlung). Weiterhin ist die Entnahme einer Muskelprobe bei sehr kleinen Kindern nicht vertretbar. Es gibt in Deutschland nur sieben anerkannte ▶ **MH-Labors** (Bochum, Hamburg, Hannover, Leipzig, Mainz, Ulm, Würzburg) und im Notfall (z. B. dringende Operation) würde eine Testung nicht schnell genug durchgeführt werden können. Es ist daher eine große Herausforderung, nicht- oder minimal invasive Testverfahren zu entwickeln, die schnell, preiswert und an einer großen Zahl von Krankenhäusern durchgeführt werden könnten. Derzeit gibt es allerdings noch kein geeignetes alternatives Testverfahren, was die Untersuchung von diversen Laborparametern und kultivierten Muskelzellen [4] mit einschließt.

Genlokalisation und genetische Kopplungsanalysen

Bei MH-disponierten Schweinen wird für den genetischen Defekt der sogenannte HAL-Locus (halothane sensitity locus) verantwortlich gemacht, der in unmittelbarer

▶ **Ryanodin**

▶ **MH-Labors**

► Chromosom 19q-Region

► Ryanodinrezeptor
► Chromosom 19

► Chromosom 17

► Chromosom 7
► Chromosom 3
► Chromosom 1 und 5

► C1843T-Mutation

► C1840T-Mutation

Nachbarschaft zum GPI- (glucose phosphate isomerase) und dem H-Blutgruppen-antikörperlocus auf dem Chromosomen 6 liegt. Dieser Chromosomenabschnitt ist homolog mit der ► **Chromosomen 19q-Region** des menschlichen Genoms [38].

Gene sind auf den Chromosomen linear organisiert, so dass der Genort für einen MH-Defekt zusammen mit dicht benachbarten polymorphen genetischen Markern über die Generationen vererbt werden kann. Je dichter diese polymorphen DNA-Marker an dem Kandidatengen lokalisiert sind, desto weniger wahrscheinlich ist eine Rekombination in diesem chromosomalen Segment im Rahmen der Vererbung.

Genetische Untersuchungen in der Chromosomen 19q12–13.2-Region haben erstmals 1990 in 3 großen irischen Familien mit Disposition zur MH eine Kopplung zwischen Markern der GPI-Region und dem MHS-Phänotyp gezeigt [24]. In dieser Region ist auch der menschliche H-Blutgruppenantikörperlocus identifiziert worden.

Durch Untersuchungen von Zorzato und Mitarbeiter [50] wurde der Genort, der für den ► **Ryanodinrezeptor** der menschlichen Skelettmuskulatur kodiert, in der Region q13.1–13.2 auf dem ► **Chromosomen 19** nachgewiesen. Die Vermutung, dass das Ryanodinrezeptorgen ein Kandidat für den MH-Defekt sein könnte, wurde durch MacLennan und Mitarbeiter [22] unterstützt, die eine Kopplung zwischen dem Ryanodinrezeptorgen und dem MHS-Phänotyp zeigen konnten. Darüber hinaus wurde auch bei Schweinen eine Kopplung zwischen dem Ryanodinrezeptorgen und dem MHS-Phänotyp nachgewiesen, was zunächst die Vermutung nahe legte, dass für den MH-Defekt global bei Mensch und Schwein der gleiche Genort verantwortlich sein könnte.

Obwohl in der Mehrzahl der Familien mit Disposition zur MH eine Kopplung zwischen dem MHS-Phänotyp und DNA-Markern der Region des Ryanodinrezeptorgens gezeigt werden konnte, so wurden in den letzten Jahren auch Familienstammbäume ohne diese genetische Kopplung publiziert.

Ein weiterer Genort für den MH-Defekt wurde von der amerikanischen Arbeitsgruppe um Levitt auf dem menschlichen ► **Chromosomen 17** vermutet. Diese Arbeitsgruppe fand eine Kopplung zwischen dem MHS-Phänotyp und DNA-Markern der Region 17q11.2–24. Einschränkend muss allerdings betont werden, dass diese Befunde bisher in einer Vielzahl von europäischen MH-Familien nicht bestätigt werden konnten. Die Region 17q11.2–24 beinhaltet Genorte, die für Untereinheiten des Dihydropyridinrezeptors und des adulten Natriumkanals des Muskels kodieren.

In 2 weiteren Familien mit Disposition zur MH, die keine Kopplung zwischen DNA-Markern der Region des Ryanodinrezeptorgens und dem MHS-Phänotyp haben, konnte eine Kopplung zwischen Markern der Region q des menschlichen ► **Chromosoms 7** bzw. der Region q13.1 des ► **Chromosomens 3** und dem MHS-Phänotyp gezeigt werden. Weitere Kopplungen wurden auf den ► **Chromosomen 1 und 5** gefunden. Die Häufigkeit dieser Kopplungen ist derzeit allerdings noch nicht bekannt.

Nachweis von Mutationen im Ryanodinrezeptorgen

Die Sequenzanalyse im Ryanodinrezeptorgen des Schweins zeigt eine Basensubstitution an der Position 1843. Bei MH-disponierten Schweinen ist die Base Cytidin gegen Thymin ausgetauscht ► **(C1843T-Mutation)**. Diese Basensubstitution führt auf der Aminosäurenebene zum Austausch von Arginin gegen Cystein an der Position 615 (Arg615Cys) und war die einzige nachzuweisende Mutation im Ryanodinrezeptorgen verschiedener Schweinerassen [10]. Der Nachweis dieser Mutation ist bisher ausnahmslos mit dem MHS-Phänotyp assoziiert [21].

Die korrespondierende Punktmutation im menschlichen Ryanodinrezeptorgen ► **(C1840T-Mutation)** wurde im Rahmen der direkten Gendiagnostik zunächst in 3 von 35 kanadischen Familien mit Disposition zur MH nachgewiesen und war dort auch mit dem MHS-Phänotyp assoziiert [12]. Weitere Häufigkeitsuntersuchungen haben gezeigt, dass die Mutation, die bei MH-verdächtigen Schweinen immer nachweisbar ist, beim Menschen nur in etwa 2–7% der untersuchten MH-Familien auftritt und nicht als spezifisches genetisches Charakteristikum verwendet werden kann. In weiteren Untersuchungen wurde die C1840T-Mutation zum einen bei einem Patienten mit MHN-Phänotyp [5] und zum anderen als Spontanmutation in einem Familienverband aufgedeckt. Damit ist die Bedeutung dieser Mutation für die Pathogenese und insbesondere als diagnostisches Kriterium in Frage gestellt.

Neben der C1840T-Mutation wurden bisher insgesamt 26 weitere Mutationen im Ryanodinrezeptorgen entdeckt, die z. T. nur in einzelnen Familien oder mit einer jeweiligen Häufigkeit von um die 5% nachgewiesen wurden [10, 33, 37, 40]. Für einige Mutationen wurde einerseits eine Assoziation mit dem MHS-Phänotyp und andererseits mit der Muskelerkrankung ▶ **Central Core Disease** beobachtet [33]. Der Zusammenhang zwischen dem MH-Syndrom und der Muskelerkrankung Central Core Disease ist bisher noch nicht endgültig aufgeklärt.

Der Grund für die markanten Unterschiede auf der molekulargenetischen Ebene zwischen Schwein und Mensch könnte durch einen ▶ **Zuchteffekt in der Schweinepopulation** begründet sein, der nur eine Facette des MH-Syndroms reflektiert, während das Erscheinungsbild und die Genotypveränderungen bei der menschlichen MH vielfältiger sind. Die enorme Vielfalt der Genotypveränderungen lässt damit auch den Mutationsnachweis im Ryanodinrezeptorgen als insuffiziente Methode für ein präoperatives Screening erscheinen. Komplizierend kommt hinzu, dass die C1840T-Mutation auch bei einer Person mit MHN-Phänotyp [5] bzw. als Spontanmutation in einer Familie nachgewiesen wurde.

Anästhesie bei Patienten mit Disposition zur MH

Präoperative Vorbereitung und Prämedikation

Die ▶ **Narkosevorbereitung** von Patienten mit nachgewiesener oder vermuteter Veranlagung zur MH umfasst neben den Routinemaßnahmen die Entnahme relevanter Laborparameter wie Blutgasanalyse, Elektrolyte und CK-Wert. Bei Anhalt für eine neuromuskuläre Erkrankung sollte ein neurologischer Status erhoben werden. Wesentliche Vorbefunde für die Planung der Narkose, insbesondere alte Narkoseprotokolle oder Arztberichte, sollten eingeholt werden.

Auch ▶ **Stress** scheint bei der MH-Induktion eine Rolle zu spielen [40, 48]. Bei der präoperativen Visite kommt daher einem ausführlichen Gespräch mit dem Patienten große Bedeutung zu. Darüber hinaus ist eine effektive ▶ **Prämedikation** zu empfehlen. Hierfür haben sich aufgrund der komplexen pharmakologischen Eigenschaften (Anxiolyse, Muskelrelaxierung und Amnesie) besonders die Bezodiazepine bewährt. Neben den Bezodiazepinen können jedoch auch Opioide und ggf. Barbiturate ohne Gefährdung für den Patienten verwendet werden.

In früheren Publikationen wurde die prophylaktische Gabe von Dantrolen zur Senkung des MH-Risikos empfohlen. Während die orale Dantrolenprophylaxe nach einhelliger Expertenmeinung heute obsolet ist, wird die Frage nach der parenteralen Dantrolengabe unmittelbar vor der Narkoseeinleitung weiterhin kontrovers diskutiert [36]. Um die Frage nach dem Sinn der ▶ **Dantrolenprophylaxe** zu beantworten, muss untersucht werden, ob Patienten mit gesicherter MH-Veranlagung bei triggerfreier Narkoseführung und ohne prophylaktische Dantrolengabe MH-Symptome ausbilden.

Nach Auswertung der Unterlagen von 2214 MH-verdächtigen Patienten wurde in 5 Fällen über postoperatives Fieber nach MH-triggerfreier Allgemeinanästhesie berichtet. Bei den vorliegenden Daten muss die MH als Ursache allerdings in Zweifel gezogen werden, da keine weiteren MH-Symptome registriert wurden. In einer weiteren Studie wurde bei keinem der MHS-Patienten ein Anhalt für eine MH bei triggerfreier Narkoseführung und ohne Dantrolenprophylaxe gefunden. Weiterhin wurden bislang aus keinem der etablierten MH-Zentren über Komplikationen bei MH-Patienten mit diesem Narkoseregime berichtet. Postoperative Temperaturmessungen sowie die Bestimmung der CK ergaben bei keinem Patienten einen Anhalt für eine MH-Reaktion. Bei triggerfreier Narkoseführung und entsprechendem Monitoring kann also auf eine Dantrolenprophylaxe verzichtet werden. Neben dem fraglichen therapeutischen Wert einer prophylaktischen Dantrolengabe müssen spezifische Nebenwirkungen dieser Substanz Berücksichtigung finden. Dantrolen kann Übelkeit und Erbrechen, migräneartige Kopfschmerzen und Müdigkeit induzieren. Besonders bei Patienten mit neuromuskulären Erkrankungen kann die Dantrolen-vermittelte Muskelrelaxation zur Ateminsuffizienz führen. Darüber hinaus wurde in einer Kasuistik eine postpartale Uterusatonie beschrieben.

Vorbereitung des Narkosegerätes und Monitoring

Das ▶ **Narkosegerät** muss „dekontaminiert" werden, d. h. der Narkoseverdampfer muss vom Gerät entfernt sein und sämtliche Teile des Gerätes, die mit dem Gasstrom in Verbindung stehen, müssen erneuert werden (Narkoseschläuche, Absorberkalk etc.). Anschließend wird das Gerät für mindestens 10 min mit einem Frischgasflow von 10 l/min gespült. In der Einheit muss eine ausreichende Menge an Dantrolen, entsprechend einer Dosierung von 10 mg/kg Körpergewicht des Patienten, für den Notfall bereitstehen.

Das ▶ **Monitoring** umfasst mindestens EKG, Blutdruckmessung, Kapnometrie, Pulsoxymetrie und kontinuierliche Temperaturmessung. Um die Kontrolle von Laborparametern zu erleichtern, sollten möglichst großlumige periphervenöse Zugänge gelegt werden. Die Indikation für ein erweitertes invasives Monitoring sollte in Abhängigkeit von dem operativen Eingriff großzügig gestellt werden. Ein Intensivtherapieplatz sollte für den Notfall bereitstehen.

Narkoseführung

Die Narkose wird entweder als ▶**triggerfreie Allgemeinanästhesie** oder als ▶ **Regionalanästhesie** durchgeführt. Die Narkoseeinleitung erfolgt in stressfreier Atmosphäre. Für die Allgemeinanästhesie haben sich Opioide, Barbiturate, Etomidat, Propofol, Benzodiazepine und Lachgas als geeignet erwiesen. Alle gebräuchlichen nichtdepolarisierenden Muskelrelaxanzien dürfen verwendet werden. Bei der Regionalanästhesie können Lokalanästhetika vom Ester- und vom Amidtyp eingesetzt werden [39, 40]. Die Ausleitung der Narkose erfolgt ebenfalls unter Vermeidung von Stress.

Die ▶**postoperative Überwachung** durch erfahrenes Personal muss nach kleineren Eingriffen mindestens 4–6 h und nach größeren Operationen ca. 24 h betragen. Die Indikation zur intensivmedizinischen Überwachung sollte großzügig gestellt werden. Postoperativ werden regelmäßig Laborkontrollen durchgeführt. Bei Anzeichen einer hypermetabolen Stoffwechselsituation müssen diese engmaschig fortgeführt und, wenn nötig, frühzeitg mit einer spezifischen Therapie begonnen werden.

Assoziation mit anderen Erkrankungen

Neuromuskuläre Erkrankungen

In mehreren Studien konnte demonstriert werden, dass ca. 30–50% der Patienten mit MH-Disposition myopathologische Veränderungen aufweisen. Der Großteil dieser Veränderungen ist unspezifisch und betrifft hauptsächlich eine gesteigerte Variationsbreite der Fasergrößen sowie Veränderungen im Verhältnis der Fasertypen I und II. Die Inzidenz myopathologischer Veränderungen steigt mit zunehmenden Alter der Patienten, ist jedoch nicht abhängig vom Geschlecht. Die histopathologische Untersuchung ermöglicht keine spezifische MH-Diagnostik, ist jedoch zum Ausschluss einer Koinzidenz mit weiteren Myopathien wichtig [36]. Aufgrund der hohen Inzidenz an myopathologischen Veränderungen beim MHS-Phänotyp wird von einigen Autoren empfohlen, neben der MH- auch eine neuromuskuläre Diagnostik bei MH-Verdacht vorzunehmen [36]. Andere Autoren stellen in diesem Zusammenhang die Spezifität des In-vitro-Kontrankturtests bei Patienten mit neuromuskulären Erkrankungen in Frage. Einigkeit besteht hingegen darüber, dass Patienten mit neuromuskulären Erkrankungen bei Exposition mit MH-Triggersubstanzen insgesamt ein erhöhtes Narkoserisiko haben [36].

▶ **Spezifische Myopathien** wie z. B. Muskeldystrophie Typ Duchenne oder Becker, Central Core Disease oder Myotonia congenita werden nur in ca. 5% der MHS-Patienten beschrieben. Untersuchungen zur Häufigkeit von Narkosekomplikationen bei Patienten mit ▶ **Muskeldystrophie Duchenne** ergaben ein erhöhtes Auftreten von kardialen und pulmonalen Komplikationen bei Narkoseführung ohne MH-Triggersubstanzen. Eine andere Übersicht präsentierte 25 Fälle von Patienten mit Muskeldystrophie Duchenne, von denen 19 volatile Inhalationsanästhetika für die Narkoseführung erhielten. Vier der Patienten (21,1%) hatten schwere Narkosezwischenfälle mit typischen MH-Symptomen; während einer der Patienten reanimiert werden konnte, blieben die Maßnahmen bei einem anderen Patienten erfolglos.

Die einzige neuromuskuläre Erkrankung, für die ein genetischer Zusammenhang mit der MH gesichert scheint ist die autosomal-dominant vererbte ▶ **Central Core Disease** [33]. Vor diesem Hintergrund wurde von McCarthy spekuliert, dass z. B. die C487T-Mutation im Ryanodinrezeptorgen die MH-Veranlagung und auch die Prädisposition für Central Core Disease induzieren könnte. Für die klinische Manifestation der Central Core Disease scheinen jedoch noch weitere, bisher nicht bekannte Faktoren notwendig zu sein, wie z. B. Allelvariationen bei Genen, die für Proteine kodieren, die mit dem Ryanodinrezeptorkomplex interagieren. Es ist danach auch vorstellbar, dass bestimmte Allelvariationen nur zum MHS-Phänotyp führen, während andere zusätzlich in einer klinischen Manifestation der Central Core Disease münden. Diese Hypothese würde u. a. auch die große Variabilität im klinischen und histopathologischen Erscheinungsbild (Störungen im Aufbau und in der Funktion von Typ-I-Fasern) dieser Muskelerkrankung erklären können. Auf eine MH-Diagnostik sollte bei Patienten mit Central Core Disease trotz der engen Assoziation mit der MH-Disposition allerdings nicht verzichtet werden, da nach neueren Untersuchungen und entgegen der bisherigen Annahme nicht alle Patienten im In-vitro-Kontrakturtest als MH-Anlageträger identifiziert werden konnten.

Auch für das ▶ **King-Denborough-Syndrom**, eine seltene Erkrankung, die durch Kleinwuchs, Ptose und Skelettdeformitäten gekennzeichnet ist, und die ▶ **Myotonia congenita** wurden eine enge Assoziation mit der MH beschrieben.

Bei Patienten mit neuromuskulären Erkrankungen, die eine enge Assoziation mit der MH-Disposition haben, sollte eine triggerfreie Narkose durchgeführt werden.

Malignes neuroleptisches Syndrom

Das ▶ **maligne neuroleptische Syndrom** (MNS) wird ausgelöst durch die chronische Anwendung von psychoaktiven Medikamenten, wie z. B. Phenothiazine, Butyrophenone, Lithium, MAO-Inhibitoren oder einer Kombination dieser Substanzen. Die Ursache für das MNS scheint in einer Blockade der Dopaminrezeptoren im ZNS zu liegen, welche zu einer Dysregulation von Basalganglien und Hypothalamus führt. Das klinische Erscheinungsbild des MNS ähnelt der MH, das Syndrom entwickelt sich allerdings langsam über Tage bis Wochen. Die klinische Symptomatik ist gekennzeichnet durch Tachyarrhythmien, Blutdruckkrisen, Tachypnoe, Schweißbildung und Fieber. Es kommt zu Bewusstseinsstörungen bis hin zum Koma und einer Verschlechterung der motorischen Funktionen mit Muskelrigidität und extrapyramidalen Störungen. Häufige Komplikationen sind akutes Nierenversagen, Stauungslunge und Verbrauchskoagulopathie; die Letalität beträgt ca. 20%. Die Behandlung umfasst das Absetzen der ursächlichen Medikamente sowie die symptomatische Therapie von Körpertemperatur, Hämodynamik, Flüssigkeitsbilanz und Muskeltonus. Die Erholung der Patienten dauert in der Regel mehrere Tage aufgrund der langen Wirkdauer der Medikamente. Die zusätzliche Applikation von Dantrolen ist nur bei eindeutiger Erhöhung des Muskelstoffwechsels und Rhabdomyolyse indiziert.

Es bestehen begründete Zweifel an einer gemeinsamen pathogenetischen Grundlage für MH und MNS. Diese liegen in der unterschiedlichen Inzidenz von MH und MNS, der langsamen Entwicklung der Symptomatik beim MNS, der unproblematischen Applikation von Succinylcholin sowie in einem Fehlen von Hinweisen für eine Heredität beim MNS begründet. Weiterhin lässt sich der Muskelrigor beim MNS, im Gegensatz zur MH, durch Muskelrelaxanzien oder Benzodiazepine therapieren. Nach dem Protokoll der European MH Group ist bislang kein MNS-Patient als MH-positiv diagnostiziert worden. In der Literatur findet sich kein Hinweis auf eine durch die klassischen Triggersubstanzen ausgelöste MH-Krise bei einem Patienten mit einer MNS-Anamnese. Weiterhin impliziert die Gabe von psychoaktiven Medikamenten wie Neuroleptika, die ein potentielles Risiko für die Entwicklung eines MNS aufweisen, nicht den Verzicht auf volatile Inhalationsanästhetika und Succinylcholin.

Osteogenesis imperfecta

Die ▶ **Osteogenesis imperfecta** ist eine hereditäre Erkrankung, die u. a. zu einer abnormen Knochenbrüchigkeit führt und durch hypermetabole Zustände mit Tempe-

▶ **Central Core Disease**

▶ **King-Denborough-Syndrom**
▶ **Myotonia congenita**

▶ **Malignes neuroleptisches Syndrom**

▶ **Osteogenesis imperfecta**

raturanstiegen charakterisiert ist. Als Ursache für die Hyperthermie wurde einerseits eine zentrale Dysregulation des Temperaturhaushalts und andererseits ein gestörter zellulärer Energiemetabolismus diskutiert. Die Verbindung zwischen MH und Osteogenesis imperfecta wird unterschiedlich beurteilt. So wurden bei Patienten mit Osteogenesis imperfecta klinisch MH-Episoden beobachtet, jedoch wurden MH-ähnliche Verläufe auch bei triggerfreier Narkoseführung beschrieben. Weiterhin wurden bei einem Patienten MH-ähnliche Symptome beobachtet, wohingegen der in-vitro-Kontrakturtest ein unauffälliges Resultat lieferte. Insgesamt offenbarte die MH-Diagnostik mit dem in-vitro-Kontrakturtest sowohl positive als auch negative Resultate. Allerdings gibt es keine kontrollierten Studien zur Inzidenz der MH-Veranlagung bei Osteogenesis imperfecta, so dass der Verzicht auf MH-Triggersubstanzen bei diesen Patienten ratsam erscheint.

Weitere Erkrankungen vor dem Hintergrund der MH

Über eine Assoziation zwischen ▶ **Hitzschlag** und MH-Disposition wurde in vielen Kasuistiken spekuliert, ein eindeutiger Nachweis konnte allerdings nicht erbracht werden. In einigen Artikeln wurde über eine mögliche Verbindung zwischen MH und dem ▶ **plötzlichen Kindstod** berichtet. So konnte in Untersuchungen bei Eltern von Kindern, die den plötzlichen Kindstod erlitten hatten, in 5 von 15 Fällen mit dem in-vitro-Kontrakturtest eine familiäre Veranlagung zur MH nachgewiesen werden. Andererseits ergaben andere Untersuchungen keinen Hinweis für eine Verbindung zur MH.

Neben den genannten Krankheitsbildern wurden weitere Erkrankungen als Risikofaktoren für eine MH diskutiert. Danach sollen u. a. Diabetes mellitus, Strabismus oder auch Kyphoskoliosen in der Eigen- und/oder Familienanamnese ein Risiko für eine MH-Episode darstellen. Bislang wurden jedoch für keine der genannten Erkrankungen eine Verbindung mit der MH durch klinische Studien belegt.

▶ **Hitzschlag**

▶ **Plötzlicher Kindstod**

Literatur

1. Ball SP, Johnson KJ (1993) The genetics of malignant hyperthermia. J Med Genet 30:89–93
2. Berridge MJ (1993) Inositol trisphosphate and calcium signalling. Nature 361:315–325
3. Brandt A, Schleithoff L, Jurkat-Rott K, Klingler W, Baur C, Lehmann-Horn F (1999) Screening of the ryanodine receptor gene in 105 malignant hyperthermia families: novel mutations and concordance with the in vitro contracture test. Hum Mol Genet 8:2055–2062
4. Censier K, Urwyler A, Zorzato F, Treves S (1998) Intracellular calcium homeostasis in human primary muscle cells from malignant hyperthermia-susceptible and normal individuals. J Clin Invest 101:1233–1242
5. Deufel T, Sudbrak R, Feist Y et al. (1995) Discordance, in a malignant hyperthermia pedigree, between in vitro contracture-test phenotype and haplotypes for the MHSI region on chromosome 19q12–13.2, comprising the C1840 T transition in the RYRI gene. Am J Hum Genet 56:1334–1342
6. Ducart A, Adnet P, Renaud B, Riou B, Krivosic-Horber R (1995) Malignant hyperthermia during sevoflurane administration. Anesth Analg 80:609–611
7. Ellis FR, Harriman DGF, Keaney NP, Kyei-Mensah K, Tyrrell JH (1971) Halothane-induced muscle contracture as a cause of hyperpyrexia. Br J Anaesth 43:721–722
8. European Malignant Hyperthermia Group (1984) A protocol for the investigation of malignant hyperpyrexia (MH) susceptibility. Br J Anaesth 56:1267–1269
9. Fill M, Coronado R, Mickelson JR, Vilven J, Ma JJ, Jacobson BA, Louis CF (1990) Abnormal ryanodine receptor channels in malignant hyperthermia. Biophys J 57:471–475
10. Fujii J, Otsu K, Zorzato F et al. (1991) Identification of a mutation in porcine ryanodine receptor associated with malignant hyerthermia. Science 253:448–451
11. Galloway GJ, Denborough MA (1986) Suxamethonium chloride and malignant hyperthermia. Br J Anaesth 58:447–450
12. Gillard EF, Otsu K, Fujii J et al. (1991) A substitution of cysteine for arginine 614 in the ryanodine receptor is potentially causative of human malignant hyperthermia. Genomics 11:751–755
13. Harrison GG (1975) Control of malignant hyperpyrexia syndrome in MHS swine by dantrolene sodium. Br J Anaesth 47:62–65
14. Hartung E, Horbaschek H, Olthoff D et al. (1998) Die regionale Verbreitung der Maligne Hyperthermie Veranlagung in Deutschland: Stand 1997. Anasthesiol Intensivmed Notfallmed Schmerzther 33: 238–243
15. Hopkins PM, Ellis FR, Halsall PJ (1991) Ryanodine contracture: a potentially specific in vitro diagnostic test for malignant hyperthermia. Br J Anaesth 66:611–613
16. Isaacs H, Badenhorst M (1993) False-negative results with muscle caffeine halothane contracture testing for malignant hyperthermia. Anesthesiology 79:5–9
17. Kalow W, Britt BA, Terrau ME, Haist C (1970) Metabolic error of muscle metabolism after recovery from malignant hyperthermia. Lancet II:895–898
18. Lai FA, Erickson HP, Rousseau E, Liu QY, Meissner G (1988) Purification and reconstitution of the calcium release channel from skeletal muscle. Nature 331:315–319
19. Larach MG, Localio AR, Allen GC (1994) A clinical grading scale to predict malignant hyperthermia susceptibility. Anesthesiology 80:771–779
20. Löscher W, Witte U, Fredow G, Ganter M, Bickhardt K (1990) Pharmacodynamic effects of serotonin (5-HT) receptor ligands in pigs: stimulation of 5-HT2 receptors induces malignant hyperthermia. Naunyn-Schmiedeberg's Arch Pharmacol 34:483–493
21. MacLennan DH, Phillips MS (1992) Malignant hyperthermia. Science 256:789–794
22. MacLennan DH, Duff C, Zorzato F et al. (1990) Ryanodine receptor gene is a candidate for predisposition to malignant hyperthermia. Nature 343:559–561
23. Mauritz W, Sporn P, Steinbreitner K (1986) Maligne Hyperthermie in Österreich, I. Epidemiology und Klinik. Anaesthesist 5:639–650

24. McCarthy TV, Healy JMS, Heffron JJA et al. (1990) Localization of the malignant hyperthermia susceptibility locus to human chromosome 19q12–13.2. Nature 343:562–564

25. McCarthy TV, Quane KA, Lynch PJ (2000) Ryanodine receptor mutations in malignant hyperthermia and central core disease. Hum Mutat 15:410–417

26. Meier-Hellmann A, Römer M, Hannemann L, Kersting T, Reinhart K (1990) Früherkennung einer malignen Hyperthermie durch Capnometrie. Anaesthesist 39:41–43

27. Meissner G (1994) Ryanodine receptor/Ca^{2+} release channel and their regulation by endogenous effectors. Annu Rev Physiol 56:485–508

28. Mignery GA, Südhof TC, Takei K, Camilli PD (1989) Putative receptor for inositol 1,4,5-trisphosphate similar to ryanodine receptor. Nature 342:192–195

29. Nelson TE (1983) Abnormality in calcium release from skeletal sarcoplasmic reticulum of pigs susceptible to malignant hyperthermia. J Clin Invest 72:862–872

30. Ording H (1985) Incidence of malignant hyperthermia in Denmark. Anesth Analg 64:700–704

31. Ording H, Brancadoro V, Cozzolino S et al. (1997) In vitro contracture test for diagnosis of malignant hyperthermia following the protocol of the European MH Group: Results of testing patients surviving fulminant MH and unrelated low-risk subjects. Acta Anaesthesiol Scand 41:955–966

32. Parness J, Palnitkar SS (1995) Identification of dantrolene binding sites in porcine skeletal muscle sarcoplasmic reticulum. J Biol Chem 270:18465–18472

33. Quane KA, Healy JMS, Keating KE et al. (1993) Mutations in the ryanodine receptor gene in central core disease and malignant hyperthermia. Nature Genet 5:51–55

34. Reber A, Schumacher P, Urwyler A (1993) Effects of three different types of management on the elimination kinetics of volatile anaesthetics. Anaesthesia 48:862–865

35. Richthofen V von, Wappler F, Scholz J, Fiege M, Schulte am Esch J (1998) Evaluierung von Maligne Hyperthermie-Episoden mit der Clinical Grading Scale. Anasthesiol Intensivmed Notfallmed Schmerzther 33:244–249

36. Roewer N (1991) Maligne Hyperthermie heute. Anasthesiol Intensivmed Notfallmed Schmerzther 26:431–449

37. Sambuughin N, Sei Y, Gallagher KL et al. (2001) North american malignant hyperthermia population: Screening of the ryanodine receptor gene and identification of novel mutations. Anesthesiology 95:594–599

38. Steinfath M, Scholz J, Singh S, Wappler F (1996) Welche Bedeutung haben Genotypveränderungen in der Diagnostik der malignen Hyperthermia? Anasthesiol Intensivmed Notfallmed Schmerzther 31:334–343

39. Urwyler A, Hartung E (1994) Die Maligne Hyperthermie. Anaesthesist 43:557–569

40. Wappler F (2001) Malignant hyperthermia. Eur J Anaesthesiol 18:632–652

41. Wappler F, Roewer N, Köchling A et al. (1995) Effekte von Serotonin-2-Rezeptoragonisten auf Skelettmuskelpräparate von Patienten mit Disposition zu maligner Hyperthermie. Anaesthesist 44:238–244

42. Wappler F, Roewer N, Köchling A, Scholz J, Steinfath M, Schulte am Esch J (1996) In vitro-diagnosis of malignant hyperthermia susceptibility with ryanodine-induced contractures in human skeletal muscles. Anesth Analg 82:1230–1236

43. Wappler F, Scholz J, Richthofen V von, Fiege M, Steinfath M, Schulte am Esch (1997) 4-Chloro-m-Cresol induziert Kontrakturen an Skelettmuskelpräparaten von Patienten mit Disposition zu maligner Hyperthermie. Anasthesiol Intensivmed Notfallmed Schmerzther 32:541–548

44. Wappler F, Fiege M, Steinfath M, Agarwal K, Scholz J, Singh S, Matschke J, Schulte am Esch J (2001) Evidence for susceptibility to malignant hyperthermia in patients with exercise-induced rhabdomyolysis. Anesthesiology 94:95–100

45. Wedel DJ, Nelson TE (1994) Malignant hyperthermia – diagnostic dilemma: false-negative contracture responses with halothane and caffeine alone. Anesth Analg 78:787–792

46. Wedel DJ, Iaizzo PA, Milde JH (1991) Desflurane is a trigger of malignant hyperthermia in susceptible swine. Anesthesiology 74:508–512

47. Wedel DJ, Gammel SA, Milde JH, Iaizzo PA (1993) Delayed onset of malignant hyperthermia induced by isoflurane and desflurane compared with halothane in susceptible swine. Anesthesiology 78:1138–1144

48. Wingard DW (1974) Malignant hyperthermia: a human stress syndrome? Lancet II:1450–1451

49. Zhao F, Li P, Chen SRW, Louis CF, Fruen BR (2001) Dantrolene inhibition of ryanodine receptor Ca^{2+} release. J Biol Chem 276:13810–13816

50. Zorzato F, Fujii J, Otsu K et al. (1990) Molecular cloning of cDNA encoding human and rabbit forms of the Ca^{2+} release channel (ryanodine receptor) of skeletal muscle sarcoplasmic reticulum. J Biol Chem 265:2244–2256

aus: Der Anaesthesist 5/02, S. 427–445

A. Walther · B. W. Böttiger
Klinik für Anaesthesiologie, Universitätsklinikum Heidelberg

Die akute Lungenarterienembolie

Trotz nachgewiesener Vorteile verschiedener prophylaktischer Maßnahmen zur Vermeidung einer akuten Thromboembolie der Lunge zählt die Lungenembolie in Deutschland mit etwa 20.000 Todesfällen pro Jahr nach wie vor zu den Haupttodesursachen hospitalisierter Patienten [2]. Die Prävalenz der Lungenembolie bei Autopsien ist in den letzten drei Jahrzehnten unverändert hoch und liegt bei 12–15% der zuvor stationären Patienten [58]. Nur in etwa 30% der autoptisch gesicherten Fälle wird die Diagnose zu Lebzeiten gestellt [42]. Unbehandelt beträgt die Mortalität der Lungenembolie ca. 30%. Unter adäquater Therapie lässt sich die Mortalitätsrate auf 2–8% senken [10, 17, 60]. Der Häufigkeitsgipfel der perioperativen Lungenembolie liegt am 3. postoperativen Tag für gefäßchirurgische Patienten und am 9. postoperativen Tag in der Allgemeinchirurgie [53].

Charakteristisch für die Lungenembolie ist eine hohe Frühletalität. Innerhalb von 1–2 h nach Symptombeginn ereignen sich 45–90% aller Todesfälle [3,58]. Werden embolische Ereignisse überlebt, besteht das Langzeitrisiko in der Manifestation einer pulmonalen Hypertonie. Diese entsteht durch rezidivierende, oft klinisch inapparent verlaufende kleinere Lungenembolien und/oder durch unzureichende Reperfusion der pulmonalen Strombahn nach Lungenembolie [43].

Die medizinischen Anforderungen, die sowohl die Diagnose als auch die Therapie der Lungenembolie betreffen, können nur interdisziplinär in enger Zusammenarbeit zwischen den Fachdisziplinen und unter genauer Kenntnis der pathophysiologischen Veränderungen bewältigt werden.

Lungenarterienembolie=embolischer Verschluss im Bereich der Lungenarterien

▶ **Ursache für Lungenembolie**

Unter einer Lungenarterienembolie versteht man den embolischen Verschluss eines Lungenarterienastes, wobei sich der Verschluss entweder zentral im Bereich der A. pulmonalis, eines Hauptastes oder peripher im Bereich der Segment- bis Subsegmentarterien manifestieren kann. Die häufigste ▶Ursache einer Lungenembolie ist die tiefe Beinvenenthrombose auf dem Boden bestehender Risikofaktoren. Auch andere Embolieursachen wie Luft, Fett, Knochenmark, Palacos oder Amnionflüssigkeit

Acute pulmonary embolism

Schlüsselwörter: Lungenembolie · Pathophysiologie · Klinik · Diagnostik · Therapie

Dr. A. Walther
Klinik für Anaesthesiologie, Universitätsklinikum Heidelberg, Im Neuenheimer Feld 110, 69120 Heidelberg, E-Mail: Andreas_Walther@med.uni-heidelberg.de

Tabelle 1

Primäre und sekundäre Risikofaktoren für die Entstehung einer Venenthrombose und einer Lungenembolie. (Mod. nach [2, 61])

Primäre Risikofaktoren

- Faktor-V-Leiden (APC-Resistenz)
- Prothrombin-20210A- Mutation
- Hyperhomocysteinämie
- Antithrombinmangel
- Protein-C-, Protein-S-Mangel

- Antikardiolipin-Antikörper
- Kongenitale Dsyfibrinogenämie
- Faktor-XIII-Mangel
- Plasminogenmangel
- Dysplasminogenämie

Sekundäre Risikofaktoren

- Trauma/Operation
- Immobilisation
- Alter
- Adipositas
- Maligene Erkrankungen/Chemotherapie
- Nephrotisches Syndrom
- Morbus Crohn
- Liegende zentralvenöse und pulmonal-arterielle Katheter
- Glukokortikoidtherapie

- Apoplexie
- Myokardinfarkt, Herzinsuffizienz
- Chronisch venöse Insuffizienz
- Rauchen
- Schwangerschaft, Wochenbett
- Orale Kontrazeptiva
- Thromboembolische Vorerkrankungen
- Hypervisköse Veränderungen (Polyzythämie, M. Waldenström)
- Langstreckenflug („economy class syndrome")

können zur Lungenembolie führen. Der vorliegende Artikel fokussiert auf die venöse Thromboembolie der Lunge.

Epidemiologie und Risikofaktoren

▶ **Jährliche Inzidenz: 0,5/1000 Personen**

Die ▶ **jährliche Inzidenz** der Lungenarterienembolie wird in westlichen Industrieländern mit 0,5 Fällen pro 1000 Personen angegeben. Die Anzahl klinisch stumm verlaufender Embolien liegt vermutlich ungleich höher, kann jedoch nicht mit exakten Zahlenwerten angegeben werden [1]. In klinischen Studien liegt der Häufigkeitsgipfel der Erkrankung zwischen 60 und 70 Jahren, während sich in Autopsien ein Häufigkeitsgipfel zwischen dem 70. und 80. Lebensjahr findet [61]. Die ▶ **primären und sekundären Risikofaktoren** einer Venenthrombose und einer Lungenembolie sind in Tabelle 1 zusammengefasst.

▶ **Primäre und sekundäre Risikofaktoren**

Die genaue Prävalenz einer kongenitalen Thrombosedisposition ist unbekannt. Thrombotische Ereignisse primär unklarer Genese bei Patienten unter 40 Jahren, rezidivierende Beinvenenthrombosen und Lungenembolien sowie eine positive Familienanamnese sind hier jedoch hinweisgebend. Die ▶ **häufigsten genetischen Defekte** umfassen die APC (aktiviertes-Protein-C)-Resistenz, die in 90% der Fälle durch Punktmutation des Faktors V verursacht wird, die Faktor-II-20210A-Mutation, die Hyperhomocysteinämie sowie den Antithrombin-, Protein-C- oder Protein-S-Mangel [61].

▶ **Häufigste genetische Defekte**

Die zunehmende Inzidenz der tiefen Beinvenenthrombose und der Lungenembolie mit steigendem Alter ist möglicherweise als Folge einer Komorbidität zu sehen. Begleiterkrankungen stellen ebenfalls Risikofaktoren für thromboembolische Ereignisse dar. So finden sich thromboembolische Komplikationen bei 30–60% der Patienten mit Apoplexie, bei 5–35% der Patienten nach akutem Myokardinfarkt und bei mehr als 12% der Patienten mit Herzinsuffizienz. Schon kurzzeitige Immobilisation (<1 Woche) stellt einen prädisponierenden Faktor für venöse Thromboembolien dar. Tiefe Beinvenenthrombosen finden sich in 15–30% der Fälle nach Oberbaucheingriffen, 50–75% der Fälle nach Hüftgelenkersatz und 50–100% der Fälle nach Rückenmarkverletzungen. Ein Fünftel der postoperativen Lungenembolien treten erst nach Krankenhausentlassung auf.

Begleiterkrankungen stellen Risikofaktoren für thromboembolische Ereignisse dar

▶ **Risiko venöser Thromboembolien**

Das **Risiko einer venösen Thromboembolie** ist während der Schwangerschaft fünffach erhöht. Orale Antikontrazeptiva und postmenopausale Hormontherapie führen zu einem dreifach erhöhten Risiko [61].

Eine Assoziation zwischen Malignomerkrankungen und einer erhöhten Inzidenz thromboembolischer Ereignisse ist gut dokumentiert. Neuere Ergebnisse zeigen, dass bei 10% der Patienten mit der Diagnose „idiopathische Lungenembolie" im weiteren Krankheitsverlauf maligne Neoplasien auftreten [16, 61].

Der Nachweis der ▶**Thromboemboliequelle** gelingt zu 50–70%. Der deutlich überwiegende Anteil der nachgewiesenen Thromben (70–90%) befindet sich im Stromgebiet der V. cava inferior. Die Inzidenz einer Lungenembolie ist abhängig von der Thrombuslokalisation. Dabei steigt die Inzidenz für das Auftreten einer Lungenembolie bei tiefen Becken- und Beinvenenthrombosen von distal nach proximal an [28].

Klinik

Die klinischen Beschwerden im Rahmen der Lungenembolie sind unspezifisch und vielgestaltig (Tabelle 2) und reichen in Abhängigkeit vom Schweregrad und der Lokalisation des thromboembolischen Ereignisses von symptomlosen Embolien bis hin zur fulminanten Lungenembolie mit akuter Vitalgefährdung.

Es gibt keinen Risikofaktor, kein Symptom und keinen klinischen Untersuchungsbefund, der eine Lungenembolie nachweisen oder ausschließen kann. Auch die Kombination verschiedener Symptome und klinischer Zeichen ermöglicht keine sichere Differenzierung. In etwa 90% ergibt sich die Verdachtsdiagnose einer Lungenembolie aus den ▶**klinisch häufigeren Symptomen** Dyspnoe, Tachypnoe, Tachykardie, Thoraxschmerz und Synkope. Diese Symptome können einzeln oder in Kombination auftreten [2, 41, 59].

Tabelle 2

Symptome und klinische Untersuchungsbefunde bei der Lungenembolie. (Mod. nach [2, 37, 61])

Symptome und klinische Untersuchungsbefunde

• Dyspnoe	• Husten
• Tachykardie	• Hämoptysen
• Tachypnoe	• Synkope
• Thoraxschmerzen (Pleura, substernal)	• Rasselgeräusche
• Beinschmerzen	• 4. Herzton
• Thrombosezeichen	• Betonter 2. Herzton
• Fieber	• Pleurareiben
• Zyanose	• Giemen

▶**Thoraxschmerzen** sind ein häufiges Zeichen und werden bei distalen Embolien durch Irritation der Pleura hervorgerufen. Eine plötzlich einsetzende und isoliert auftretende Dyspnoe ist eher bei zentraler gelegenen Lungenembolien anzutreffen. Thoraxschmerzen haben hier einen substernalen, Angina-pectoris-ähnlichen Charakter und sind Zeichen der rechtsventrikulären Ischämie. Eine Synkope und/oder Schocksymptomatik kennzeichnen die schwere zentrale Lungenembolie mit beginnendem Rechtsherzversagen [61].

Bei jedem anderweitig nicht zu erklärenden akuten kardiopulmonalen Krankheitsbild sollte immer frühzeitig auch an eine Lungenembolie gedacht werden. Die Schwere der klinischen Symptomatik wird durch die Größe und Anzahl der Emboli sowie durch die Begleiterkrankungen des Patienten bestimmt. Bei komorbiden Patienten führen bereits kleinere Embolien zur kardiopulmonalen Dekompensation [60].

Ein Großteil der Embolien verläuft rezidivierend. Schweren Verläufen gehen in fast 70% oligosymptomatische Ereignisse, sog. Signalembolien, voraus [37].

Pathophysiologie

Die Lungenembolie führt zu ▶**multifaktoriellen Veränderungen des respiratorischen und kardiozirkulatorischen Systems**. Pathophysiologisch kommt es bei der Lungenembolie durch Einschwemmung thrombotischen Materials in die Lungenstrombahn zu einem plötzlichen Anstieg des rechtsventrikulären Afterloads mit konsekutivem Anstieg der rechtsventrikulären Wandspannung, des rechtsventrikulären Sauerstoffverbrauchs und zum ▶**Abfall der rechtsventrikulären Koronarperfusion**. Durch die Zunahme der rechtsventrikulären Füllung wird das interventrikuläre Septum nach links verlagert (Septum-Bulging), was die linksventrikuläre Füllung behindert. Daraus resultiert ein ▶**Abfall des linksventrikulären Schlagvolumens und des systemischen Blutdrucks**. Die infolge des erhöhten rechtsventrikulären Drucks bereits ver-

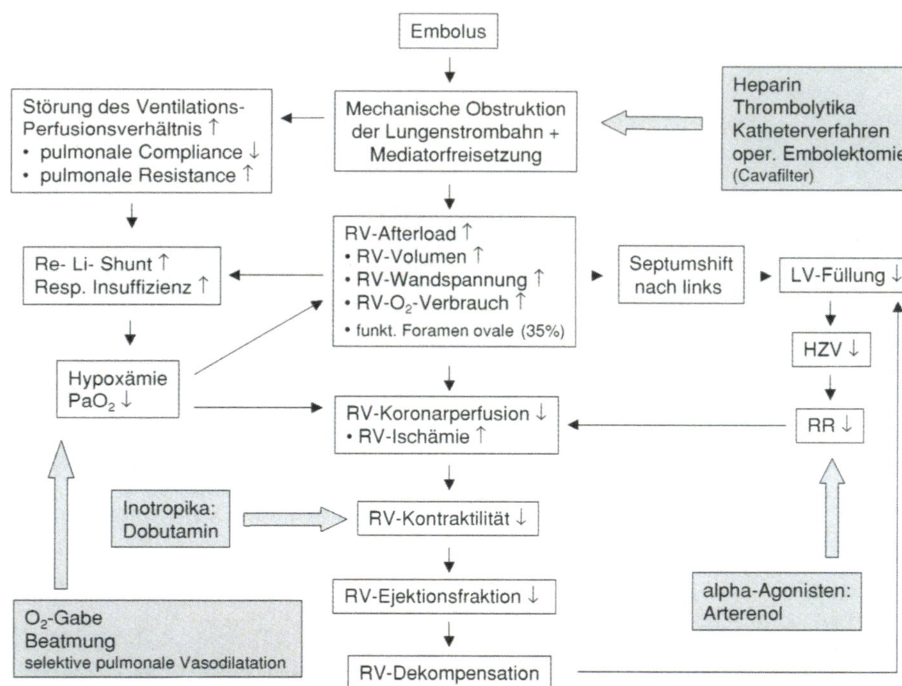

Abb. 1 ▲ Pathophysiologisch kommt es bei der akuten Lungenembolie aufgrund der mechanischen Obstruktion der Pulmonalarterie und aufgrund einer begleitenden lokalen Freisetzung von Mediatoren wie Serotonin oder Thromboxan aus Thrombozyten zu einer akuten rechtsventrikulären Nachlasterhöhung mit Anstieg der rechtsventrikulären Wandspannung. Die damit einhergehende Verminderung der rechtsventrikulären Koronarperfusion führt über die Ischämie letztlich zur Dekompensation des rechten Ventrikels. Durch die Verlagerung des interventrikulären Septums wird gleichzeitig die linksventrikuläre Füllung behindert. Der hieraus resultierende Abfall des systemischen Blutdruckes verstärkt die rechtsventrikuläre Ischämie. (Mod. nach [2])

minderte rechtsventrikuläre Koronarperfusion fällt weiter ab. Aufgrund des Abfalls des koronaren Perfusionsdrucks kommt es zu einer Verstärkung der rechtsventrikulären Ischämie mit Abfall des Sauerstoffangebots. Dies bedingt eine nachlastunabhängige, durch primäre rechtsventrikuläre Insuffizienz verursachte Verminderung der rechtsventrikulären Auswurffraktion (RVEF) und führt letztendlich zur ▶ **Dekompensation des rechten Ventrikels** (Abb. 1) [2, 8, 15]. Während der Dekompensation des rechten Ventrikels kann der mittlere pulmonalarterielle Druck (MPAP) sogar wieder abfallen.

Neben der thromboembolischen Verlegung der pulmonalen Strombahn spielt pathophysiologisch auch die ▶ **Freisetzung humoraler vasoaktiver Substanzen** eine wesentliche Rolle. Durch die Freisetzung der vasokonstriktorisch wirkenden Mediatoren ▶ **Serotonin** und ▶ **Thromboxan A2** aus den Thrombozyten, die sich dem Thrombembolus anlagern, wird der Anstieg des rechtsventrikulären Afterloads noch verstärkt [2, 8, 13, 15].

Hämodynamisch führt eine 25–30%ige Verlegung der pulmonalen Strombahn zu einer Steigerung der systolischen Wandspannung des rechten Ventrikels, einer verminderten rechtsventrikulären Auswurffraktion und einem Anstieg des ▶ **mittleren pulmonalarteriellen Drucks (MPAP)**. Der zentralvenöse Druck (ZVD) ist ab einer Obstruktion von 35–40% erhöht. Eine Verlegung von mehr als 75% der pulmonalen Strombahn führt zur akuten rechtsventrikulären Dekompensation [2].

Beim kardiopulmonal Gesunden korreliert der MPAP mit dem angiographischen Schweregrad der Lungenembolie, steigt jedoch nie über 40–45 mmHg an, da dies der maximale Druck ist, den ein akut belasteter, nicht vorgeschädigter rechter Ventrikel aufbringen kann [56]. Ein höherer MPAP weist auf vorbestehende kardiopulmonale Veränderungen hin.

Die Hypoxie des rechten Ventrikels wird verstärkt durch eine embolieinduzierte und mediatorvermittelte Zunahme der Shuntfraktion. Diese ▶ **Zunahme der Shuntfraktion** ist entweder intrapulmonal durch ein gestörtes Ventilations/Perfusions-Ver-

---

▶ Dekompensation des rechten Ventrikels

▶ Freisetzung humoraler vasoaktiver Substanzen
▶ Serotonin
▶ Thromboxan A2

▶ Mittlerer pulmonalarterieller Druck (MPAP)

▶ Zunahme der Shuntfraktion

hältnis oder intrakardial durch ein funktionell wiedereröffnetes Foramen ovale, das sich in bis zu 35% der Fälle echokardiographisch nachweisen lässt [32], bedingt.

Allgemeine klinische Prävention

Bei Immobilisation und/oder nach Trauma umfassen die Präventionsmaßnahmen neben einer möglichst frühzeitigen Mobilisierung des Patienten die perioperative subkutane Heparingabe mit niedermolekularem oder auch unfraktioniertem Heparin sowie die Anwendung von Kompressionsstrümpfen. Eine intermittierende pneumatische Kompression der Beinvenen verbessert zusätzlich den venösen Blutfluss in den Beinen und steigert die endogene Fibrinolyseaktivität durch Aktivierung des Endothels.

Cavafilter allein oder in Kombination mit anderen Maßnahmen sowie eine orale Antikoagulation mit Kumarinen finden ihre Indikation vorwiegend in der Rezidivprophylaxe nach Lungenembolie [17].

Einteilung der Lungenembolie

Auch vor dem Hintergrund spezifischer therapeutischer Interventionen hat sich eine überwiegend klinisch orientierte Einteilung der Lungenembolie nach Grosser bewährt (Tabelle 3). Diese Einteilung sieht eine ▶ **Unterscheidung von vier Schweregraden** vor. Bei Schweregrad I findet sich eine kurzfristige, bei Schweregrad II eine leichte und anhaltende Symptomatik. Schweregrad III beschreibt eine Lungenembolie mit hämodynamischen Veränderungen und Schweregrad IV ist mit einer ausgeprägten Schocksymptomatik bis hin zum Herz-Kreislauf-Stillstand verbunden [2, 21].

Eine neuere, ebenfalls klinisch orientierte Einteilung unterscheidet nur noch zwischen massiver und nichtmassiver Lungenembolie (Tabelle 3). Die massive Lungenembolie ist definiert als Schock und/oder Hypotension mit einem systolischen Blutdruck <90 mmHg oder ein Blutdruckabfall von mehr als 40 mmHg für mehr als 15 min, wobei eine neu aufgetretene Arrhythmie, Hypovolämie oder Sepsis als Ursache der Schocksymptomatik bzw. Hypotension ausgeschlossen sein müssen. Echokardiographische Zeichen der Rechtsherzbelastung charakterisieren eine Subgruppe der nichtmassiven Lungenembolie. Diese Subgruppe ist als submassive Lungenembolie definiert. Eine echokardiographisch nachgewiesene Rechtsherzbelastung geht bei suspekter Lungenembolie mit einer erhöhten Mortalität einher [61].

Tabelle 3
Schweregradeinteilungen der akuten Lungenembolie. (Mod. nach [2, 21, 61])

A	Nichtmassive LE	Submassive LE	Massive Lungenembolie	
Kriterien		Echokardiographisch: Rechtsherzbelastung	RR systolisch <90 mmHg RR-Abfall >40 mmHg für mehr als 15 min[a]	
B	Grad I	Grad II	Grad III	Grad IV
Klinik	Passagere, oft unbemerkte Symptomatik	Persistierende, leichte Symptomatik	Persistierende Symptomatik, hämodynamische Veränderungen	Ausgeprägter Schockzustand, Reanimation
Arterieller RR	Normal	Normal – leicht erniedrigt	Erniedrigt	Stark erniedrigt
PA-Druck	Normal	Normal – leicht erhöht	Erhöht	Deutlich erhöht
ZVD	Normal	Normal	Ggf. gering erhöht	Erhöht

Arterieller RR *systemarterieller Blutdruck;* LE *Lungenembolie;* PA-Druck *Pulmonalarteriendruck;* ZVD *zentralvenöser Druck.*
[a] *Arrhythmie, Sepsis, Hypovolämie nicht ursächlich.*

Diagnostik und Differentialdiagnose

Für die Prognose der betroffenen Patienten ist die frühzeitige Einbeziehung der Lungenembolie in differentialdiagnostische Überlegungen von entscheidender Bedeutung. Die Diagnostik beruht auf allgemeinen und speziellen diagnostischen Maßnahmen (s. unten). Mittels allgemeiner Untersuchungstechniken soll der klinische Verdacht einer Lungenembolie erhärtet werden, v. a. aber differentialdiagnostische Erkrankungen (Tabelle 4) als mögliche Ursache ausgeschlossen werden. Eine sichere, rein klinische Diagnose der Lungenembolie ist nicht möglich. Selbst bei massiven Lungenembolien sind bei den allgemeinen Untersuchungstechniken normale Untersuchungsbefunde möglich. Ein Normalbefund schließt das Vorliegen einer Lungenembolie somit nicht aus. Die speziellen Untersuchungstechniken dienen der diagnostischen Sicherung der Verdachtsdiagnose Lungenarterienembolie.

Allgemeine Diagnostik

Labor

Als Zeichen einer systemischen Entzündungsreaktion finden sich innerhalb der ersten 24 h ▶**unspezifische Veränderungen**, wie Anstieg des C-reaktiven Proteins, des Fibrinogens und der Leukozytenzahl.

Eine höhere Sensitivität besitzt der Nachweis von ▶**erhöhten D-Dimeren im Plasma**. D-Dimere sind Spaltprodukte des Fibrins und werden im Rahmen der lokalen Hyperfibrinolyse freigesetzt. Normale Plasmaspiegel in einer ELISA-Laborbestimmung schließen bei geringer klinischer Wahrscheinlichkeit eine Thromboembolie der Lunge aus. Bei hoher klinischer Wahrscheinlichkeit einer Lungenarterienembolie und negativem D-Dimerwert ist eine weiterführende Lungenemboliediagnostik zu fordern [36]. Der Nachweis einer Thrombose und Lungenembolie ist durch die Bestimmung der D-Dimere nicht zu führen, da es viele unspezifische Ursachen einer Erhöhung der Fibrinspaltprodukte gibt. So finden sich bei vorbestehenden Herzerkrankungen, Myokardinfarkt, Pneumonie, Malignomen, sehr hohem Alter, infektiösen oder inflammatorischen Zuständen sowie postoperativ erhöhte Werte.

Laborchemisch sind verschiedene Möglichkeiten zur Bestimmung der D-Dimere gegeben. Die unterschiedliche Sensitivität der zur Verfügung stehenden Testsysteme ist dabei zu berücksichtigen. Unter Studienbedingungen führten verschiedene Assays zu unterschiedlichen Ergebnissen. Eine ELISA-Bestimmung ist dem herkömmlichen Latex-Agglutinationstest vorzuziehen [36].

Blutgasanalyse (BGA)

Die akute Lungenarterienembolie geht meist mit einer ▶**Hypoxämie** und einer ▶**hyperventilationsbedingten Hypokapnie** einher. Allerdings finden sich bei bis zu 20% der Patienten normale arterielle Sauerstoffpartialdrücke. Gerade bei massiven Lungenembolien mit geringem HZV sind normoxämische arterielle Blutgasanalysen möglich. Ein steigender arterieller Sauerstoffpartialdruck kann Zeichen einer verschlechterten Hämodynamik sein, während fallende Werte im Einzelfall eine verbesserte Lungenperfusion anzeigen [44].

Die alveoloarterielle Sauerstoffdifferenz zeigt keinen signifikanten Unterschied zwischen Patientenkollektiven mit Lungenembolie und Patientenkollektiven ohne Lungenembolie. Die Rate falsch-negativer Ergebnisse liegt hier bei etwa 15–20% [36, 45]. Bei beatmeten Patienten kann ein erhöhter arteriell-endexpiratorischer CO_2-Gradient bzw. ein akuter Abfall der endexpiratorischen CO_2-Konzentration hinweisgebend sein.

Insgesamt beweisen Veränderungen der BGA und der alveoloarteriellen Sauerstoffdifferenz keine Lungenembolie, noch schließen diese eine Embolie aus.

Tabelle 4

Differentialdiagnosen der akuten Lungenembolie. (Mod. nach [2, 17])

- Myokardinfarkt
- Myo- bzw. Perikarditis
- Perikardtamponade
- Primäre pulmonale Hypertension
- Aortendissektion
- Akute (Global-)Herzinsuffizienz
- Lungenödem
- Akute Exazerbation einer COPD, Asthma
- Pneumonie bzw. Bronchitis
- Pleuritis
- Lungenkarzinom
- Spannungspneumothorax
- Sepsis
- Blutung
- Rippenfrakturen
- Akute Costochondritis
- Muskuloskelettale Schmerzen

COPD *chronic obstructive pulmonary disease.*

Marginalien:

Eine sichere, rein klinische Diagnose der Lungenembolie ist nicht möglich, selbst bei massiven Lungenembolien sind bei den allgemeinen Untersuchungstechniken normale Untersuchungsbefunde möglich

▶**Unspezifische Veränderungen**

▶**Erhöhte D-Dimere im Plasma**

Nachweis einer Thrombose und Lungenembolie ist durch die Bestimmung der D-Dimere nicht zu führen, da es viele unspezifische Ursachen einer Erhöhung der Fibrinspaltprodukte gibt

▶**Hypoxämie**
▶**Hyperventilationsbedingte Hypokapnie**

Bei beatmeten Patienten kann ein erhöhter arteriell-endexpiratorischer CO_2-Gradient bzw. ein akuter Abfall der endexpiratorischen CO_2-Konzentration hinweisgebend sein

Tabelle 5

Mögliche radiologische (Röntgenthorax) und elektrokardiographische Untersuchungsbefunde bei Lungenarterienembolie. (Mod. nach [37, 61])

Röntgenthorax

- Atelektasen
- Infiltrate
- Zwerchfellhochstand
- Pleuraerguss
- Ballonierte Hilusarterie mit Kalibersprung (Palla-Zeichen)

- Vergrößerung der Herzsilhouette
- Periphere keilförmige/ovale pleuranahe Verschattung
- Verbreiterung des Mediastinalschattens
- Umschriebene Oligämie (Westermark-Zeichen)
- Gefäßrarefizierung

Elektrokardiogramm (EKG)

- Unspezifische ST-/T-Veränderungen
- P-Pulmonale
- Rechtsventrikuläre Hypertrophie
- Rechtsschenkelblock
- S_IQ_{III}-Typ

- Vorhofflimmern
- Vorhofflattern
- Supraventrikuläre Extrasystolen
- Ventrikuläre Extrasystolen

Elektrokardiogramm (EKG)

▶ **Zeichen der Rechtsherzbelastung**
Ein klassischer S_IQ_{III}-Typ zeigt sich bei etwa 30% der Patienten mit Lungenembolie, häufiger (68%) finden sich neu aufgetreten T-Negativierungen, vorwiegend der Ableitungen V_1–V_4

Bei einer Thromboembolie der Lunge finden sich elektrokardiographische Veränderungen als ▶ **Zeichen der Rechtsherzbelastung** (Tabelle 5). Diese Veränderungen sind oft nur flüchtig und treten lediglich in etwa der Hälfte der Fälle auf. Der Vergleich mit dem Vor-EKG ermöglicht die Erkennung neu aufgetretener Zeichen einer Rechtsherzbelastung. Ein klassischer S_IQ_{III}-Typ zeigt sich bei etwa 30% der Patienten mit Lungenembolie (Abb. 2). Häufiger (68%) finden sich neu aufgetreten T-Negativierungen, vorwiegend der Ableitungen V_1–V_4.

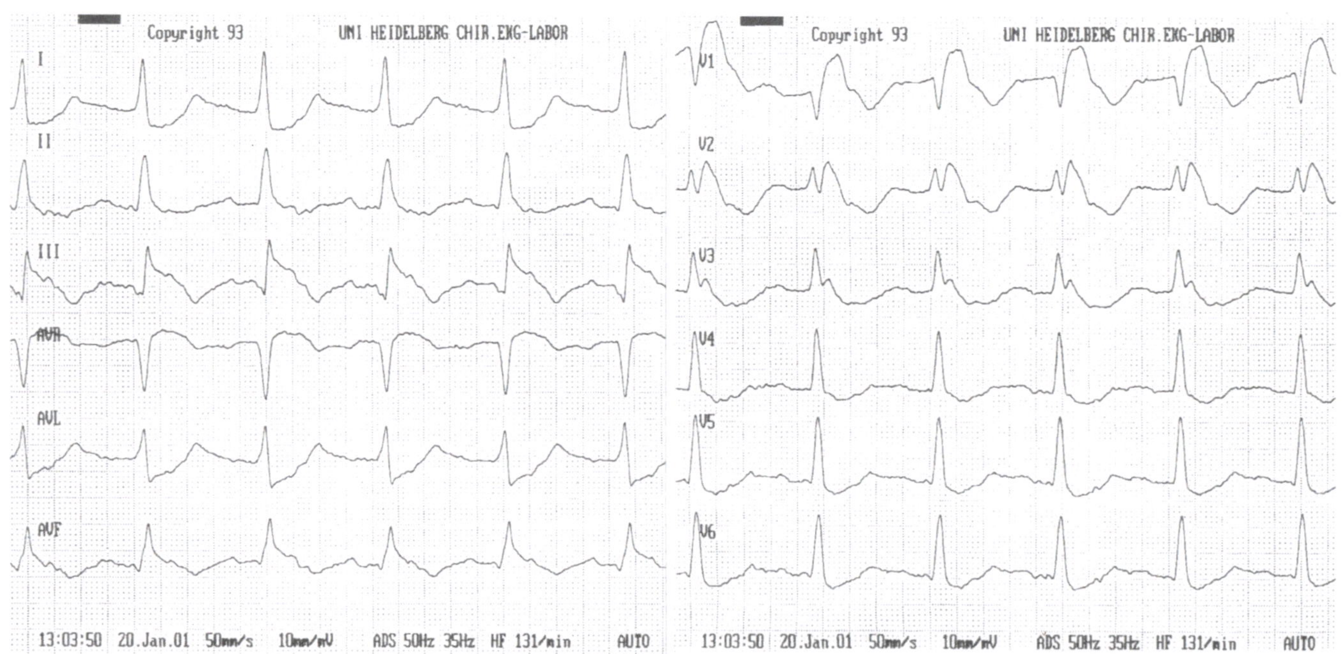

Abb. 2 ▲ **Elektrokardiogramm (EKG) bei einer Patientin mit fulminanter Lungenembolie unmittelbar vor hämodynamischer Dekompensation. Deutlich erkennbar sind ein Sagittaltyp mit S_IQ_{III}-Typ sowie ein kompletter Rechtsschenkelblock. (Abbildung mit freundlicher Genehmigung aus: Böttiger BW (2001) Lungenembolie. In: Eckart J, Burchardi H, Forst H (Hrsg) Intensivmedizin. Kompendium und Repetitorium zur interdisziplinären Weiter- und Fortbildung. ecomed, Landsberg, Kap. III 21, S. 1–12)**

Röntgenthoraxaufnahme

Radiologische Zeichen einer Lungenembolie (Tabelle 5) finden sich bei nur etwa 50% der betroffenen Patienten. Auch hier sind die pathologischen Veränderungen sehr variabel und vielgestaltig. Als häufigster pathologischer Befund finden sich Atelektasen. Die Interpretation der Röntgenthoraxaufnahmen ist in hohem Maße vom Untersucher abhängig. Die Röntgenthoraxaufnahme hat, ähnlich wie das EKG, ihren Wert vornehmlich im Nachweis bzw. differentialdiagnostischen Ausschluss anderer Erkrankungen mit ähnlicher klinischer Symptomatik.

Duplex-Sonographie der Beinvenen und Phlebographie

Thromboembolien der Lunge sind Komplikationen einer Thrombose, was die Duplex-Sonographie oder Phlebographie zu einem wichtigen Teil der Diagnostik macht. Der Nachweis einer tiefen Venenthrombose macht bei entsprechender Klinik die Verdachtsdiagnose „Lungenembolie" wahrscheinlich. Der fehlende Nachweis einer tiefen Beinvenenthrombose schließt keinesfalls eine Lungenembolie aus.

Spezielle Diagnostik

Zur Diagnostik und Differentialdiagnose bei der Lungenembolie stehen spezielle diagnostische Methoden mit unterschiedlicher Sensitivität und Spezifität zur Verfügung [30, 45, 46, 58].

Transthorakale und transösophageale Echokardiographie (TEE)

Zur differentialdiagnostischen Abklärung hat die Echokardiographie zunehmende Bedeutung erlangt. Besonders die fehlende Invasivität der Untersuchung und die rasche Verfügbarkeit im Notfall stellen Vorteile dieser Untersuchungsmethode dar. Die Echokardiographie erlaubt den ▶**Nachweis kardialer und zentraler pulmonalarterieller Thromben** und ist bei der Abgrenzung der Differentialdiagnosen Aortendissektion, (rechtsventrikulärer) Myokardinfarkt oder Perikardtamponade sehr hilfreich. Eine Echokardiographie sollte daher immer frühzeitig bei V.a. Lungenembolie durchgeführt werden.

Typische Zeichen einer hämodynamisch relevanten Lungenembolie sind hier:
- dilatierter, hypokinetischer rechter Ventrikel,
- Vorwölbung des interventrikulären Septums in Richtung des linken Ventrikels,
- Dilatation der proximalen Pulmonalarterien,
- Trikuspidalinsuffizienz,
- Dilatation der V. cava inferior mit fehlendem inspiratorischem Kollaps.

Der Nachweis einer rechtsventrikulären Nachlasterhöhung bei Lungenembolie ist mit einer erhöhten Mortalität verbunden [61]. Das TEE ist in der Detektion der Rechtsherzbelastung und im direkten Thrombusnachweis der transthorakalen Echokardiographie überlegen. Im Vergleich mit der Spiral-Computertomographie weist das TEE eine geringere Sensitivität bei gleicher Spezifität auf.

Desweiteren kann ein ▶**persistierendes Foramen ovale** mittels Echokardiographie nachgewiesen werden. Ein persistierendes Foramen ovale besitzt Bedeutung hinsichtlich des Auftretens paradoxer Embolien, der klinischen Symptomatik und der Mortalität [36].

Transthorakale Lungen- und Pleurasonographie

Die sonographische Lungenemboliediagnostik hat sich bisher nicht durchsetzen können und ist höchstens als ▶**Ergänzung** zu den anderen diagnostischen Untersuchungsmethoden zu sehen, die v. a. auf zentralembolische Ereignisse fokussieren. Die transthorakale Lungen- und Pleurasonographie erfasst kleinste, peripher gelegene embolische Prozesse mit einem Durchmesser von <2 cm. Insgesamt können somit nur 66% der Lungenoberfläche beurteilt werden. Ein unauffälliger Befund schließt eine Lungenembolie nicht aus [36, 48].

Pulmonalarterienkatheter

Die Vorteile dieser Methode bestehen in der möglichen Messung bzw. Berechnung des Herzzeitvolumens (HZV), des pulmonalarteriellen Drucks und des pulmonalarteriellen Widerstands. Die Nachteile sind in der Invasivität der Methode, dem zeitlichen Aufwand sowie der fehlenden Möglichkeit zum direkten Embolienachweis zu sehen.

Perfusions-Szintigraphie und Ventilations/Perfusions(V/P)-Szintigraphie

Die V/P-Szintigraphie hat die Aussagekraft der nichtinvasiven Untersuchungsmethoden wesentlich verbessert. Bei einer Sensitivität von 41–98% und einer Spezifität von 10–97% bietet sich die V/P-Szintigraphie als ▶ **Screeningmethode** an. In Abhängigkeit und nur durch Einbeziehung der klinischen Symptomatik ist eine wahrscheinlichkeitsgewichtete Aussage zum Vorliegen einer Lungenembolie möglich.

Bei vorbestehenden Lungenerkrankungen und bei kleineren peripheren Perfusionsausfällen ist die Beurteilbarkeit eingeschränkt. Trotzdem schließen negative V/P-Szintigraphien eine Lungenembolie weitgehend aus.

Auf eine Lungenembolie hochwahrscheinliche Perfusionsscans korrelieren allerdings nur in 66%, hochwahrscheinliche Ventilations/Perfusionsscans in 88% mit einer angiographisch gesicherten Embolie [46]. Bei etwa 50% der Patienten mit suspekter Lungenembolie ist nach V/P-Szintigraphie die Diagnose „Lungenembolie" weiter unsicher und erfordert somit weitergehende Diagnostik.

Spiral-Computertomographie (CT)

Das Spiral-CT eignet sich vorrangig zum ▶ **direkten Thrombusnachweis** bis zur Ebene der Segmentarterien. Die Sensitivität dieser Untersuchungsmethode liegt bei 86–100%, die Spezifität bei 76–95%. Damit ist das Spiral-CT der V/P-Szintigraphie im Nachweis einer Lungenembolie deutlich überlegen. Periphere Embolien oder subsegmentale Embolien können dem Spiral-CT entgehen. Ein Normalbefund im Spiral-CT führt bei suspekter Lungenarterienembolie daher zu keinem definitiven Diagnoseausschluss. Im Einzelfall macht dies die Durchführung einer Pulmonalisangiographie erforderlich. Das Spiral-CT ist mit einer indirekten CT-Venographie kombinierbar.

Magnetresonanz(MR)-Angiographie

Der Einsatz der MR-Angiographie zur Diagnostik der Lungenembolie ist aktuell Gegenstand einer Vielzahl von Untersuchungen. Dabei scheint die MR-Angiographie eine sensitive und spezifische Methode zur ▶ **Erfassung von Lungenembolien bis zur Ebene der Lobär- und Segmentarterien** zu sein. Subsegmentembolien werden nicht sicher erfasst. Ein Vorteil der Methode besteht in der Möglichkeit der gleichzeitigen Erfassung einer tiefen Beinvenenthrombose. Eine abschließende Bewertung dieser Methode erscheint zum jetzigen Zeitpunkt noch nicht möglich [23, 35].

Pulmonalisangiographie

Die Pulmonalisangiographie gilt als der Goldstandard in der Diagnostik der Lungenembolie. Obwohl formal für eine Referenzmethode weder Sensitivität noch Spezifität bestimmt werden können, lassen Berechnungen auf eine Sensitivität von 98% und eine Spezifität von 95–98% schließen. Das Komplikationsrisiko konnte in den vergangenen Jahren deutlich reduziert werden und liegt aktuell bei 1,5% für schwerwiegende Komplikationen und bei 0,1% für tödliche Komplikationen.

Indikationen zur Pulmonalisangiographie sollten dennoch streng gestellt werden, werden aber auch von der Verfügbarkeit nichtinvasiver Methoden, dem klinischen Zustand des Patienten und der Notwendigkeit einer hohen Diagnosesicherheit mitbestimmt. Die digitale Subtraktionsangiographie (DSA) hat zwischenzeitlich die Blattfilmangiographie verdrängt. Die Pulmonalisangiographie bietet zusätzlich zur Diagnostik noch die Möglichkeit zur lokalen Lysetherapie oder der Thrombusfragmentation.

▶ **Screeningmethode**

Bei vorbestehenden Lungenerkrankungen und bei kleineren peripheren Perfusionsausfällen ist die Beurteilbarkeit eingeschränkt

▶ **Direkter Thrombusnachweis**

▶ **Erfassung von Lungenembolien bis zur Ebene der Lobär- und Segmentarterien**

Pulmonalisangiographie gilt als der Goldstandard in der Diagnostik der Lungenembolie

Indikationen zur Pulmonalisangiographie sollten dennoch streng gestellt werden

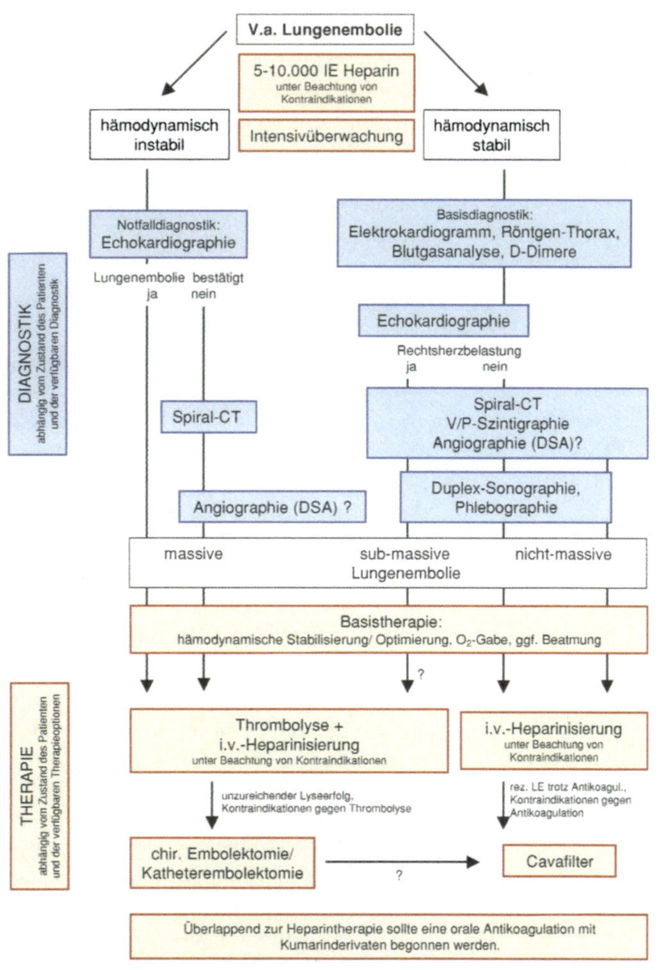

Abb. 3 ◀ **Überblick über ein mögliches klinisches Handlungskonzept in Abhängigkeit vom Zustand des Patienten, der verfügbaren Diagnostik und der verfügbaren Therapieoptionen**

Diagnostisches Vorgehen

Eine allgemein gültige Empfehlung zur Diagnostik der Lungenembolie kann nicht gegeben werden. Das diagnostische Vorgehen wird weitgehend von der Verfügbarkeit der diagnostischen Methoden und dem klinischen Zustand des Patienten bestimmt (Abb. 3).

Bei Verdacht auf Lungenembolie sollte, ggf. nach BGA, EKG, Röntgenthoraxaufnahme und Bestimmung der D-Dimere, möglichst frühzeitig eine Echokardiographie durchgeführt werden. Hierdurch kann insbesondere bei drohender rechtsventrikulärer Dekompensation in vielen Fällen die Diagnose sehr wahrscheinlich gemacht und die Therapie eingeleitet werden.

Bei schwerer Lungenembolie kann die alleinige Echokardiographie ggf. eine schnelle differentialdiagnostische Klärung herbeiführen. Unter Reanimationsbedingungen muss bisweilen ganz auf eine Diagnostik verzichtet werden [2, 4, 5].

Zu empfehlen ist, vorab eine interdisziplinär definierte Diagnostik- und Therapiestrategie, die sich am Schweregrad der Lungenembolie bzw. an der klinischen Symptomatik des Patienten und an den Möglichkeiten der jeweiligen Klinik orientiert, festzulegen.

Therapie

Die ▶**Therapieziele der Thromboembolie der Lunge** umfassen:

- die hämodynamische Stabilisierung des Patienten,
- die Verhinderung des appositionellen Thrombuswachstums,
- die Rekanalisierung der pulmonalen Strombahn,
- die Beseitigung der Hypoxämie,
- die Rezidivprophylaxe.

Bei stabiler Hämodynamik ist, neben Basismaßnahmen, in der Regel eine ▶**therapeutische Heparinisierung** ausreichend. Nebenwirkungsreichere Interventionen wie Thrombolyse oder Embolektomie sind nur bei submassiver oder massiver Lungenembolie indiziert.

Im Rahmen der Basismaßnahmen sollte jeder Patient mit V.a. Lungenembolie umgehend ▶ **intensivmedizinisch überwacht** werden (*cave*: initiale „Signalembolien"). Die ▶ **weiteren Allgemeinmaßnahmen** umfassen die Hochlagerung des Oberkörpers, strikte Immobilisation, Sauerstoffgabe sowie ausreichende Schmerztherapie und ggf. Sedierung [2].

Hämodynamische Stabilisierung, Beatmung

Aufgrund der hämodynamischen Veränderungen bei akuter Lungenembolie mit Abfall der rechtsventrikulären Koronarperfusion und nachfolgender rechtsventrikulärer Ischämie ist bei arterieller Hypotension ▶ **Noradrenalin das initiale Katecholamin der Wahl**. Bei funktionell wiedereröffnetem Foramen ovale vermindert eine systemische Drucksteigerung mit Noradrenalin darüber hinaus den intrakardialen Rechts-Links-Shunt, was mit einer konsekutiven Verbesserung der Oxygenierung einhergehen kann. Falls erforderlich, so hat sich der zusätzliche Einsatz von Dobutamin bewährt [2, 8, 15].

Eine ▶ **Volumengabe** ist meist nicht indiziert. Volumen sollte unter hämodynamischem Monitoring nur dann gegeben werden, wenn der rechtsatriale Druck (RAP) unter 10 mmHg liegt. Die Volumentherapie ist zu beenden, wenn ein Anstieg des RAP um 3 mmHg nicht von einem Anstieg des HZV begleitet ist [8].

Da bei der Thromboembolie der Lunge die rechtsventrikuläre Dekompensation einen wesentlichen Pathogenitätsfaktor darstellt, ist die ▶ **Senkung des pulmonalvaskulären Widerstandes** von zentraler Bedeutung. Beim Einsatz von Vasodilatatoren der pulmonalen Strombahn ist die oftmals gleichzeitig einsetzende Senkung des systemvaskulären Widerstandes mit nachfolgender Verminderung der Koronarperfusion jedoch äußerst problematisch. Aufgrund dessen ist die systemische Gabe von Vasodilatatoren kontraindiziert [2].

Eine selektive Senkung des pulmonalarteriellen Drucks erscheint dagegen zumindest experimentell als eine weitere sinnvolle Therapieoption. So führt die ▶ **Applikation von inhalativem Stickstoffmonoxid (NO)** tierexperimentell zu einer selektiven Abnahme des pulmonalarteriellen Drucks und des pulmonalvaskulären Widerstands ohne gleichzeitigen Abfall des koronaren Perfusionsdrucks [6]. Über den Einsatz von inhalativem NO bei Patienten mit akuter Lungenembolie liegen bisher keine kontrollierten Studien vor. Jedoch führen in Einzelfallberichten 5–20 ppm NO zu einer Verbesserung des Ventilations/Perfusions-Verhältnisses mit einer Zunahme der Oxygenierung, einem Abfall des pulmonalarteriellen Drucks und einem Anstieg des Herzzeitvolumens [9].

Ähnlich wie NO führt ▶ **Prostacyclinaerosol** bei akuter Lungenembolie ebenfalls zu einer selektiven Senkung des pulmonalarteriellen Drucks [62]. Prostacyclin ist ein natürlicher Antagonist des Thromboxans. Insgesamt kann aber zum jetzigen Zeitpunkt der klinische Nutzen einer inhalativen NO- oder Prostacyclintherapie noch nicht abschließend beurteilt werden.

Bei der Lungenembolie stellt eine ausreichende Oxygenierung ein primäres Therapieziel dar. Eine Anhebung der arteriellen Sauerstoffkonzentration auf >100 mmHg kann, ebenso wie eine moderate Hyperventilation, pulmonal vasodilatierend wirken ▶ **(Euler-Liljestrand-Mechanismus)**. Arterielle Sauerstoffkonzentrationen >100 mmHg werden bei Patienten mit Lungenembolie oft durch Sauerstoffinsufflation erreicht, Intubation und Beatmung sind meist nicht erforderlich. Ist jedoch eine mechanische Beatmung unumgänglich, kann der positive intrathorakale Druck während der Beatmung die rechtsventrikuläre Belastung und den Septumshift verstärken. Die Verwendung geringer Tidalvolumina kann hier vorteilhaft sein [61].

Antikoagulation

Nach Ausschluss von Kontraindikationen ist bereits bei dringendem Verdacht auf eine Lungenembolie die Heparingabe indiziert [2]. Heparin reduziert signifikant die Letalität bei akuter Lungenembolie, verhindert das appositionelle Thrombuswachstum in der Pulmonalarterie, vermindert die Re-Embolienrate, vermindert die Freisetzung humoraler Faktoren aus Thrombozyten und reduziert so indirekt den pulmonalen Gefäßwiderstand [47]. Beim Erwachsenen werden initial 5.000–10.000 IE unfraktioniertes Heparin intravenös appliziert, anschließend wird eine 1,5- bis 2fache Verlängerung der PTT (partielle Thromboplastinzeit) angestrebt. Für die Steuerung der therapeutischen Heparinisierung sollte ein vorgegebenes Protokoll verwendet werden [11, 24].

Bei Patienten mit nichtmassiver Lungenembolie kann alternativ auch niedermolekulares Heparin in entsprechender Dosierung eingesetzt werden. Hinsichtlich Rezidivrate, Blutungskomplikationen und Mortalität ergeben sich hier keine Unterschiede zur Therapie mit unfraktioniertem Heparin. Zielbereich der Therapie mit niedermolekularem Heparin ist dabei eine Anti-Faktor-Xa Aktivität von 0,3–0,8 IE/ml. Bei massiven Lungenembolien kann die Gabe von niedermolekularem Heparin bisher nicht empfohlen werden [25, 61]. Von den niedermolekularen Heparinen ist bisher lediglich Tinzaparin (Innohep®) zur Therapie der nichtmassiven Lungenembolie zugelassen.

Eine ▶ **Kontraindikation zur Heparingabe** stellt die heparininduzierte Thrombozytopenie (HIT) Typ II dar. In diesem Fall kann auf ▶ Danaparoid (Organ®) oder ▶ Lepirudin (Refludan®) ausgewichen werden. Zielbereich der Antikoagulation ist dann für Danaparoid eine Anti-Faktor-Xa Aktivität von 0,3–0,8 IE/ml. Die Lepirudintherapie kann über die PTT oder besser über die Ecarinzeit gesteuert werden.

Überlappend zur Heparintherapie sollte eine orale Antikoagulation mit Kumarinderivaten begonnen werden. Die ▶ **Dauer der Antikoagulation** wird durch die begleitenden Risikofaktoren für ein erneutes thromboembolisches Ereignis mitbestimmt und ist in der Regel für mindestens 3 Monate, bei bestimmten klinischen Konstellationen (z. B. rezidivierende Thromboembolien) auch über Jahre indiziert. Beim Fehlen von Risikofaktoren erscheint nach postoperativen Lungenembolien eine vierwöchige Antikoagulation ausreichend [50].

Eine schnelle initiale Dosisaufsättigung mit Kumarinderivaten sollte vermieden werden, da durch unterschiedliche Halbwertszeiten von Protein C, Protein S sowie der Gerinnungsfaktoren II, VII, IX und X eine kurzzeitige Hyperkoaguabilität verursacht werden kann. Daher ist die Heparintherapie nach Beginn der oralen Antikoagulation für weitere 4–5 Tage bzw. so lange fortzuführen, bis die International Normalized Ratio (INR) mindestens 2 Tage im therapeutischen Bereich liegt. Eine ▶ **effektive Kumarintherapie** ist bei einer INR von 2,0–3,0 gegeben. Eine INR >3,0 führt zu keiner weiteren Senkung der Rezidivthromboembolierate, erhöht allerdings vierfach das Risiko für Blutungskomplikationen.

V.-cava-Filter

Nur in Einzelfällen kommt die Durchführung einer Schirmfilterimplantation in die untere Hohlvene in Betracht, die erstmals 1967 durchgeführt wurde. Die beiden ▶ **Hauptindikationen** sind das Vorliegen absoluter Kontraindikationen gegen eine systemische Antikoagulation bzw. Re-Embolien trotz ausreichender Antikoagulation.

Die Implantation eines permanenten Cava-Filters sollte vor dem Hintergrund von Spätkomplikationen kritisch gesehen werden. Hier könnte die Nutzung temporärer Cava-Filter, um den anfänglich protektiven Effekt zu nutzen und spätere Risiken zu minimieren, vorteilhaft sein. Zu den möglichen Komplikationen der V.-cava-Filter gehören:

- Filter-Migration,
- Filter-Insuffizienz,
- Filter-Obstruktion,
- Embolisation der Pulmonalarterie,
- Perforation der V. cava,
- Ureterenobstruktion oder Ureterenverletzung,
- eine erhöhte Rezidivrate einer tiefen Beinvenenthrombose.

Die Indikation zur Operation ist stets eine Einzelfallentscheidung, für die die lokale Infrastruktur eine wesentliche Rolle spielt. Die Therapie der akuten Lungenembolie

---

Marginalien:

Bei Patienten mit nichtmassiver Lungenembolie kann alternativ auch niedermolekulares Heparin in entsprechender Dosierung eingesetzt werden

▶ **Kontraindikation zur Heparingabe**
▶ **Danaparoid**
▶ **Lepirudin**

▶ **Dauer der Antikoagulation**

Beim Fehlen von Risikofaktoren erscheint nach postoperativen Lungenembolien eine vierwöchige Antikoagulation ausreichend

▶ **Effektive Kumarintherapie**

INR >3,0 führt zu keiner weiteren Senkung der Rezidivthromboembolierate, erhöht allerdings vierfach das Risiko für Blutungskomplikationen

▶ **Hauptindikationen**

Die Indikation zur Operation ist stets eine Einzelfallentscheidung

durch operative Embolektomie mit Hilfe der Herz-Lungen-Maschine ist nur an wenigen Zentren möglich. Die Gesamtletalität dieses Verfahrens liegt heute sicherlich deutlich unter 30%. Indikationen sind:

- Perfusionsausfall >50% mit hämodynamischer Instabilität,
- absolute Lysekontraindikationen,
- erfolgloser Lyseversuch.

Dabei ist eine begonnene Lyse keine Kontraindikation zur Operation. Neue chirurgische Techniken, die eine Desobliteration auch peripherer Abschnitte der Lungenstrombahn mit einer geschlossenen venösen Thrombektomie verknüpfen, können hier möglicherweise zu einer weiteren Verbesserung der Überlebensrate beitragen [26].

Eine „ultima ratio", die dennoch im Einzelfall noch zum Erfolg führen kann, ist die modifizierte Trendelenburg-Operation, die Embolektomie ohne Einsatz der Herz-Lungen-Maschine. Die ursprüngliche Operationsmethode entwickelte Trendelenburg zunächst tierexperimentell, ehe sie 1924 von Kirschner erfolgreich in die Klinik übertragen wurde.

Obwohl keine Vergleichsstudien zwischen operativer und thrombolytischer Therapie exsistieren, gilt die Thrombolyse bei Lungenembolie als effektives Therapiekonzept, so dass heute die operative Therapie zurückgedrängt wird. So ist bei langen Transportzeiten in eine herz- bzw. thoraxchirurgische Klinik auch beim Bestehen von relativen Kontraindikationen die Thrombolyse zu erwägen. In einer nichtrandomisierten Studie konnte nach fulminanter Lungenembolie die Therapie mit Thrombolyse auch bei Kontraindikationen ohne signifikante Unterschiede zu einer Therapie mittels Embolektomie durchgeführt werden [22].

Katheterembolektomie

Bei überwiegend zentralen Embolien und Lysekontraindikationen oder auch ausbleibendem Erfolg unter Thrombolyse stellen Katheterverfahren, bei entsprechender Erfahrung, eine alternative Behandlungsmöglichkeit dar. Neue Kathetertechnologien mit Rotationsköpfen oder selbst expandierende Stents zeigen weitere Möglichkeiten für die Zukunft auf [60]. Bei ausreichender Erfahrung ist die Thrombusfragmentierung mittels Pigtail- bzw. Judkins-Katheter in Kombination mit einer lokalen Lyse selbst unter Reanimationsbedingungen sehr erfolgversprechend [2].

Thrombolyse

Bei stabiler Hämodynamik und uneingeschränkter rechtsventrikulärer Funktion ist aufgrund der hohen endogenen Lyseaktivtät der pulmonalen Strombahn eine therapeutische Heparinisierung in der Regel ausreichend. Die Mortalität dieser Subgruppe liegt bei <5% und lässt in einer Nutzen-Risiko-Abwägung keine Indikation für eine spezifische thrombolytische Therapie erkennen [61].

Bei massiver Lungenembolie sollte dagegen eine schnelle Wiedereröffnung der pulmonalen Strombahn erfolgen. Im Gegensatz zu Heparin führt eine Kombination aus Thrombolyse mit Heparin bereits nach wenigen Minuten zur Verminderung der rechtsventrikulären Nachlast [12].

Es gibt Hinweise, dass eine thrombolytische Intervention im Vergleich zu einer ausschließlichen Heparinisierung selbst bei hämodynamisch stabilen Patienten mit allerdings rechtsventrikulären Belastungszeichen (submassive Lungenembolie) zu einer Senkung der 30-Tage-Letalität und der Re-Embolierate führt [30, 33].

Zur klinischen Anwendung stehen verschiedene Thrombolytika und Therapieschemata zur Verfügung (Tabelle 6). Hinsichtlich der Effektivität und der Blutungskomplikationen ergeben sich zwischen einer Boluslyse und einer Kurzzeitlyse mit ►rt-PA keine Unterschiede [20, 57]. Allgemein führt eine Boluslyse oder Kurzzeitlyse zu einer schnelleren hämodynamischen Verbesserung bei gleichzeitig reduziertem Blutungsrisiko als eine Standardlyse mit ►Urokinase oder ►Streptokinase über 12–24 h. Eine Kurzzeitlyse mit Urokinase oder Streptokinase ist hinsichtlich Effektivität und Blutungsrate der Kurzzeitlyse mit rt-PA nahezu gleichwertig. Die Blutungsrate scheint somit stärker von der Therapiedauer als von der Dosierung der

Tabelle 6

Ausgewählte Thrombolyseschemata bei akuter Lungenembolie

	Streptokinase	Urokinase	Gewebeplasminogenaktivator (rt-PA)	
Kurzzeitlyse	nach Jerjes-Sanchez [27], Meneveau [38] 250 mg Prednisolon 1.500.000 IE/60–120 min	nach Goldhaber [19] 1.000.000 IE/10 min anschl. 2.000.000 IE/110 min	nach Goldhaber [19, 20] 100 mg/2 h	nach Meyer [39] 10 mg Bolus anschl. 50 mg in der 1. Stunde 40 mg in der 2. Stunde
Boluslyse			nach Levine [34] 0,6 mg/kg KG über 2 min	

Thrombolytika oder vom verwendeten Thrombolytikum abhängig zu sein [2, 18, 38, 39, 61].

Im Gegensatz zu Urokinase und rt-PA, die Plasminogen direkt aktivieren, wirkt Streptokinase erst nach Bildung eines Streptokinase-Plasminogen-Aktivatorkomplexes indirekt als Plasminogenaktivator. Bei verminderter Streptokinasedosierung steht aufgrund der geringeren Komplexbildung dann vermehrt freies Plasminogen zur Verfügung, was zu einer Verstärkung der Lyse führen kann. Dies führt dazu, dass für die Streptokinase keine klare Dosis-Wirkungs-Beziehung exsistiert. Bei Blutungskomplikationen darf die Substanz daher auch erst nach Blockade der Fibrinolyse abgesetzt werden. Streptokinase besitzt eine vergleichsweise hohe Rate allergischer und anaphylaktischer Nebenwirkungen. Als Prophylaxe wird die Applikation von 250 mg Prednisolon empfohlen. Auch schwere Blutdruckabfälle nach einer Bolusinjektion sind beschrieben. Ein Streptokokkeninfekt oder eine Streptokinaselyse innerhalb der letzten 6–12 Monate stellen substanzspezifische Kontraindikationen zur Anwendung der Streptokinase dar [2, 54]. Neuere Thrombolytika können noch nicht abschließend bewertet werden, lassen bisher jedoch keinen klaren Vorteil erkennen.

Die periphervenöse Injektion des Thrombolytikums ist bedenkenlos möglich und bietet keine Nachteile gegenüber der intrapulmonalarteriellen Gabe.

Die Beachtung der ▶ **Kontraindikationen einer Lysetherapie** (Tabelle 7) reduziert die Blutungskomplikationsrate, die mit zunehmendem Alter und größerem Body-Mass-Index erhöht ist [40]. Kontraindikationen einer Thrombolyse sind nicht in Studien untersucht, sondern historisch entstanden. Bei der Thrombolyse hämodynamisch instabiler Patienten sind, insbesondere bei fehlender Behandlungsalternative, nach Einzelfallprüfung wahrscheinlich kaum Kontraindikationen zu berücksichtigen [36, 61].

Therapiebedürftige Blutungen finden sich während einer Lysetherapie in 5–10%, letal verlaufen in der Regel nur intrazerebrale Blutungen, die mit einer Inzidenz von etwa 1,9% auftreten [2, 29].

Zum Vorgehen bei lebensbedrohlichen Blutungskomplikation unter Thrombolyse liegen keine gesicherten Daten, aber Empfehlungen vor (Tabelle 8).

Perioperative Thrombolyse

Mehr als zwei Drittel aller intrahospitalen Lungenembolien treten im chirurgischen Krankengut auf. Für den Anästhesisten bzw. perioperativen Mediziner spielen daher die in der postoperativen Phase auftretenden Lungenembolien eine wichtige Rolle.

Streptokinase besitzt eine vergleichsweise hohe Rate allergischer und anaphylaktischer Nebenwirkungen

▶ **Kontraindikationen einer Lysetherapie**

Tabelle 7

Kontraindikationen zur Thrombolyse. (Mod. nach [2, 61])

Absolute Kontraindikationen

- Aktive intaabdominelle Blutung (z. B. GI-Blutung)
- Frische intrazerebrale Blutung

Relative Kontraindikationen

- Operation, Geburt, Organbiopsie oder Punktion nicht-komprimierbarer Gefäße <10 Tage
- Spinal- oder Periduralanästhesie <10 Tage
- Apoplexie <2 Monate
- Schweres Trauma <15 Tage
- Neurochirurgische, ophthalmologische Operation <1 Monat
- Nicht-beherrschbare arterielle Hypertension
- Thrombozytenzahl <100.000/mm³, Quick <50%
- Schwangerschaft
- Bakterielle Endokarditis

Tabelle 8

Empfehlung zum Vorgehen bei lebensbedrohlicher Blutung unter Thrombolyse. (Mod. nach [2, 37])

- Unterbrechung von Thrombolyse und Antikoagulation (bei Streptokinase erst nach Blockade der Fibrinolyse)
- Gerinnungskontrolle (Quick, PTT, TZ, Fibrinogen) und Blutbild (Thrombozyten)
- Antagonisierung der Thrombolyse
  - Aprotinin
  - Tranexamsäure
- Antagonisierung der Heparinisierung (meist nicht erforderlich)
  - Protamin-HCL nach ACT (activated clotting time), PTT
- Ggf. Substitution von Fibrinogen, Frischplasma, Erythrozytenkonzentraten, Thrombozyten

Fallberichte sowie klinische Fallserien zeigen, dass der Einsatz von Thrombolytika auch perioperativ erfolgen kann. Im Vergleich mit der Mortalitätsrate der operativen Embolektomie kann die perioperative Thrombolyse scheinbar als alternative Therapieoption mit ▶vertretbarem Nutzen-Risiko-Verhältnis gesehen werden. Die Thrombolytika sind ggf. in reduzierter Dosierung anzuwenden [41, 52, 55].

Galt bisher eine niedrig dosierte Lyse unmittelbar nach kardiochirurgischen und v. a. 10 Tage nach neurochirurgischen Eingriffen als absolut kontraindiziert [2], liegen mittlerweile sogar Berichte über den Einsatz der Kurzzeitlyse mit Urokinase bei schwerer Lungenembolie innerhalb von 1–4 Wochen nach neurochirurgischen Interventionen vor. Trotz dieser Ausgangssituation kam es hier zu keinen relevanten Blutungskomplikationen [55].

Trotz dieser ermutigenden Daten lassen sich klare Empfehlungen zur perioperativen Lyse aus den bisher vorliegenden Fallserien nicht ableiten. Die Indikation zur perioperativen Thrombolyse stellt eine Einzelfallentscheidung dar und sollte in Abhängigkeit vom vorausgegangenen Eingriff ggf. nur bei Patienten mit massiver Lungenembolie und kardiogenem Schock gestellt werden. Da die Komplikationsrate einer perioperativen Lysetherapie maßgeblich vom vorausgegangenen Eingriff abhängig ist, muss das Blutungsrisiko vor dem Hintergrund der Nutzen-Risiko-Abwägung in engem Kontakt mit dem Operateur abgeschätzt werden. Eine perioperative Lyse ist nach jetziger Datenlage zeitlich eng zu begrenzen und nach ausreichender hämodynamischer Stabilisierung rasch zu beenden.

Thrombolyse unter Reanimation

Aufgrund der hohen Frühletalität der Lungenembolie werden viele Patienten bereits während diagnostischer Untersuchungen oder vor Abschluss therapeutischer Maßnahmen reanimationspflichtig. Während der kardiopulmonalen Reanimation ist allein die rein ▶mechanische Fragmentierung und Verlagerung der Emboli durch die Thoraxkompression von therapeutischer Bedeutung. Eine kardiopulmonale Reanimation galt aber bis vor kurzem als Kontraindikation einer thrombolytischen Therapie [2], wobei diese Einschätzung historisch entstanden ist und nie in klinischen Studien überprüft wurde.

Bereits 1974 berichteten Anästhesisten, nämlich Renkes-Hegendorfer u. Hermann [49], über eine erfolgreiche Streptokinaselyse während kardiopulmonaler Reanimation. Zwischenzeitlich liegen zahlreiche Fallberichte und Fallserien vor [4, 5, 51]. Die vorliegenden Daten lassen den Schluss zu, dass die Lyse während der Reanimation bei fulminanter Lungenembolie als kausale Intervention zur Verbesserung des Outcome indiziert ist. Die Thrombolyse während kardiopulmonaler Reanimation erhöht dabei offenbar auch nicht das Risiko reanimationsbedingter Blutungskomplikationen [3, 4, 5, 51].

Vor dem Hintergrund geringer Erfolgsaussichten rein klassischer Reanimationsmaßnahmen bei fulminanter Lungenembolie erscheint bei wahrscheinlicher oder gesicherter Diagnose eine solche Intervention somit bereits frühzeitig indiziert.

Nicht selten muss hier die Thrombolyse auch ohne Diagnosesicherung durchgeführt werden. Wenn es sich bei der Ursache des Kreislaufstillstandes um einen akuten Myokardinfarkt und nicht um eine Lungenembolie handelt, so erfolgt dabei allerdings trotz Fehldiagnose keine Fehlbehandlung [5]. Auch konnten in klinischen Studien und Fallserien während kardiopulmonaler Reanimation signifikant mehr Patienten (68–79% CPR mit Lyse vs. 44% CPR ohne Lyse) durch die spezifische Intervention einer Lyse stabilisiert werden [3, 5]. Kontraindikationen einer thrombolytischen Therapie müssen hier bei fehlenden Behandlungsalternativen unberücksichtigt bleiben [4, 5].

Ein Vorteil der Thrombolyse ist die sofortige Verfügbarkeit an nahezu allen Orten. Darüber hinaus bestehen die möglichen ▶zusätzlichen positiven Effekte einer

Thrombolyse während kardiopulmonaler Reanimation in einer Reduktion der Blutviskosität, einer generell verbesserten mikrozirkulatorischen Reperfusion und dadurch auch in einer zerebroprotektiven Wirkung durch Reduzierung des zerebralen „No-reflow-Phänomens" [5,14]. Weiterhin verbessert offensichtlich speziell rt-PA die zerebrale Ischämietoleranz über einen nichtproteolytischen Effekt [31].

Während der Reanimation bei fulminanter Lungenembolie wird die Bolusgabe von 2–3 Mio. IE Urokinase, eine entsprechende Dosierung von rt-PA (2↔50 mg Bolus im Abstand von maximal 15–30 min) oder Reteplase (2↔10 mg Bolus im Abstand von 30 min) empfohlen [4, 5, 7, 51]. Die kardiopulmonale Reanimation sollte nach Thrombolyse über mindestens 90 min weitergeführt werden. Auch nach einer derart langen kardiopulmonalen Reanimation wurde immer wieder über erfolgreiche Verläufe berichtet [4, 5].

Kardiopulmonale Reanimation sollte nach Thrombolyse über mindestens 90 min weitergeführt werden

Fazit für die klinische Praxis

Aufgrund der hohen Frühletalität bei der akuten Thromboembolie der Lunge ist ein schnelles, suffizientes und interdisziplinäres Management bei diesem Krankheitsbild von besonderer Bedeutung. Sinnvoll erscheint ein vorab festgelegtes und an den individuellen diagnostischen und therapeutischen Möglichkeiten der jeweiligen Klinik orientiertes Konzept, welches das diagnostische und therapeutische Vorgehen in Abhängigkeit vom Schweregrad festlegt [2]. Abbildung 3 gibt einen Überblick über ein mögliches klinisches Handlungskonzept.

Literatur

1. Beek EJR van, Cate JE ten (1996) The diagnosis of venous thromboembolism: an overview. In: Hull RD, Raskob GE, Pineo GF (eds) Venous thromboembolism: an evidence-based atlas. Armonk: Futura Publishing Co, pp 93–99
2. Böttiger BW, Bach A, Böhrer H et al. (1993) Die akute Thrombembolie der Lunge. Klinik – Pathophysiologie – Diagnostik – Therapie. Anaesthesist 42:55–73
3. Böttiger BW, Bode C, Kern S et al. (2001) Efficacy and safety of thrombolytic therapy after initially unsuccessful resuscitation: a prospective clinical trial. Lancet 357:1583–1585
4. Böttiger BW, Böhrer H, Bach A et al. (1994) Bolus injection of thrombolytic agents during cardiopulmonary resuscitation for massive pulmonary embolism. Resuscitation 28:45–54
5. Böttiger BW, Martin E (2001) Thrombolytic therapy during cardiopulmonary resuscitation and the role of coagulation activation after cardiac arrest. Curr Opin Crit Care 7:176–183
6. Böttiger BW, Motsch J, Dörsam J et al. (1996) Inhaled nitric oxide selectively decreases pulmonary artery pressure and pulmonary vascular resistance following acute massive pulmonary microembolism in piglets. Chest 110:1041–1047
7. Böttiger BW, Reim SM, Diezel G et al. (1994) High-dose bolus injection of urokinase. Use during cardiopulmonary resuscitation for massive pulmonary embolism. Chest 106:1281–1283
8. Calvin JE (1991) Acute right heart failure: pathophysiology, recognition, and pharmacological management. J Cardiothor Vasc Anesth 5:507–513

9. Capellier G, Jacques T, Balvay P et al. (1997) Inhaled nitric oxide in patients with pulmonary embolism. Intensive Care Med 23:1089–1092
10. Corris P, Ellis D, Foley N et al. (1997) For the Standards of Care Comittee of the British Thoracic Society. Suspected acute pulmonary embolism: a practical approach. Thorax 52 [Suppl 4]:S1–S24
11. Cruickshank MK, Levine MN, Hirsh J et al. (1991) A standard heparin nomogram for the management of heparin therapy. Arch Intern Med 151:333–337
12. Dalla-Volta S, Palla A, Santolicandro A et al. (1992) PAIMS 2: alteplase combined with heparin versus heparin in the treatment of acute pulmonary embolism. Plasminogen activator multicenter study 2. J Am Coll Cardiol 20:520–526
13. Elliott CG (1992) Pulmonary physiology during pulmonary embolism. Chest 101:163S–171S
14. Fischer M, Böttiger BW, Popov-Cenic S et al. (1996) Thrombolysis using plasminogen activator and heparin reduces cerebral no-reflow after resuscitation from cardiac arrest: an experimental study in the cat. Intensive Care Med 22:1214–1223
15. Ghignone M, Girling L, Prewitt RM (1984) Volume expansion versus norepinephrine in treatment of a low cardiac output complicating an acute increase in right ventricular afterload in dogs. Anesthesiology 60:132–135
16. Giuntini C, Ricco G di, Marini C et al. (1995) Pulmonary embolism: Epidemiology. Chest 107:3S–9S
17. Goldhaber SZ (1998) Pulmonary embolism. N Engl J Med 339:93–104

18. Goldhaber SZ, Kessler CM, Heit J et al. (1988) Randomised controlled trial of recombinant tissue plasminogen activator versus urokinase in the treatment of acute pulmonary embolism. Lancet 2:293–298
19. Goldhaber SZ, Kessler CM, Heit J et al. (1992) Recombinant tissue-type plasminogen activator versus a novel dosing regime of urokinase in acute pulmonary embolism: a randomized controlled multicenter trial. J Am Coll Cardiol 20:24–30
20. Goldhaber SZ, Agnelli G, Levine MN (1994) Reduced dose bolus alteplase vs conventional alteplase infusion for pulmonary embolism thrombolysis. An international multicenter randomized trial. The Bolus Alteplase pulmonary Embolism Group. Chest 106:718–724
21. Grosser KD (1985) Akute Lungenembolie. Behandlung nach Schweregraden. Dtsch Ärztebl 85:B587–B594
22. Gulba DC, Schmid C, Borst HG et al. (1994) Medical compared with surgical treatment for massive pulmonary embolism. Lancet 343:576–577
23. Gupta A, Franzer CK, Ferguson JM et al. (1999) Acute pulmonary embolism: diagnosis with MR angiography. Radiology 210:353–359
24. Hirsh J, Fuster V (1994) Guide to anticoagulant therapy. Part 1: Heparin. American Heart Association. Circulation 89:1449–1468
25. Hirsh J, Hoak J (1996) Management of deep vein thrombosis and pulmonary embolism. A statement for healthcare professionals. Council on Thrombosis (in consultation with the Council on Cardiovascular Radiology), American Heart Association. Circulation 93:2212–2245

26. Jakob H, Vahl C, Lange R et al. (1995) Modified surgical concept for fulminant pulmonary embolism. Eur J Cardiothorac Surg 9:557–560

27. Jerjes-Sanchez C, Ramirez-Rivera A, Lourdes Garcia M de et al. (1995) Streptokinase and heparin versus heparin alone in massive pulmonary embolism: a randomized controlled trial. J Thromb Thrombolysis 2:227–229

28. Kakkar VV, Flanc C, Howe CT et al. (1969) Natural history of postoperative deep-vein thrombosis. Lancet 2:230–232

29. Kanter DS, Mikkola KM, Patel SR et al. (1997) Thrombolytic therapy and pulmonary embolism. Frequency of intracranial hemorrhage and associated risk factors. Chest 111:1241–1245

30. Kasper W, Konstantinides S, Geibel A et al. (1997) Management strategies and determinants of outcome in acute major pulmonary embolism: results of a multicenter registry. J Am Coll Cardiol 30:1165–1171

31. Kim YH, Park JH, Hong SH et al. (1999) Nonproteolytic neuroprotection by human recombinant tissue plasminogen activator. Science 284:647–650

32. Konstantinides S, Geibel A, Kasper W et al. (1998) Patent foramen ovale is an important predictor of adverse outcome in patients with major pulmonary embolism. Circulation 97:1946–1951

33. Konstantinides S, Geibel A, Olschewski M et al. (1997) Association between thrombolytic treatment and the prognosis of hemodynamically stable patients with major pulmonary embolism: results of a multicenter registry. Circulation 96:882–888

34. Levine M, Hirsh J, Wirtz J et al. (1990) A randomized trial of a single bolus dosage regime of recombinant tissue plasminogen activator in patients with acute pulmonary embolism. Chest 96:1473–1479

35. Meaney JFM, Weg JG, Chenevert TL et al. (1997) Diagnosis of pulmonary embolism with magnetic resonance angiography. New Engl J Med 336:1422–1427

36. Meissner E (1999) Lungenarterienembolie auf der Intensivstation. Intensivmed 36:126–137

37. Meissner E, Fabel H (1990) Akute Lungenembolie. Klinik, Diagnostik und Therapie. Arzneimitteltherapie 8:177–192

38. Meneveau N, Schiele F, Metz D et al. (1998) Comparative efficacy of a two-hour regimen of streptokinase versus alteplase in acute massive pulmonary embolism: immediate clinical and hemodynamic outcome and one-year follow-up. J Am Coll Cardiol 31:1057–1063

39. Meyer G, Sors H, Charbonnier B et al. on behalf of the European Cooperative Study Group for Pulmonary Embolism (1992) Effects of intravenous urokinase versus alteplase on total pulmonary resistance in acute massive pulmonary embolism; A european multicenter double-blind trial. J Am Coll Cardiol 19:239–245

40. Mikkola KM, Patel SR, Parker JA et al. (1997) Increasing age is a major risk factor for hemorrhagic complications after pulmonary embolism thromolysis. Am Heart J 134:69–72

41. Molina JE, Hunter DW, Yedlicka JW et al. (1992) Thrombolytic therapy for postoperative pulmonary embolism. Am J Surg 163:375–380

42. Morpurgo M, Schmid C (1995) The spectrum of pulmonary embolism. Clinicopathologic correlations. Chest 107:18–20

43. Nicolaides AN, Arcelus J, Belcaro G et al. (1992) Prevention of venous thromboembolism. European consensus conference. Int Angiology 11:151–159

44. Ozier Y, Dubourg O, Farcot JC et al. (1984) Circulatory failure in acute pulmonary embolism. Intensive Care Med 10:91–97

45. Palla A, Petruzzelli S, Donnamaria V et al. (1995) The role of suspicion in the diagnosis of pulmonary embolism. Chest 107:21S–24S

46. PIOPED-Investigators (1990) Value of the Ventilation/Perfusion scan in acute pulmonary embolism. Results of the prospective investigation of pulmonary embolism diagnosis (PIOPED). J Am Med Assoc 263:2753–2759

47. Pollak EW, Sparks FC, Barker WF (1973) Pulmonary embolism. An appraisal of therapy in 516 cases. Arch Surg 107:66–68

48. Reißig A, Richartz B, Kroegel C (2001) Diagnostik der Lungenarterienembolie. Dtsch Med Wochenschr 126:857–863

49. Renkes-Hegendorfer U, Hermann K (1974) Erfolgreiche Behandlung einer massiven fulminanten Lungenembolie durch Streptokinase. Anaesthesist 23:500–501

50. Research Committee of the British Thoracic Society (1992) Optimum duration of anticoagulation for deep-vein thrombosis and pulmonary embolism. Lancet 340:873–876

51. Ruiz Bailén M, Cuadra JAR, Aguayo de Hoyos E (2001) Thrombolysis during cardiopulmonary resuscitation in fulminant embolism: a review. Crit Care Med 29:2211–2219

52. Scheeren TW, Hopf HB, Peters J (1994) Intraoperative Thrombolyse mit rt-PA bei massiver Lungenembolie während venöser Thrombektomie. Anästhesiol Intensivmed Notfallmed Schmerther 29:440–445

53. Schürmann M, Stiegler H, Riel KA et al. (1992) Lungenembolien im chirurgischen Krankengut. Eine retrospektive Studie über 9 Jahre. Chirurg 63:811–816

54. Seifried E (1992) Fibrinolyse und Thrombolytika. Internist 33:197–205

55. Severi P, Lo-Pinto G, Poggio R et al. (1994) Urokinase thrombolytic therapy of pulmonary embolism in neurosurgically treated patients. Surg Neurol 42:469–470

56. Sharma G, McIntryre KM, Sharma S et al. (1984) Clinical and hemodynamic correlates in pulmonary embolism. Clin Chest Med 5:421–428

57. Sors H, Pacouret G, Azarian R et al. (1994) Hemodynamic effects of bolus vs. 2-h infusion of alteplase in acute massive pulmonary embolism. A randomized controlled multicenter trial. Chest 106: 712–717

58. Stein PD, Henry JW (1995) Prevalence of acute pulmonary embolism among patients in a general hospital and at autopsy. Chest 108:978–81

59. Stein PD, Terrin ML, Hales CA et al. (1991) Clinical, laboratory, roentgenographic, and electrocardiographic findings in patients with acute pulmonary embolism and no pre-existing cardiac or pulmonary disease. Chest 100:598–603

60. Tai NRM, Atwal AS, Hamilton G (1999) Modern management of pulmonary embolism. Br J Surg 86:853–868

61. Torbicki A, Beek EJR van, Chabonnier B et al. (2000) Guidelines on diagnosis and management of acute pulmonary embolism. Eur Heart J 21:1301–1336

62. Webb S, Stott S, Heerden P van (1996) The use of inhaled aerosolized prostacyclin in the treatment of pulmonary hypertension secondary to pulmonary embolism. Intensive Care Med 22:353–355

aus: Der Anaesthesist 6/02, S. 493–513

B. Sinner · B.M. Graf
Klinik für Anaesthesiologie der Universität Heidelberg

Anaesthesie zur Organentnahme

Für die Organtransplantation konnten in der BRD im Jahr 2001 mehr als 3800 solide Organe explantiert werden. Der größte Teil der für die Organtransplantation zur Verfügung stehenden Organe stammt von hirntoten Spendern. Der Eintritt des Hirntodes führt zu zahlreichen pathophysiologischen Veränderungen, die eine Beeinträchtigung der Spenderorgane nach sich ziehen. Ohne konsequente Therapie kommt es innerhalb weniger Stunden zum Organversagen und Herzkreislaufstillstand und damit zum Verlust der Spenderorgane. Eine Möglichkeit, die Zahl der Spenderorgane zu erhöhen, bietet die Lebendorganspende ganzer Organe oder Teile von Organen gesunder Spender. Hier steht neben dem Organverlust die Senkung der perioperativen Morbidität und Mortalität des Spenders im Vordergrund.

Der vorliegende Artikel soll im ersten Teil einen Überblick über die anaesthesiologische Betreuung von Lebendorganspendern geben. Im zweiten Teil werden die mit dem Hirntod einhergehenden pathophysiologischen Veränderungen, die Intensivtherapie und das anaesthesiologische Management während der Organentnahme dargestellt.

Ablehnung einer Organentnahme durch die Angehörigen ist häufigster Grund für den Verlust eines Spenders.

▶ Eurotransplant

Die Zahl der Patienten, die auf ein Spenderorgan wartet, beträgt ein Vielfaches der zur Organspende zur Verfügung stehenden Organe. Von den in Frage kommenden Spendern werden lediglich 60% der Organspende zugeführt. Die Ablehnung einer Organentnahme durch die Angehörigen gilt als mit Abstand häufigster Grund für den Verlust eines Spenders. Als zweithäufigster Grund gilt das frühzeitige Ableben des Spenders vor der Realisierung der Organspende. Deutschland und Österreich sind an der internationalen Organvermittlungsstelle ▶„Eurotransplant" beteiligt, über die die Zuteilung der Spenderorgane geregelt wird. In der Schweiz werden Organe national vermittelt, grundsätzlich besteht hier aber auch die Möglichkeit der europaweiten Organvermittlung.

Anaesthesia for organ explantation

Keywords: Anaesthesia · Organ donors · Brain death · Living donors

© Springer-Verlag 2002

Dr. Barbara Sinner
Klinik für Anaesthesiologie, Universitätsklinikum Heidelberg, Im Neuenheimer Feld 110, 69120 Heidelberg, E-Mail: Barbara_Sinner@med.uni-heidelberg.de

Gesetzliche Grundlagen zur Organentnahme

In der Bundesrepublik Deutschland wird die Vergabe und Entnahme von Organen durch das 1997 in Kraft getretene ▶ **Transplantationsgesetz** geregelt. Die Entnahme von Organen lebender Personen ist hier nur zulässig, wenn der Spender u.a. volljährig, einwilligungsfähig, das Risiko vertretbar ist und kein geeignetes Spenderorgan eines Hirntoten zum Zeitpunkt der Organentnahme vorliegt. Organe, die sich nicht wieder bilden können, dürfen nur für Verwandte 1. oder 2. Grades, Ehegatten, Verlobte oder an Personen, die dem Spender in besonderer persönlicher Verbundenheit offenkundig nahestehen, gespendet werden [20].

Für die Einwilligung zur Organentnahme bei ▶ **hirntoten Organspendern** gilt die erweiterte Zustimmungsregelung, bei der Organe nur entnommen werden dürfen, wenn der Hirntote zu Lebzeiten seine Einwilligung gegeben hat. Bei Fehlen einer Zustimmung müssen die gesetzlich nächststehenden Angehörigen unter Einbeziehung des mutmaßlichen Willens des Verstorbenen einer Organspende zustimmen [20].

In Österreich ist zurzeit lediglich die Totenspende, die Möglichkeit des Widerspruchs und das Gewinnverbot im Rahmen des Krankenanstaltsgesetztes aus dem Jahre 1982 geregelt. Ein Transplantationsgesetz ähnlich dem der BRD liegt bislang nur als Entwurf vor, die Verabschiedung wird für die nächsten Jahre erwartet. Für die Entnahme von Organen gilt in Österreich die erweiterte Widerspruchsregelung, wonach Patienten, die keine schriftliche Ablehnung bei sich tragen und zu Lebzeiten nicht widersprochen haben, im Falle eines Hirntodes Organe entnommen werden dürfen. Angehörige müssen nicht befragt werden.

In der Schweiz ist die Organspende durch die Gesundheitsgesetze kantonal unterschiedlich geregelt. In Kantonen ohne Regelung gelten bundesrechtliche Minimalvorschriften, sowie die 1981 von der Schweizerischen Akademie der Medizinischen Wissenschaften (SAMW) erlassenen medizinisch ethischen Richtlinien zur Transplantation [57]. Für die Organspende bei Hirntoten gilt in den meisten Kantonen die erweiterte Widerspruchsregelung. Für das Jahr 2004 ist das Inkrafttreten eines nationalen Transplantationsgesetzes geplant.

Anaesthesie bei Lebendorganspendern

Lebendspende

Mit der Lebendorganspende steht eine Möglichkeit zur Verfügung, die Zahl der für die Transplantation zur Verfügung stehenden Organe zu erhöhen. Derzeit werden in Europa Nieren und Lebern lebend transplantiert. Einige wenige Zentren, insbesondere in den USA, führen u.a. auch Lebendpankreas-, Lebenddarm- und Lebendlungentransplantation durch [13]. Für die Empfänger lebend gespendeter Organe besteht der Benefit in der kurzen Ischämiezeit der Organe und bei Verwandtenorganspenden in der hohen HLA-Kompatibilität und damit geringeren Abstoßung als bei Kadavertransplantationen. Da es sich bei Lebendtransplantationen um elektive Eingriffe handelt, können die Patienten optimal vorbereitet werden. In der Regel sind die Spender gesunde Patienten. Aus diesem Grund sollte das wichtigste Ziel sein, die perioperative Morbidität und Letalität so niedrig wie möglich zu halten, die Gabe von Fremdblut zu vermeiden und postoperative Schmerzen zu minimieren.

Lebendnierenspende

In der Regel erfolgt die Transplantation als Verwandtennierenspende. Auf Grund der niedrigen perioperativen Morbidität von 0,2 % für schwerwiegende, weniger als 10 % für leichtere Komplikationen und einer Letalität von 0,03 %, erreicht sie eine große Akzeptanz [30].

Explantation

Bestehen keine Kontraindikationen, so wird in der Regel über einen sub- oder interkostalen Zugang die linke Niere, die wegen der längeren Gefäßstümpfe und der einfacheren Präparation der rechten vorgezogen wird, explantiert [3]. Mehr und mehr

▶ Transplantationsgesetz

▶ Hirntote Organspender

Deutschland: erweiterte Zustimmungsregelung.

Österreich: erweiterte Widerspruchsregelung.

Organentnahme ist in der Schweiz kantonal unterschiedlich geregelt.

Benefit durch kurze Ischämiezeit der Organe; bei Verwandtenorganspenden in der hohen HLA-Kompatibilität und geringeren Abstoßung.

Ziel: perioperative Morbidität und Letalität so niedrig wie möglich halten.

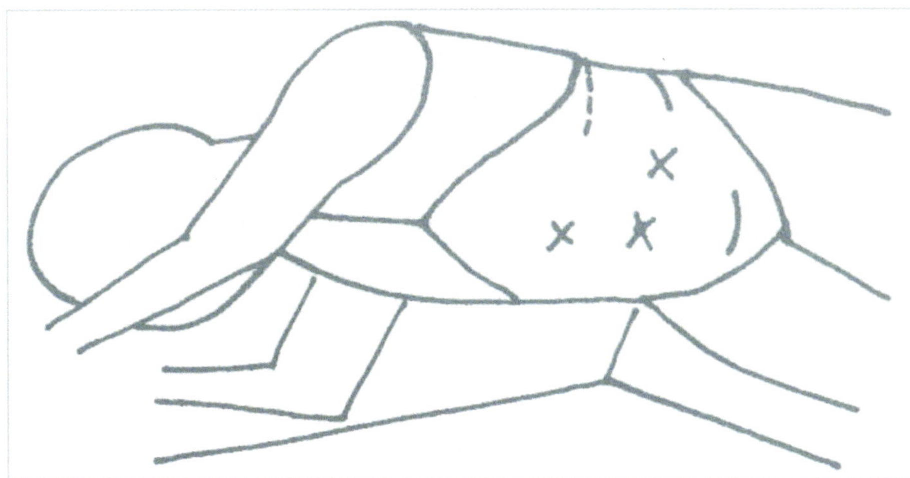

Abb. 1 ▲ **Lagerung und operative Zugänge für die Explantation der linken Niere.** -------- **Zugang für die konventionelle Entnahme, + laparoskopische Zugänge [nach 33]**

setzt sich in den letzten Jahren die laparoskopische Entnahme durch, weil diese mit geringeren postoperativen Schmerzen und kürzerer Klinikverweildauer verbunden ist [33].

Operativer Eingriff

Für die Entnahme der linken Niere wird der Spender in Rechtsseitenlage gelagert (Abb. 1). Die konventionelle Präparation und Entnahme erfolgt über einen sub- oder interkostalen Flankenschnitt [3]. Für die laparoskopische Entnahme werden die Trokare i. d. R. transperitoneal eingeführt, die Niere präpariert und dann durch einen kleinen Pfannenstielschnitt oder Flankenschnitt entnommen [33].

Anaesthesie

Dieser Eingriff wird in Allgemeinanaesthesie durchgeführt. Größere Blutverluste stellen eines der Hauptrisiken für Lebendnierenspender dar, weshalb präoperativ die Spende von Eigenblut erwogen werden kann [3]. Zur Überwachung der intravasalen Flüssigkeit sollte der Spender einen zentralen Venenkatheter und für eine rasche Volumensubstitution ein bis zwei großlumige periphere Verweilkanülen erhalten. Zur Reduktion postoperativer Schmerzen kann bei konventioneller Nephrektomie nach Abwägen des Nutzen-Risiko-Verhältnisses ein thorakaler Periduralkatheter angelegt werden.

Für die Einleitung und Aufrechterhaltung der Allgemeinanaesthesie sollten, wenn möglich, Medikamente, die der renalen Elimination unterliegen, vermieden werden, da durch den akuten Verlust einer Niere die Halbwertszeit dieser Medikamente verlängert werden kann. Bei der Metabolisierung von Enfluran entstehen während Lebendnierenspende signifikant höhere Spiegel anorganischer Fluoride, weshalb von dessen Verwendung zur Aufrechterhaltung der Narkose abgesehen werden sollte [67]. Inwieweit dies auch für den Einsatz von Sevofluran gilt, bei dessen Metabolisierung ebenfalls Fluoride entsteht und ob hierfür klinische Relevanz besteht, ist bislang nicht geklärt. Wird die Nephrektomie laparoskopisch durchgeführt, so sollte auf die Anwendung von Lachgas verzichtet werden. Das Pneumoperitoneum birgt die Gefahr der Reduktion der renalen Perfusion, weshalb der intraabdominelle Druck so niedrig wie möglich gehalten werden muss [33].

Entscheidend für die spätere Transplantatfunktion ist eine gute ▶ **Diurese**. Zum Zeitpunkt der Organentnahme sollte diese daher mindestens 1 ml/kg /min betragen [17]. Die Spender müssen deshalb ausreichend hydriert werden (10-12 ml/kgKg/h) und erhalten zusätzlich Mannitol (0,5 g/ kg bzw. 12,5 g), Furosemid (0,5-1,0 mg/kgKg) und evtl. Dopamin [17, 33]. Unmittelbar vor Ligatur der A. renalis erhält der Spender einmalig Heparin (i.d.R. 50 IU/kgKg) [3, 17, 33].

Größtes Risiko: perioperative Blutverluste.

Akuter Verlust der Niere führt zur Verlängerung der Halbwertszeit renal eliminierter Medikamente.

Eignung von Sevofluran nicht abschließend beurteilbar.

▶ **Diurese**

Lebendleberspende

Bereits 1989 wurde die erste Lebendlebertransplantation durch Raia in Brasilien durchgeführt [50]. Inzwischen hat sich die Transplantation der adulten Segmente 2 und 3 bei Kindern als Alternative zur Kadavertransplantation etabliert [8]. In zunehmendem Maße steht diese Form der Organspende auch Erwachsenen zur Verfügung [55]. Entscheidend ist hierbei allerdings die Größe des Spenderleberanteils. Um eine ausreichende Leberfunktion beim Empfänger gewährleisten zu können, müssen mindestens 25 % der zum Leben notwendigen Lebermasse transplantiert werden, bzw. das Verhältnis von Transplantatvolumen zu Empfängergewicht sollte mindestens 1 % betragen. Weniger ist nicht mit dem Leben vereinbar [5]. Die Vorteile der Lebendlebertransplantation liegen in einer niedrigeren Inzidenz an primärem Organversagen (primary craft dysfunction). Die Abstoßungsreaktion scheint verglichen mit Kadaverorganen gleich häufig aber dafür weniger stark aufzutreten [10].

Explantation

Der operative Zugang erfolgt über einen bilateralen subkostalen Zugang. Für die adulte Lebendlebertransplantation wird i. d. R. eine Hemihepatektomie rechts durchgeführt (Abb. 2). Nach Präparation wird das Lebergewebe mit einem Ultraschallschneidegerät durchtrennt, größere Gefäße müssen ligiert werden. Die spätere arterielle Blutversorgung des Transplantats erfolgt über die A. hepatica dextra. Ist diese für die Gefäßanastomose zu kurz, so wird ein Interponat aus der V. saphena magna des Spenders angelegt [55]. Das größte Risiko für den Spender liegt in den perioperativen Blutungskomplikationen. Abhängig von der Gefäßversorgung und der Erfahrung des Operateurs muss intraoperativ mit mindestens 500 bis 1000 ml Blutverlust gerechnet werden [36, 55]. Daneben beobachtet man regelmäßig Hypothermie, eine Beeinträchtigung der Blutgerinnung und operationstechnische Komplikationen [5, 55].

Anaesthesie

Für eine Lebendspende kommen gesunde erwachsene Patienten der ASA-Klassifikation I-II in Frage, die an keiner infektiösen Erkrankung leiden und die keine pathologischen Veränderungen der Leber und des Leberstoffwechsels aufweisen.

Eine wichtige Komplikation dieses Eingriffs stellt der perioperative Blutverlust dar. Um im Falle größerer Blutverluste auf die Gabe von Fremdblut verzichten zu können, sollte präoprativ eine ▶ Eigenblutspende durchgeführt werden.

Die Lebendleberspende wird in Allgemeinanaesthesie durchgeführt. Über den Einsatz von Anaesthetika gibt es bislang nur wenige Untersuchungen. Sicherlich sollten aber nur solche verwendet werden, die nicht hepatotoxisch sind und unabhängig vom Leberstoffwechsel metabolisiert werden. Empfohlen werden neben den

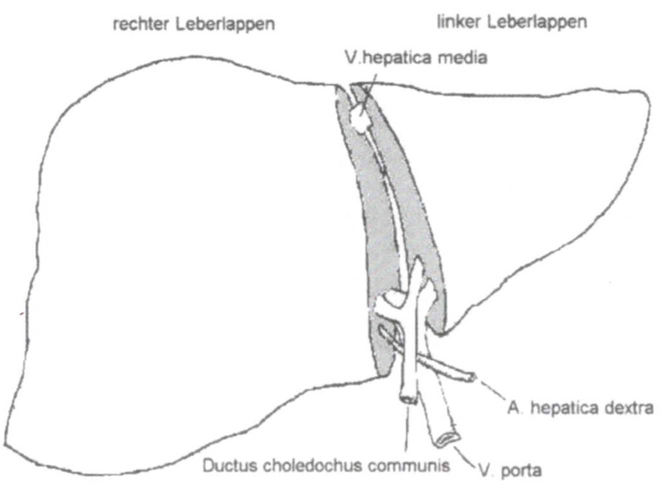

Abb. 2 ▲ **Für die Lebendleberspende wird i.d.R. der rechte Leberlappen entnommen**

standardisierten Induktionsmedikamenten Thiopental und Fentanyl, Atracurium und cis-Atracurium zur Muskelrelaxierung [5, 11].

Die Aufrechterhaltung der Anästhesie erfolgt in der Regel als balancierte Anästhesie. Von allen Inhalationsanästhetika wird Isofluran wegen der geringen hepatischen Metabolisierungsrate (0,2 %) und der ausgeprägten Fähigkeit, den gastrointestinalen Gefäßwiderstand zu reduzieren den Vorzug gegeben. Auf Lachgas wird wegen des Risikos einer Luftembolie, einer verminderten Leberperfusion und Darmblähung häufig verzichtet [5]. Für eine ausreichende hämodynamische Überwachung benötigen die Patienten eine invasive Blutdruckmessung und einen ZVK. Für die Volumensubstitution eignen sich kristalloide und kolloidale Lösungen. Um die Gabe von Fremdblut zu vermeiden, sollte vor der Eigenblutgabe das Wundblut mittels maschineller Autotransfusion aufbereitet und dem Spender wieder zugeführt werden. Bei der Volumensubstitution muss allerdings beachtet werden, dass der Blutverlust proportional zum ZVD steigt [31] und der Blutfluss in den Leberarterien und -venen sowohl durch Stauung als auch durch die Auslösung einer reflektorischen Vasokonstriktion beeinträchtigt wird. Zusätzlich besteht bei Hypervolämie die Gefahr eines interstitiellen Ödems der Lebergefäße, welches mit einer erhöhten Thrombosegefahr für das Transplantat vergesellschaftet ist [5, 42].

Wird die Entstehung eines Transplantatödems befürchtet, sollte der Spender vor Beginn der Leberresektion 0,5 g/kgKg Mannitol erhalten. Um das Risiko der Thrombenbildung zu reduzieren, können kurz vor Abklemmen der Transplantatgefäße 40–50 IU/kgKg Heparin appliziert werden, welches ggf. nach Organentnahme mit Protamin antagonisiert werden muss [5, 38].

Nahezu alle Patienten entwickeln intraoperativ eine ▶ **Hypothermie,** die wegen der negativen Folgen u.a. für die Blutgerinnung durch perioperative Wärmemaßnahmen vermieden werden sollte [5]. Für die ▶ **postoperative Schmerztherapie** eignet sich in besonderem Masse ein thorakaler Periduralkatheter [11]. Allerdings muss bedacht werden, dass durch die Leberresektion die ▶ **Blutgerinnung** innerhalb der ersten 3–6 Tage nach Explantation propotional zur Resektionsgröße der Leber beeinträchtigt wird [6].

Anaesthesie bei hirntoten Organspendern

Hirntod

1959 beschrieben Morallet und Gaulon erstmals beatmete Patienten, die nach persistierendem tiefem Koma einen Verlust aller neurologischen Funktionen und der Spontanatmung hatten [43]. Sie bezeichneten diesen Zustand als coma depassé um hervorzuheben, dass die zugrundeliegende neurologische Schädigung über den Zustand des Komas hinausgeht. Seitdem wurden zahlreiche Vorschläge für die Hirntodkriterien erarbeitet. Hirntod wird heute definiert als Zustand der irreversibel erloschenen Gesamtfunktion des Großhirns, Kleinhirns und des Hirnstamms [68].

Hirntoddiagnostik

Die Diagnose „Hirntod" erfolgt nach dem „Stand der Erkenntnisse der medizinischen Wissenschaft". In Richtlinien zur Feststellung des Todes und Verfahrensregeln zur Feststellung des entgültigen nicht behebbaren Ausfalls der Gesamtfunktion des Groß-, Kleinhirns und des Hirnstamms ist das Vorgehen zur Hirntoddiagnostik festgelegt [68].

In der Bundesrepublik Deutschland muss die Diagnose „Hirntod" von zwei unabhängigen Ärzten gestellt werden, die nicht dem Transplantationsteam angehören dürfen und die gemäß den „Richtlinien zum Inhalt der Weiterbildung" über eine mehrjährige Erfahrung in der Intensivbehandlung von Patienten mit schweren Hirnschädigungen verfügen müssen [68] (Tabelle 1).

Die ▶ **Irreversibilität des Hirnfunktionsausfalls** und damit der Hirntod ist erst dann nachgewiesen, wenn die klinischen Ausfallssymptome bei Erwachsenen und Kindern ab dem 3. Lebensjahr mit primärer Hirnschädigung nach mindestens 12 h und mit sekundärer Hirnschädigung nach mindestens drei Tagen erneut übereinstimmend nachgewiesen werden (Tabelle 2). Ergibt eine der drei genannten Untersu-

---

Ein zu hoher ZVD sollte möglichst vermieden werden.

▶ **Hypothermie**

▶ **Postoperative Schmerztherapie**

▶ **Blutgerinnung**

Hirntod = Zustand der irreversibel erloschenen Gesamtfunktion des Großhirns, Kleinhirns und des Hirnstamms.

Diagnosestellung „Hirntod" von zwei unabhängigen Ärzten, die nicht dem Transplantationsteam angehören dürfen.

▶ **Nachweis der Irreversibilität des Hirnfunktionsausfalls**

Tabelle 1

▶ **Anforderungen an die Diagnose des Hirntodes (nach [68])**

- Erfüllung der unten aufgelisteten Voraussetzungen,

- die Feststellung der klinischen Symptome Bewusstlosigkeit (Koma), Hirnstamm-Areflexie und Apnoe,

- der Nachweis der Irreversibilität der klinischen Symptome,

- ▶ **Voraussetzung für die Hirntoddiagnostik:** Vorliegen eines primären oder sekundären Hirnschadens. Darüber hinaus muss ausgeschlossen werden, dass eine Intoxikation, dämpfende Wirkung von Medikamenten, Blockade der neuromuskulären Übertragung, primäre Unterkühlung, Kreislaufschock, endokrine oder metabolische Entgleisung oder entzündliche Erkrankung als Ursache oder Mitursache für den Ausfall der zerebralen Funktion vorliegt.

▶ **Klinische Symptome zur Beurteilung des Ausfalls der Hirnfunktion**

- Verlust der kortikalen Funktion,

- Bewusstlosigkeit (Koma) fehlende zerebrale Reaktion auf adäquaten Schmerzreiz,

- Verlust der Hirnstammfunktion und der Hirnnervenreflexe,

- fehlender Atemreflex (Apnoetest),

- Lichtstarre beider, ohne Mydriatikum mittel- oder maximal weiter Pupillen,

- Fehlen des okulozephalen Reflexes (doll's eyes) Kornealreflexes, Fehlen von Reaktionen auf Schmerzreize im Trigeminusbereich, Fehlen des Pharyngeal- und Tracheal- und des okulovestibulären Reflexes,

- Apnoetest: ein zentraler Atemstillstand liegt vor, wenn bei gesunden Patienten bei einem $paCO_2$ ≥ 60 mmHg keine Spontanatmung einsetzt. Zur Diagnose wird, entweder durch Diskonnektion oder Hypoventilation unter Gewährleistung einer ausreichenden O_2-Versorgung, eine Hyperkapnie herbeigeführt.

chungen einen Hirnfunktionsausfall, so kann ohne weitere Beobachtungszeit die Irreversibilität der klinischen Ausfallssymptome festgestellt werden. Ausnahme bilden infratentorielle Schädigungen, die den Nachweis eines Null-Linien-EEGs oder des zerebralen Zirkulationsstillstands zwingend erforderlich machen.

▶ **Weitere diagnostische Untersuchungen** wie z.B. der Atropintest oder die Prüfung des okulokardialen Reflexes sind für die Hirntoddiagnostik nicht vorgeschrieben, tragen aber zur Sicherung der Diagnose bei. Für Kinder unter 3 Jahren gelten zusätzliche Richtlinien.

Die ▶ **Dokumentation** erfolgt auf speziellen Formularen, in denen Voraussetzungen, klinische Symptome und der Irreversibilitätsnachweis separat von beiden Untersuchern protokolliert werden muss (Abb. 3). Als ▶ **Todeszeitpunkt** wird in Deutschland und in der Schweiz der Zeitpunkt registriert, zu der die Diagnose und Dokumentation des Hirntodes abgeschlossen ist. Das Protokoll zur Hirntoddiagnose

Tabelle 2

Ergänzende Untersuchungen zur Irreversibilität des Hirnfunktionsausfalls

- Null-Linien-EEG,

- evozierte Potentiale: beweisen unter bestimmten Voraussetzungen die Irreversibilität des Hirnfunktionsausfalls,

- zerebraler Zirkulationsstillstand: Die Diagnose erfolgt bei ausreichendem arteriellem Mitteldruck angiographisch oder dopplersonographisch. Die Angiographie ist in Deutschland wegen der potentiellen Schädigung der Organe durch Kontrastmittel obsolet.

Protokoll zur Feststellung des Hirntodes

Name_________________________ Vorname_______________ geb.:___________Alter:____________

Klinik:____

Untersuchungsdatum:________________ Uhrzeit:________________ Protokollbogen-Nr.:______________

1.   Voraussetzungen:

1.1   Diagnose____
        Primäre Hirnschädigung:_________supratentoriell_____________infratentoriell_______________
        Sekundäre Hirnschädigung:____
        Zeitpunkt des Unfalls/Krankheitsbeginns:____

1.2   Folgende Feststellungen und Befunde bitte beantworten mit Ja oder Nein
        Intoxination   ausgeschlossen:___________________________________
        Relaxation   ausgeschlossen:___________________________________
        Primäre Hypothermie   ausgeschlossen:___________________________________
        Metabolisches oder endokrines Koma   ausgeschlossen:___________________________________
        Schock   ausgeschlossen:___________________________________
        Systolischer Blutdruck   _______________mmHg

2.   Klinische Symptome des Ausfalls der Hirnfunktion

2.1   Koma____

2.2   Pupillen   weit / mittelweit
                           Lichtreflex beidseits   fehlt_________________________________

2.3   Okulo-zephaler Reflex (Puppenkopf-Phänomen) beidseits fehlt_________________________________

2.4   Korneal-Reflex beidseits   fehlt_________________________________

2.5   Trigeminus-Schmerz-Reaktion beidseits   fehlt_________________________________

2.6   Pharyngeal-/Tracheal-Reflex   fehlt_________________________________

2.7   Apnoe-Test bei art. p_aCO_2_______mmHg   erfüllt________________________________

3.   Irreversibilitätsnachweis durch 3.1 oder 3.2

3.1   Beobachtungszeit:
        Zum Zeitpunkt der hier protokollierten Untersuchungen bestehen die oben genannten Symptome seit_____Std.

        Weitere Beobachtung ist erforderlich   ja________________nein________________
        mindestens 12 / 24 / 72 Stunden

3.2   Ergänzende Untersuchungen:

3.2.1   Isoelektrisches (Null-Linien-) EEG,   ____ ____ ________ ________ ________
        30 Min. abgeleitet: ja   nein   Datum   Uhrzeit   Arzt

3.2.2   Frühe akustisch evozierte Hirnstamm-   ____ ____ ________ ________ ________
        potentiale, Welle III-V, beidseits erloschen   ja   nein   Datum   Uhrzeit   Arzt

        Medianus-SEP beidseits erloschen   ____ ____ ________ ________ ________
                                                        ja   nein   Datum   Uhrzeit   Arzt

3.2.3   Zerebraler Zirkulationsstillstand beidseits festgestellt durch:
        Doppler-Sonographie:___________Perfusionsszintigraphie:___________Zerebrale Angiographie:__________

        Datum______________ Uhrzeit________________ untersuchender Arzt_____________________________

Abschließende Diagnose:
Aufgrund obiger Befunde, zusammen mit den Befunden der Protokollbögen Nr.______________, wird
der Hirntod und somit der **Tod des Patienten** festgestellt am:______________ um______________Uhr

Untersuchender Arzt:____________________________________ ____________________________________
                                   Name   Unterschrift

Abb. 3 ▲ **Hirntodformular**

gilt auch als Todesbescheinigung. In Österreich dagegen ist der hirntote Spender erst mit Eintritt des Herz-Kreislaufstillstands tot.

Pathophysiologische Veränderungen bei Hirntoten

Hirntod bedeutet das irreversible Erlöschen der Gesamtfunktion des Gehirns und damit der Steuerung des Organismus, ist aber nicht gleichbedeutend mit dem plötzlichen Tod des Gesamtorganismus, sondern muss als ein protrahierter, irreversibler Untergang von Organen und Zellen verstanden werden. Mit dem Hirntod gehen eine Reihe pathophysiologischer Veränderungen einher, die ohne Intervention die Funktion der Spenderorgane beeinträchtigen können. 70–80 % aller Hirntoten versterben innerhalb von 3–5 Tagen an Multiorganversagen und Herz-Kreislaufstillstand [45, 47]. Wichtigstes Ziel der perioperativen Intensivtherapie des Organspenders ist daher die Sicherstellung einer optimalen Transplantatfunktion und die Vermeidung von Organschäden und -verlusten [16].

Kardiovaskuläre Veränderungen

Im Rahmen der dem Hirntod vorausgehenden intrazerebralen Drucksteigerung beobachtet man zunächst eine arterielle Hypertonie. Mit dem Eintritt des Hirntodes dominiert jedoch bei nahezu allen Spendern die ▶ **arterielle Hypotonie** und Abfall des Herzzeitvolumens [39, 45]. Eine Ursache hierfür ist im Wegfall des zerebralen Sympathikotonus zu suchen. Hinzu kommen myokardiale Funktionsstörungen, die, im Gegensatz zu den Veränderungen bei chronischen Herzversagen, nach Eintritt des Hirntodes auf Funktionsstörungen des kontraktilen Apparates und die Beeinträchtigung der β-adrenergen Signalübertragung zurückzuführen sind [62, 66].

Der systemische vaskuläre Widerstand (SVR) wird über neuronale und humorale Mechanismen des Hypothalamus reguliert und über das sympathische Nervensystem kontrolliert. Mit dem Eintritt des Hirntodes geht diese gefäßtonisierende Kontrolle [2, 21] des Gehirns verloren. Daneben tragen auch Hypothermie oder endokrine Störungen wie z.B. Diabetes insipidus zur einer Verminderung des arteriellen Blutdrucks bei. Eine Hypotension kann darüber hinaus durch eine bereits vorbestehende Hypovolämie, wie sie im Rahmen einer Diuretikatherapie oder traumatisch bedingten Blutverlusten auftreten, noch verstärkt werden.

Therapie

Für eine gute Transplantatfunktion ist ein ausreichender Perfusionsdruck der Spenderorgane von entscheidender Bedeutung [16]. Eine längerfristige Hypotension gefährdet die Organfunktion. Der ▶ **systolische Blutdruck** des Organspenders muss daher mindestens 100–120 mmHg, und der MAP >70 mmHg betragen. Zunächst sollte versucht werden, die Perfusion durch Volumensubstitution bis zu einem ZVD von 7±2 mmHg und PCWP von 10±2 mmHg zu verbessern [16, 21, 35, 59]. Eine Hyperhydratation gefährdet die Spenderorgane und muss vermieden werden. Im besonderen Maße gilt dies für eine geplante Lungenexplantation. Ein ZVD über 6 mmHg verschlechtert signifikant den arterioalveolären Sauerstoffgradienten und sollte bei geplanter Lungenentnahme möglichst nicht überschritten werden [7, 49].

Die ▶ **Volumensubstitution** erfolgt mit kristalloiden und ggf. kolloidalen Lösungen, der Gesamtproteingehalt sollte über der kritischen Grenze der Organödembildung von 50 g/l liegen. Über die Substitution von ▶ **Erythrozytenkonzentraten** existieren keine gesicherten Daten. Jedoch wird zur Gewährleistung einer ausreichenden Gewebeoxygenierung empfohlen, ab einem Hämoglobingehalt von <10 g/dl oder Hämatokrit <30 % Erythrozytenkonzentrate zu substituieren [21, 53]. Die parenterale Ernährung soll entsprechend der individuellen Bedürfnisse weitergeführt werden [58].

Cittanova et al. konnten zeigen, dass die Nierenempfänger von Kadaverspendern, die vor der Entnahme 6 % Hydroxyethylstärke, welches ein mittleres Molekulargewicht von 220 kD und einen Substitutionsgrad von 0,62 (Elohaes®) aufweist, bis zur angegebenen Höchstmenge von 33 ml/kgKg erhielten, nach der Transplantation signifikant häufiger dialysiert werden mussten als Empfänger der Vergleichsgruppe,

► Hämodynamische Zielgrößen

Tabelle 3
► Hämodynamische Zielgrößen bei Organspendern (nach [53])

• MAP	70–110 mmHg
• ZVD	7±2 mmHg
• SVR	700–1000 dyn × s/cm^5
• PCWP	10±2 mmHg
• CI	3,5–5 l/min × m^2
• Diurese	≈1 ml/kgKg/h

die nur Gelatinepräparate erhalten hatten. Bei einer anschließend durchgeführten Nierenbiopsie konnte in der HES-Gruppe deutlich häufiger „osmotic nephrosis like lesions" in den Tubuli nachgewiesen werden [12]. Diese Ergebnisse ließen sich in weiteren Studien allerdings nicht bestätigen, so dass die Gabe von 6 % Hydroxyethylstärke 220/0,62 umstritten, die von Hydroxyethylstärkelösungen anderer Zusammensetzungen aber nicht grundsätzlich als kontraindiziert gilt [15, 27].

Um sich hämodynamische Zielgrößen (Tabelle 3) besser merken zu können findet man in der Literatur hierfür auch die „rules of 100": systolischer Blutdruck ≥100 mmHg, paO$_2$ ≥100 mmHg, Diurese ≈100 ml/h und Hämoglobin ≥100 g/l [21].

Katecholamine

► Perfusion der Spenderorgane

Um die ► **Perfusion der Spenderorgane** aufrechterhalten zu können, sind möglicherweise Katecholamine notwendig. Bei der Auswahl ist zu beachten, dass die Applikation α-mimetischer Katecholamine eine Reduktion der gastrointestinalen Perfusion hervorruft. Zur Steigerung des Herzzeitvolumens wird häufig ► **Dopamin** in niedriger Dosierung (2–5 mcg/kg/min,) nicht zuletzt wegen einer fraglichen Verbesserung der Splanchnikusperfusion, empfohlen [21]. Dabei muss allerdings beachtet werden, dass nach Transplantation die Empfänger dieser Nieren gehäuft ein akutes Nierenversagen entwickeln [56]. Zudem wurden nach der Verwendung höherer Dopamindosierungen Kardiomyopathien beschrieben. [44].

► Dopamin

Zur Steigerung der myokardialen Kontraktilität und damit des Herzzeitvolumens eignet sich besonders ► **Dobutamin** (bis 15 mcg/kg/min), für welches bislang keine negativen Auswirkungen auf die gastrointestinale Perfusion der Organspender nachgewiesen werden konnte. ► **Noradrenalin** (0,05–0,5 mcg/kg/min) kann bei ausreichend hohem Herzzeitvolumen und erniedrigtem systemischen Widerstand zum Einsatz kommen [16]. ►**Adrenalin** stellt eine mögliche Alternative dar, birgt aber die Gefahr einer höhergradigen Vasokonstriktion [21]. Spender, die eine differenzierte Katecholamintherapie benötigen, sollten zur Überwachung eine Pulmonalarterienkatheter erhalten.

► Dobutamin

► Noradrenalin

► Adrenalin

Ein weiterer Therapieansatz besteht in der Applikation von ► **Vasopressin**. Adrenalin allein scheint die myokardiale Funktion nach Eintritt des Hirntodes nicht auf Dauer aufrecht erhalten zu können. Die ► **Kombination von Adrenalin und Vasopressin** in vasokonstriktorischer Dosierung (1-2 U/h i.v.) führt zu signifikant längeren „Überlebenszeit" des Spenders, als Adrenalin allein oder in Kombination mit Vasopressin in antidiuretischer Konzentration [28].

► Vasopressin

► Kombination von Adrenalin und Vasopressin

Bei der Verwendung von Katecholaminen sind Hypertonien unbedingt zu vermeiden (MAP<110 mmHg). Hypertensive Phasen wie sie z.B. vor Eintritt des Hirntodes im Rahmen einer intrazerebralen Drucksteigerung auftreten können, bergen die Gefahr kardialer Mikroinfarkte. Diese histopathologisch erkennbaren Veränderungen können beim Empfänger zu einer Herzinsuffizienz führen [44].

Bei der Verwendung von Katecholaminen sind Hypertonien unbedingt zu vermeiden.

Herzrhythmusstörungen

Mit dem Eintritt des Hirntodes lassen sich vermehrt Arrhythmien und Überleitungsstörungen beobachten. Neben der zerebralen Schädigung, und hier besonders die der Vaguskerne, sind die Ursachen dafür u.a. in Myokardischämien oder -kontusion,

Hypothermie, pH- und Elektrolytstörungen zu suchen. Gelegentlich werden ► **Brady-kardien** beobachtet, die nicht vagalen Ursprungs und daher resistent gegen Atropin sind. Sie lassen sich mit chronotrop wirksamen Medikamenten wie Isoproterenol oder - in Einzelfällen - Schrittmacher therapieren [64]. Als terminale Rhythmen treten Asystolie oder seltener Kammerflimmern auf, welche extrem therapieresistent sind [59].

Pulmonale Veränderungen

Pulmonale Veränderungen, wie sie im Rahmen des zum Hirntod führenden Krankheitsverlaufs auftreten, führen bei Organspendern oftmals zu ► **Oxygenierungs-störungen**. Zu den wichtigsten Ursachen zählen die Aspiration, Lungenkontusion, Pneumonie oder Überwässerung. Der häufigste Grund für die Verstärkung intrapulmonaler Shunts ist ein ► **neurogenes Lungenödem**. Als Ursache werden die im Rahmen der intrazerebralen Drucksteigerung auftretende arterielle Hypertonie und der erhöhte systemische und pulmonalarterielle Widerstand angeführt. Die hieraus resultierende hydrostatische Druckerhöhung soll für die Leckage der Kapillaren und den Flüssigkeitsaustritt in das Interstitium und die Alveolen verantwortlich sein [14].

Ein Hirntotkriterium stellt die Apnoe dar, weshalb eine kontrollierte Ventilation erforderlich ist. Die FiO_2 sollte so gewählt werden, dass der paO_2 >80–150 mmHg und die Sauerstoffsättigung > 95 % beträgt [16]. Grundsätzlich tragen höhere inspiratorische Sauerstoffpartialdrücke das Risiko der Atelektasenbildung. Die Beatmungsdrücke sollten wegen der Verschlechterung der kardiovaskulären und der hepatischen Funktion sowie einer möglichen vasokonstriktiven Wirkung durch die Aktivierung des Renin-Angiotensinmechanismus so niedrig wie möglich gehalten. Zur Prophylaxe von Atelektasen wird ein PEEP von ≤5 mmHg empfohlen [7,34]. Hyperventilation führt durch Linksverschiebung der Sauerstoffbindungskurve zur schlechteren Sauerstoffversorgung der Organe. Der $paCO_2$ sollte daher 36–40 mmHg betragen [21]. Bei der Einstellung der Beatmung ist zu beachten, dass Hirntote auf Grund eines reduzierten Stoffwechsels ein geringeres Atemminutenvolumen benötigen [9].

Vor geplanter Lungenentnahme ist eine möglichst wenig invasive Beatmung durchzuführen. Beatmungsdrücke sollten niedrig gehalten, das Tidalvolumen auf Werte <10 ml/kgKG reduziert werden und die FiO_2 idealerweise < 0,4 betragen [7] (Tabelle 4).

Endokrinologie

Mit dem Eintritt des Hirntodes entfällt die übergeordnete Steuerung der Hormondrüsen durch die glandotropen Hormone des Zwischenhirns. Sich hieraus ergebende Veränderungen müssen gegebenenfalls therapiert werden.

ADH (antidiuretisches Hormon, Vasopressin)

Die Blutversorgung der Neurohypophyse ist auf Grund ihrer Anatomie und der hohen Anfälligkeit für intrakranielle Drucksteigerungen besonders gefährdet. Dies und die

Tabelle 4
Respiratorische Zielgrößen (nach [7, 53])

paO_2	80–150 mmHg
$paCO_2$	36–40 mmHg
SaO_2	> 95%
SvO_2	≥ 70%
PEEP	≤ 5 mmHg
Bei Lungenexplantation:	
Vt	< 10 ml/ kgKG
FiO_2 bei Lungenexplantation	< 0,4

Tabelle 5
Diagnose des Diabetes insipidus

Urinmenge	≥ 5 ml/kg/h
Spez. Uringewicht	≤ 1005
Urinosmolarität	< 300 mosm/l
Serumosmolarität	> 310 mosm/l
Hypovolämie	
Hypernatriämie	≥ 155 mmol/l
Hypokaliämie	
Hypomagnesiämie	
Hypophosphatämie	
Hypokalzämie	

▶ Diabetes insipidus

kurze Halbwertzeit des ADH von wenigen Minuten führt bei mehr als 80 % aller Hirntoten zur Ausbildung eines ▶ **Diabetes insipidus** [27] (Tabelle 5). Die Diagnose ergibt sich aus der Polyurie (>5 ml/kg/h), erniedrigten Urinosmolarität (<300 mosmol/l) und einem reduzierten spezifische Uringewicht (≤1005) trotz normaler oder erhöhter Serumosmolarität (>310 mosmol/l) und Hypernaträmie. Das Fehlen des vasopressorischen Effekts des ADH trägt mit zur Ausbildung einer Hypotension bei.

Therapie

▶ Desmopressin

Allgemein wird ▶ **Desmopressin** (DDAVP) zur Behandlung des Diabetes insipidus empfohlen, da hiermit keine unkontrollierbaren vasokonstriktorischen Effekte zu befürchten sind (Tabelle 6). Durch die fraktionierte Gabe von 1–2 mg i.v. kann die Diurese für ca. 8–12 h kontrolliert werden [16, 23, 27]. Wegen des protrahierten Wirkungseintritts und der schlechten Steuerbarkeit des Desmopressins lässt sich der Diabetes insipidus hiermit allerdings nur unbefriedigend kontrollieren und ein Wiederauftreten kann nicht sicher verhindert werden. Wesentlich geeigneter scheint die kontinuierliche, intravenöse Gabe von Desmopressin. Alternativ kommt auch Vasopressin in einer Dosierung von 0,05–2 U/h kontinuierlich i.v. appliziert zum Einsatz. Durch Titration wird schrittweise die notwendige Dosierung ermittelt [16, 53]. Auf Grund der vasokonstriktorischen Wirkung können höhere Vasopressindosierungen die Reduktion der Katecholaminmenge erforderlich machen.

Schilddrüsenhormone

Trotz Eintritt des zerebralen Zirkulationsstillstandes fällt die Konzentration der Schilddrüsenhormone nur gering ab. Das T_3 ($t1/2 \approx 20$ h) erreicht regelmäßig niedrigere Serumspiegel als das T_4 ($t1/2 \approx 6$-7 d) [39]. TSH bleibt konstant oder steigt präterminal an. Dieser Effekt wird mit der durch Autolyse und dem damit ver-

Tabelle 6
Therapie des Diabetes insipidus (nach [16, 53])

- Vasopressin (Eliminationshalbwertszeit: 15–20 min)
- Antidiuretische Dosierung: 0,05–0,5 U/h oder 10–120 mU/kg/min i.v.
- Vasopressorische Dosierung: 0,5–2 U/h oder 120–480 mU/kg/min i.v.
- Desmopressin (Eliminationshalbwertszeit 90–160 min) Dosierung 1–2 mg i.v.
- Hypertoner Dehydratation: Gabe elektrolytfreier Lösungen (z.B. Glucose 5 % unter Blutzuckerkontrolle)

bundenen Druckabfall einsetzenden Reperfusion des Gehirns erklärt [25]. In zahlreichen Studien konnte in einem Beobachtungszeitraum von bis zu 80 h keine Reduktion des fT3, fT4 und des TSH auf Werte unterhalb des Normbereichs nachgewiesen werden [24, 27, 39].

Die intravenöse Applikation von T_3 scheint zu einer Verbesserung der myokardialen Kontraktilität und folglich zur Steigerung der myokardialen Funktion und Reduktion des anaeroben Stoffwechsels (Erhöhung des MAP, HZV, der Körpertemperatur und Verminderung von ZVD, Arrhythmien und des Katecholaminbedarfs) zu führen [45]. In vitro hebt die Applikation von T_3 eine durch längere Katecholaminexposition reduzierte myokardiale Kontraktionsfähigkeit wieder auf [63].

Dieser vielversprechenden Therapieansatzes steht im Widerspruch zu anderen Studien, in denen keine Verbesserung der myokardialen Funktion nach Gabe von T_3 beobachten werden konnte [22, 39, 40]. Unterstützt wird dies durch die fehlende Korrelation niedriger Schilddrüsenhormonkonzentrationen mit der hämodynamischen und metabolischen Instabilität von Hirntoten [24, 39, 40]. Typischerweise finden sich auch bei Intensivpatienten oder Patienten mit Schädel-Hirn-Trauma niedrige T_3-Spiegel und ein pathologischer TRH Test bei normalem T_4. Zusätzlich lässt sich bei Hirntoten in Abhängigkeit von der Aufenthaltsdauer auf Intensivstation eine gestörte, periphere Dejodierung von T_4 zu T_3 beobachten [40]. In einer Studie erbrachte die Substitution von T_4 eine hämodynamische Verbesserung [54]. Trotzdem wird die generelle Substitution von Schilddrüsenhormonen nicht empfohlen.

Adrenokortikotropes Hormon und Glukokortikosteroide

Nach Eintritt des Hirntodes konnte bislang kein signifikanter Abfall des ACTH und des Cortisols ($t1/2 \approx 1{,}5$ h) festgestellt werden. Allerdings kommt es zum Verlust des circardianen Rhythmus. Außerdem erscheinen die gemessenen Cortisolspiegel niedriger als man auf Grund der Stresssituation erwarten würde [24, 27]. Ob dies jedoch klinisch relevant ist, bleibt unklar. Stark erniedrigte Cortisolspiegel, wie sie gelegentlich beobachtet werden können, korrelieren nicht mit dem Auftreten einer schweren Hypotension. Auch verringert die Cortisolsubstitution nicht das Auftreten und die Ausprägung schwerer Hypotonien [27]. Signifikant erniedrigte oder nichtdetektierbare Cortisolspiegel werden regelmäßig in Patienten gefunden, die zuvor Dexamethason erhalten hatten. In diesen Fällen wird empfohlen, die ▶ **Glukokortikoidtherapie** nach Hirntod weiterzuführen [24].

Insulin

Obwohl die endokrine Pankreasfunktion auch nach Eintritt des Hirntodes ausreichend ist, werden ▶ **Hyperglykämien** bei Hirntoten häufig beobachtet [40]. Bei ca. 2/3 der Patienten besteht eine Insulinresistenz, welche neben der Hyperglykämie durch erhöhte Insulin und C-Peptidspiegel gekennzeichnet ist. Diese Konstellation wird typischerweise auch bei schwer verletzten Patienten beobachtet und ist wahrscheinlich stressbedingt [40]. Bei länger bestehendem Hirntod geht die endokrinen Pankreasfunktion verloren und Hyperglykämien entstehen durch Überwiegen kontrainsulinärer Hormone. Der Blutglukosespiegel sollte zwischen 100-200 mg% liegen und gegebenfalls durch Insulin kontrolliert werden [53].

Weitere Hormone

Die Serumspiegel der Hypophysenvorderlappenhormone hGH und der gonadotropen Hormone, bei welchen es sich um die sensitivsten Hypophysenhormone handelt, steigen nach dem Hirntod an. Prolaktin unterliegt der Suppression durch Dopamin, dessen Wegfall in Spendern, die kein Dopamin erhalten, zur Verdopplung der Blutspiegel führt [27].

Elektrolyte

Bei Hirntoten werden häufig ▶ **Hypernatriämie** und teilweise schwere ▶ **Hypokaliämien** beobachtet. Als Ursache kommen neben dem bereits erwähnten Diabetes insipidus, v.a. Diuretikatherapie und Glukosurie im Rahmen einer Hyperglykämie in Betracht. Um negative Auswirkungen auf die Herz-Kreislauffunktion zu vermeiden, sollten die Elektrolytstörungen grundsätzlich ausgeglichen werden [16, 53].

Gerinnungsstörungen

Durch die Freisetzung fibrinolytsch aktiver Substanzen oder Plasminogenaktivatoren aus dem ischämischen Gehirn können Gerinnungsstörungen induziert werden. In nahezu allen Spendern finden sich Anzeichen für eine ▶ Verbrauchskoagulopathie [16]. In schweren Fällen ist die Gabe von Plasma oder Gerinnungsfaktoren erforderlich. Bei Therapieresistenz muss die Organentnahme zügig vorangetrieben werden [21].

Hypothermie

Sowohl der Ausfall des hypothalamischen Temperaturregulationszentrums als auch der fehlende Vasomotorentonus tragen zur Auskühlung des Organspenders bei. Um negative Folgen wie Herzrhythmusstörungen, Linksverschiebung der Sauerstoffbindungskurve, Gerinnungsstörungen u.a. zu vermeiden, sollte die Körpertemperatur durch aktive Erwärmung bei mindestens 35°C gehalten werden [53].

Intensivmedizinische Überwachungsmaßnahmen bei Hirntoten

Um eine optimale Organfunktion gewährleisten zu können, sollten folgende Parameter gemessen werden (Laborwerte s. Tabelle 7):

- Arterielle Blutdruckmessung,
- ZVD, ggf. PAD (Pulmonaliskatheter bei hohem Katecholaminbedarf zur Steuerung der Katecholamintherapie, ggf. TEE),
- kontinuierliche Sättigung (Pulsoxymetrie),
- Temperatur,
- intraoperativ: Kapnometrie.

Tabelle 7
Laborwerte (nach [52])

- Arterielle und gemischtvenöse BGA*
- Körpertemperatur*
- Diurese (Bilanzierung der Ein- und Ausfuhr)
- Blutzucker*
- Elektrolyte (Na^+, K^+, Ca^{2+})* (Mg^{2+}, H_2PO^{4-})
- Serum- und Urinosmolarität
- Blutbild
- Gerinnung
- Retentionswerte (Kreatinin, Harnstoff, ggf. Kreatinin-Clearence)
- Transaminasen (GOT, GPT; Gamma-GT)
- AP, LDH, alk. Phosphatase, Bilirubin, Gesamteiweiss, Albumin
- Laktat
- Amylase Lipase
- CK/CKMB, Troponin T oder I

*Die mit * gekennzeichneten Parameter sollten stündlich erhoben werden.*

Sidenotes (left margin):

▶ Verbrauchskoagulopathie

Körpertemperatur durch aktive Erwärmung auf mindestens 35°C halten.

Organentnahme

Spender

Im Prinzip kommt nach festgestelltem Hirntod jede Person bis zum Alter von 70 Jahren für die Organspende in Frage. Patienten werden nach der ASA-Klassifikation in die Kategorie VI eingeteilt [1,61].

Allgemeine und organspezifische Diagnostik

Neben den Untersuchungen, die für die Intensivüberwachung des Hirntoten notwendig sind, ist für die Beurteilung der geplanten Explantate zusätzliche Diagnostik erforderlich, diese kann u. U. durch weiterführende Untersuchungen ergänzt werden (Tabelle 8).

Anaesthesie

► **Ziel aller anaesthesiologischen Bemühungen** sollte die Aufrechterhaltung der Organperfusion und -oxygenierung zusammen mit der Kontrolle des Flüssigkeits-, Elektrolyt- und des Säure-Basen-Haushalts sein. Die auf Intensivstation begonnene Therapie sollte fortgeführt werden. Folgende Überwachungsmaßnahmen sollten beim Spender gewährleistet sein und im Bedarfsfall erweitert werden [16, 21, 53]:

- intraoperative Überwachungsmaßnahmen,
- invasive Blutdruckmessung,
- ZVK, 2 großlumige periphere Verweilkanülen,
- Blasenkatheter,
- BGA, Hb, Elektrolyte (Na^+, K^+, Ca^{2+}),
- Blutzucker,
- SaO_2,
- Kapnometrie,
- Temperatur.

Im Mai 2001 wurde vom Wissenschaftlichen Beirat der Bundesärztekammer eine ► **Bekanntmachung zum Schmerzempfinden bei Hirntod** herausgegeben, wonach es…

"…nach dem Hirntod keine Schmerzempfindung mehr gibt. Deshalb sind nach dem Hirntod bei Organentnahmen keine Maßnahmen zur Schmerzverhütung (zum Beispiel Narkose) nötig. Die Tätigkeit eines Anästhesisten bei der Organentnahme - zu Maßnahmen wie zum Beispiel der künstlichen Beatmung, der Kontrolle der Herztätigkeit und des Kreislaufs sowie der notwendigen Ruhigstellung der Muskulatur – dient ausschließlich der Erhaltung der Funktionsfähigkeit der zu entnehmenden Organe" [59].

► **Ziel der anaesthesiologischen Bemühungen**

► **Bekanntmachung zum Schmerzempfinden bei Hirntod**

Tabelle 8
Allgemeine und organspezifische Diagnostik

Allgemein:
Anamnese, Größe, Gewicht, Blutgruppe, Medikation, Kreislaufparameter, Diurese

Organspezifisch:

Herz:	12 Kanal EKG, CK/CK-MB, Troponin T oder I, ZVD, Echokardiographie
Lunge:	BGA, BGA bei FiO_2 = 1.0, aktueller FiO_2, Rö-Thorax aus 1 m Entfernung, Beatmungsmuster, Trachelasekret, Thoraxmaße, ggf. Bronchoskopie
Niere:	Nierenfunktionsparameter (Kreatinin, Harnstoff, ggf. Kreatinin-Clearence), Urinstatus, -sediment, ggf. Urinkultur, Abdomensonographie
Leber:	Leberwerte: Transaminasen, Gesamteiweiß, Albumin, Bilirubin, Gerinnungsstatus
Pankreas:	Amylase, Lipase, Glucose, Insulinbedarf

Mit Eintritt des Hirntodes geht die hemmende Wirkung des Hirnstamms auf das Rückenmark verloren. Somatisch und viszeral ausgelöste Reize werden deshalb mit überschießenden Reflexen beantwortet, die spinalen Mechanismen zugeordnet werden. Chirurgische Manipulationen führen auf diesem Weg zur Katecholaminfreisetzung, welche sich in Form von Hypertension, Tachykardie oder Schwitzen äußern [19, 25, 48, 71]. Als Folge davon können Schäden an den Spenderorganen auftreten, weshalb die spinal vermittelte Reflexantwort konsequent therapiert werden muss [48]. In früheren Jahren wurde empfohlen, diese durch ausreichende Narkose mit Opioiden und Inhalationsanästhetika oder Midazolam zu unterdrücken [67]. Im Zustand der Dezerebration ist jedoch keine kortikale Schmerzempfindung und -verarbeitung mehr vorhanden. Daher gilt es als ausreichend, die kardiozirkulatorische Antwort auf die Reflexe mit kurzwirksamen Medikamenten wie β-Blocker (Esmolol) oder Nitroglycerin zu therapieren [16, 21, 48]

Die Auslösung neuromuskulärer Reflexe können sich als spontane Bewegungen äußern, welche für Angehörige und Personal sehr befremdlich sind. Um diese Reflexbewegungen zu unterbinden aber auch zur Schaffung optimaler Entnahmebedingungen sollte daher eine Muskelrelaxierung durchgeführt werden [21].

Operatives Vorgehen

Hier kann nur ein allgemeiner Überblick über den Ablauf der Explantation dargestellt werden. Maßnahmen, die im Einzelfall notwendig sind, müssen mit den Explantationsteams abgesprochen werden. In der Regel verläuft der Eingriff als Multiorganentnahme, d.h. es werden mehrere Organe – u.U. von mehreren Operationsteams - entnommen. Der Spender wird in Rückenlage mit ausgelagerten Armen gelagert. Vor Hautschnitt, der von der Fossa jugularis bis zum Os pubis reicht, wird in der Regel eine antibiotische Prophylaxe mit einem Cephalosporin durchgeführt. Dann erfolgt die Eröffnung des Abdomens und die Sternotomie [18, 21]

Operative Manipulationen führen über die Aktivierung spinaler Reflexe zur Ausschüttung endogener Katecholamine, die zum Anstieg des SVR, MAP und Herzfrequenz führen [48]. Maximale Katecholaminplasmaspiegel werden ca. 15 min nach Sternotomie erreicht und steigen auf nahezu das 50-fache ihres Ausgangswertes an, fallen im Verlauf der Organentnahme wieder ab, erreichen aber nicht mehr die Ausgangswerte [19, 24]. Der Anstieg der kardiovaskulären Parameter korreliert nicht unbedingt mit der Höhe der Katecholaminspiegel [19]. Im Verlauf beobachtet man einen Abfall des SVR, welcher wahrscheinlich durch adrenalinbedingte Vasodilatation verursacht wird [48].

Im ersten Abschnitt der Explantation werden die ▶ **Organe präpariert**. Infolge Kompression großer Blutgefäße durch die Operateure muss insbesondere bei der Präparation der Leber mit hypotonen Phasen gerechnet werden. Diese sollten mit Akrinor® o.ä. korrigiert werden. Bei der Präparation des Pankreas können vasoaktive Substanzen und Entzündungsmediatoren freigesetzt werden, die zu schweren Herzkreislaufstörungen und Herzstillstand führen können und ggf. mit Proteinaseinhibitoren therapiert werden müssen. Wird das Pankreas explantiert, so erfolgt über die Magensonde eine Dünndarmdekontamination mit einem Desinfektionsmittel [18].

In dieser Phase der Entnahme muss mit erheblichen Blutverlusten gerechnet werden und daher eine adäquate Volumentherapie evtl. mit Substitution von leukozytendepledierten und CMV-freien Erythrozytenkonzentraten durchgeführt werden.

Erst nach Freipräparation aller Organe kann die makroskopische Beurteilung erfolgen und über die endgültige Entnahme entschieden werden. Parallel zur Präparation der abdominalen Organe wird das Perikard durch den Kardiochirurgen eröffnet, Herz und Lungen beurteilt und die großen Gefäße frei präpariert. Hierbei kann man häufig ▶ **Herzrhythmusstörungen** und Blutdruckabfälle beobachten, die bei hypovolämen Patienten besonders ausgeprägt sind und weshalb sterile Paddles zur Defibrillation bereit liegen sollten.

Nach Abschluss der Organpräparation wird zunächst die ▶ **V. portae** kanüliert und der Patient erhält nach Rücksprache mit dem Operationsteam Heparin 300 IU/kgKg. Anschließend wird die ▶ **Kanülierung der Aorta abdominalis** oberhalb der Bifurkation, Aorta ascendens, und der A. pulmonalis durchgeführt. Hieran erfolgt u.U. die Gabe eines Vasodilatators, um zu gewährleisten, dass sich die Konservie-

---

Marginalien (linke Spalte):

Die spinal vermittelte Reflexantwort muss konsequent therapiert werden.

Muskelrelaxierung empfehlenswert.

I.d.R. verläuft der Eingriff als Multiorganentnahme.

▶ **Präparation der Organe**

Hypotension beachten.

Blutverlust in der Entnahmephase.

▶ **Herzrhythmusstörungen**

▶ **Kanülierung der V. portae**

▶ **Kanülierung der Aorta abdominalis**

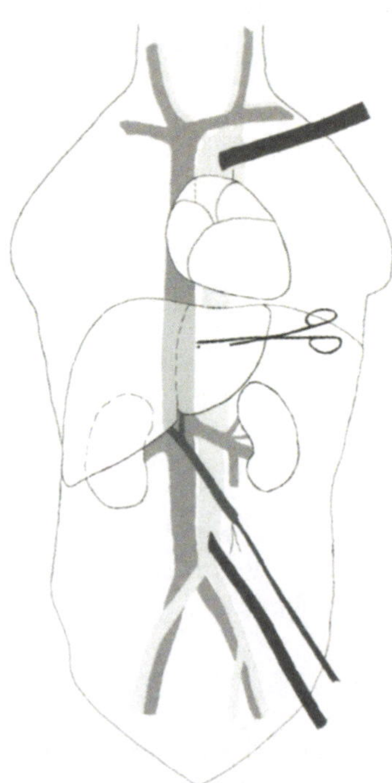

Abb. 4 ◀ **Kanülierung und Perfusion der Organe** (Erläuterung s. Text)

rungslösung gleichmäßig im Kapillarbett verteilt. Danach erfolgt die Eröffnung der V. cava inferior, superior und des linken Herzohres. Mit Abfall des Blutdrucks wird die Aorta abdominalis oberhalb des Truncus coeliacus abgeklemmt. Dieser Zeitpunkt markiert den Beginn der Ischämie und sollte deshalb protokolliert werden. Im Anschluss daran erfolgt mit Druck die Perfusion der Organe – mit Konservierungslösung über die Aorta abdominalis und mit kardiopleger Lösung über die Aortenwurzel. Um die warme Ischämiezeit so kurz wie möglich zu halten, wird der Situs zusätzlich mit eiskalter NaCl-Lösung oder zerdrücktem, sterilem Eis übergossen [18] (Abb. 4).

Eingeleitet durch die Hypotension und unterstützt durch die kalte Perfusion kommt es zu schwerer Kreislaufdepression, Herzrhythmusstörungen, Kammerflimmern, agonalem Rhythmus und Asystolie. Die anästhesiologischen Maßnahmen können dann eingestellt werden. Spätestens zu diesem Zeitpunkt muss im Falle einer Herzexplantation der ZVK zurückgezogen werden, da sonst die Katheterspitze bei der Entnahme abgeschnitten werden würde und als Emboliequelle im rechten Ventrikel verbleiben würde.

Sollen auch die ▶ **Lungen** entnommen werden, so wird im Regelfall nach Herzkreislaufstillstand die Lunge intermittierend gebläht und beatmet, um so Atelektasenbildung vorzubeugen und eine gleichmäßige Verteilung der Konservierungslösung zu gewährleisten. Abschließend sollten die Lungen nochmals gebläht und der Tubus zurückgezogen werden. Die Trachea wird dann durch den Explanteur mit einem Stabler luftdicht verschlossen [18]. Die anaesthesiologischen Maßnahmen können dann eingestellt werden [16, 18, 21].

Prinzipiell können bei allen Toten, unabhängig davon, ob sie durch Hirntod oder Herz-Kreislaufstillstand verstorben sind, die ▶ **Bulbi** für die Hornhauttransplantation bis zu 48 h post mortem entnommen werden. Juristisch gelten die selben Bedingungen wie für die Entnahme von Organen bei Hirntoten. Für die Transplantation eignen sich allerdings voroperierte Augen oder Bulbi von Patienten mit infektiösen Erkrankungen nicht.

▶ **Entnahme der Lungen**

▶ **Entnahme der Bulbi**

102

Literatur

1. American Society of Anesthesiologists (1983) The ASA physical status classification system.

2. Ali MJ, Gelb AW (1990) Catecholamines in a brain death model. Chest 98:63S

3. Baier PK, Pisarski P, Wimmenauer S, Kirste G (1999) Die Nierenlebendspende. Zentralbl Chir 124:729–733

4. Bart KJ, Macon EJ, Humpries AL (1979) A response to the shortage of cadaveric kidneys for transplantation. Transplant Proc 11:455–458

5. Beebe DS, Carr R, Komanduri V, Humar A, Gruessner R, Belani KG (2000) Living liver donor surgery: report of initial anesthesia experience. J Clin Anesth 12:157–161

6. Borromeo CJ, Stix MS, Lally A, Pomfret EA (2000) Epidural catheter and increased prothrombin time after right lobe hepatectomy for living donor transplantation. Anesth Analg 91:1139–1141

7. Bracken CA, Gurkowski MA, Naples JJ (1997) Lung transplantation: Historical perspective, current concepts, and anesthetic considerations. J Cardiothor Vasc Anesth 11:220–241

8. Broelsch CE, Whitington PF, Emond J, Heffron TG, Thistlethwaite JR, Stevens L, Piper J, Whitington SH, Lichtor JL (1991) Liver transplantation in children from living related donors. Ann Surg 214: 428–439

9. Bruce DL (1986) Blood gas values change slowly in apneic organ donors. Anesthesiology 65:128

10. Bzeizi KI, Jalan R, Plevris JN, Hayes PC (1997) Primary craft dysfunction after liver transplantation: from pathogenesis to prevention. Liver Transplant Surgery 3:137–148

11. Choudry DK, Schwartz RE, Stayer SA, Shevchenko Y, Rehman M (1999) Anaesthetic management of living liver donors. Can J Anaesth 46:788–791

12. Cittanova ML, Leblanc I, Legendre CH, Mouquet C, Riou B, Coriat P (1996) Effect of hydroxyethylstarch in brain-dead kidney donors on renal function in kidney-transplant recipients. Lancet 348:1620–1622

13. Cohen RG, Starnes VA (2001) Living donor lung transplantation. World J Surg 25:244–250

14. Cooper DC, Novitsky D, Wicomb WN (1989) The pathophysiological effects of brain death on potential donor organs, with particular reference to the heart. Ann Roy Col Surg Engl 71:261–266

15. Coronel B, Mercatello A, Martin X, Lefrancois N (1997) Hydroxyethylstarch and renal function in kidney recipients . Comment in Lancet 349:884

16. Darby JM, Stein K, Grenvik A, Stuart SA (1989) Approach to management of the heartbeating „brain-dead" organ donor. JAMA 261: 2222–2228

17. Firestone LL, Firestone S (2001) Anesthesia for organ transplantation. In: Barash PG, Cullen BF, Stoelting RK (Hrsg) Clinical Anesthesia. Lippincott, Williams & Wilkins, Philadelphia, S 1347–1371

18. Fischer-Fröhlich CL, Wehrle A (1998) Leitfaden Organspende. 2. Auflage, Universität Tübingen

19. Fitzgerald RD, Dechtyar I, Templ E, Fridrich P, Lackner FX (1995) Cardiovascular and catecholamine response to surgery in brain-dead organ donors. Anesth 50:388–392

20. Gesetz über die Spende, Entnahme und Übertragung von Organen (Transplantationsgesetz - TPG) (1997) BGBL.I S.2631

21. Gelb AW, Robertson KM (1990) Anaesthetic management of the brain dead for organ donation. Can J Anaesth 37:806–812

22. Goarin JP, Cohen S, Riou B, Jacquens Y, Guesde R, Le Bret F, Aurengo A, Coriat P (1996) The effects of triiodthyronine on hemodynamic status and cardiac function in potential heart donors. Anesth Analg 83:41–47

23. Guesde R, Barrou B, Leblanc I, Ourahma S, Goarin JP, Coriat P, Riou B (1998) Administration of desmopressin in brain-dead donors and renal function in kidney recipients. Lancet 352: 1178–1181

24. Gramm HJ, Meinhold H, Bickel U, Zimmermann J, von Hammerstein B, Keller F, Dennhardt R, Voigt K (1992) Acute endocrine failure after brain death? Transplantation 54:851–857

25. Gramm HJ, Zimmermann J, Meinhold H, Dennhardt R, Voigt K (1992) Hemodynamic responses to noxious stimuli in brain-dead organ donors. Intensive Care Med 18: 493–495

26. Holzheimer R (1997) Hydroxyethylstarch and renal function in kidney transplant recipients. Comment in Lancet 349:883–884

27. Howlett TA, Keogh AM, Perry L, Touzel R, Rees LH (1989) Anterior und posterior pituitary function in brain-stem-dead donors. Transplantation 47:828–834

28. Iwai A, Sakano T, Uenishi M, Sugimoto H, Yoshioka T, Sugimoto T (1989) Effects of vasopressin and catecholamines on the maintainance of circulatory stability in brain-dead patients. Transplantation 48:613–617

29. Jawan B, Cheung HK, Yang LC, Lee JH (1994) Comparison of Anesthesia for kidney procurement in living related donor and brain dead donor. Transplant Proc 26:2375–2376

30. Johnson EM, Najarian JS, Matas AJ (1997) Living kidney donation: donor risks and quality of life. Clin Transpl 22:231–240

31. Jones RM, Moulton CE, Hardy KJ (1998) Central venous pressure and ist effect on blood loss during liver resection. Br J Surg 85:1058–1060

32. Langeron O, Couture P, Mateo P, Riou B, Pansard JL, Coriat P (1996) Oxygen consumption and delivery relationship in brain- dead organ donors. Br J Anaesth 76:783–789

33. Lee BR, Chow GK, Ratner LE, Kavoussi LR (2000) Laparoscopic live donor nephrectomy: outcomes equivalent to open surgery. J Endourol 14:811–820

34. Lindop MJ (1991) Basic principles of organ donor management. Transpl Proc 23:2463–2464

35. Link J, Rohling R, Gramm HJ (1990) Zur Aufrechterhaltung der Homöostase nach Eintritt des Hirntodes. Anaesthesiol Reanim 15:249–160

36. Lo CM, Fan ST, Liu CL, Wie W, Lo RJW, Lai CJ, Chan JKF, Ng IOL, Fung A Wong Y (1997) Adult-to-adult living donor liver transplantation using extended right lobe crafts. Ann Surg 226:261–270

37. Mackersie RC, Bronsther OL, Shackford SR (1990) Organ procurement in patients with fatal head injuries. Ann Surg 213: 143–150

38. Marcos A, Fisher RA, Ham J, Shiffman ML, Sanyal AJ, Luketic VAC, Sterling RK, Posner MP (1999) Right lobe living donor liver transplantation. Transplantation 68:798–803

39. Mariot J, Sadoune LO, Jacob F, Dousset B, Perrier JF, Jacob C, Strub P, Voltz C (1995) Hormone levels, hemodynamics and metabolism in brain dead organ donors. Transpl Proc 27:793–794

40. Masson E, Thicoipe M, Latapie MJ, Maurette P (1990) Thyroid function in brain-dead donors. Transplant Int 3:226–233

41. Masson F, Thicoipe M, Gin H, De Mascarel A, Angibeau RM, Favarel-Garrigues JF, Erny P (1993) The endocrine pancreas in brain-dead donors. Transplantation 56:363–367

42. Melendez JA, Arslan V, Fischer ME (1998) Perioperativ outcomes of major hepatic resections under low central venous pressure anesthesia: Blood loss, blood transfusion, and the risk of postoperative renal dysfunction. J A Coll Surg 187:620–625

43. Morallet P, Goulon M (1959) La coma depassé (mémoire préliminaire). Rev Neurol (Paris) 101:3–15

44. Novitzky D, Cooper DKC, Wicomb WM, Reichart B (1986) Hemodynamic changes, myocardial injury, and pulmonary edema induced by symapthetic activity during the developement of brain death in the baboon. Transplant Proc 13:609–612

45. Novitzky D, Cooper DKC, Reichart B (1987) Hemodynamic and metabolic responses to hormonal therapy in brain-dead potential organ donors. Transplantation 43:852–854

46. Novitzky D, Cooper DKC, Morrell D, Isaacs S (1988) Change from aerobic to anaerobic metabolism after brain death and reversal following triiodthyronine therapy. Transplantation 45: 32–36

47. Pallis C (1983) Prognostic significance of a dead brain stem. British Med J 286:123–124

48. Pennefather SH, Dark JH, Bullock RE (1993) Hemodynamic responses to surgery in brain-dead organ donors. Anaesthesia 48:1034–1038

49. Pennefather SH, Bullock RE, Dark JH (1993) The effect of fluid therapy on alveolar arterial oxygen gradient in brain-dead organ donors. Transplantation 56:1418-1422

50. Raia S, Nery JR, Mies S(1989) Liver transplantation from live donors. Lancet ii:497–498

51. Rees M, Plant G, Wells J, Bygrave S (1996): One hundred and fifty hepatic resections: evolution of technique towards bloodless surgery. Br J Surg 83:1526–1529

52. Riou B, Dreux S, Roche S, Arthaud M, Goarin JP, Leger P, Saada M, Viars P (1995) Circulating cardiac troponin T in potential heart transplant donors. Circulation 92:409–414

53. Rohling R, Schäfer M, Link J, Eyrich K, Smit H, Pichlmayr R: Aufrechterhaltung der Homöostase beim Organspender. Edition Deutsche Stiftung Organtransplantation

54. Salim A, Vassiliu P, Velmahos GC, Sava J, Murray JA, Belzberg H, Asensio JA, Demetriades D (2001) The role of thyroid hormone administration in potential organ donors. Arch Surg 136:1377–1380

55. Samstein B, Emond J (2001) Liver transplants from living related donors. Annu Rev Med 52:147–160

56. Schneider A, Toledo-Pereyra LH, Zeichner WD, Allaben R, Whitten J (1983) Effect of dopamine and pitressin on kidneys procured and harvested for transplantation. Transplantation 36:110–111

57. Schweizer Medizinische Akademie (1995) Medizinisch-ethische Richtlinien zur Organtransplantation

58. Singer P, Cohen J, Cynober L (2001) Effect of nutritional state of brain-dead organ donor on transplantation. Nutrition 17: 948–952

59. Spiess CK, Metnitz PH, Schäfer B, Steltzer H (1997) Management of the multi-organ donor. Acta Anaesthsiol Scand Suppl 111:77–78

60. Stellungnahme des wissenschaftlichen Beirates der Bundesärztekammer. (1998) Kriterien des Hirntodes. Dt Ärztebl 30:1861–1868

61. Stone J (2000) ASA classification of patient for organ donation. Anaesthesia 56:586

62. Szabo G, Hackert T, Buhmann V, Graf A, Sebening C, Vahl, CF, Hagl S (2001) Downregulation of myocardial contractility via intact ventriculo-atrial coupling in the brain dead organ donor. Eur J Cardiothorac Surg 20:170–176

63. Timek T, Bonz A, Dillmann R, Vahl CF, Hagl S (1998) The effect of triiodthyronine on myocardial contractile performance after epinephrine exposure: implications for donor heart management. J Heart Lung Transplant 17:931–40

64. Vaghadia H (1986) Atropine resistance in brain-dead organ donors. Anesthesiology 65:711–712

65. Wahlers T, Cremer J, Fieguth HG, Dammenhayn L, Albes J, Schafers HJ, Haverich A, Borst HG (1991) Donor heart-related variables and early mortality after heart transplantation. J Heart Lung Transplant 10:22–27

66. White M, Wichmann RJ, Roden RL, Hagan MB, Wollmering MM, Port JD, Hammond E, Abraham WT, Wolfel EE, Lindenfeld J, Fullerton D, Bristow MR (1995) Cardiac beta-adrenergic neuroeffector systems in acute myocardial dysfunction related to brain injury. Evidence for catecholamine-mediated myocardial damage. Circulation 15:2183–189

67. Wickstorm I (1981) Enflurane anesthesia in living donor renal transplantation. Acta Anaesthesiol Scand 25: 263–269

68. Wissenschaftliche Beirat der Bundesärztekammer (1998) Richtlinien zur Feststellung des Hirntodes. Dt Ärztebl 95 A1861–1868

69. www.bmgesundheit.de/rechts/organ/organ/ubersich.htm

70. www.dso.de

71. Young PJ, Matta BF (2000) Anaesthesia for organ donation in the brain stem dead-why bother? Anaesthesia 55:105–106

aus: Der Anaesthesist 7/02, S. 582–599

B. Bein[1] · P. H. Tonner[1] · A. Paris[1] · M. Steinfath[1] · R. Grabitz[2] · G. von Knobelsdorff[3]
P. Dütschke[1] · H.-H. Kramer[2] · J. Scholz[1]
[1] Klinik für Anästhesiologie und Operative Intensivmedizin, Universitätsklinikum Kiel
[2] Klinik für Kinderkardiologie und Biomedizinische Technik, Universitätsklinikum Kiel
[3] Klinik für Anästhesie, Intensivmedizin und Schmerztherapie, St. Bernward Krankenhaus Hildesheim

Anästhesie in der pädiatrischen Kardiologie

Kinder mit angeborenen Herzfehlern stellen ein anspruchsvolles Patientengut dar. Die kardiale Pathomorphologie ist häufig mit weiteren Fehlbildungen assoziiert, die auch atemwegsrelevant sein können. Im folgenden Beitrag werden die Pathophysiologie der wichtigsten Herzfehler sowie Ablauf und spezifische Risiken interventioneller Verfahren dargestellt. Die differenzierte Beatmungs- und Pharmakotherapie des pulmonalvaskulären Widerstands, die Therapie von lebensbedrohlichen Arrhythmien und die kardiopulmonale Reanimation von Säuglingen und Kleinkindern müssen vom betreuenden Anästhesisten beherrscht werden. Bei der Auswahl des Anästhesieverfahrens bietet die Allgemeinanästhesie Vorteile gegenüber der Sedierung bzw. Analgosedierung. Verlässliche Immobilisierung, ein gesicherter Atemweg und gute Steuerbarkeit sind wichtige Vorzüge.

Kinder mit angeborenen Herzfehlern stellen für alle beteiligten Fachdisziplinen ein sehr anspruchsvolles Patientengut dar. Häufig handelt es sich aufgrund der Pathophysiologie um dystrophe Säuglinge und Kleinkinder [5], bei denen neben den üblichen Besonderheiten der Kinderanästhesie die spezielle kardiovaskuläre Pathologie besondere Überlegungen und Vorbereitungen erforderlich macht [18]. Das Spektrum der Untersuchungen und Eingriffe hat sich in den letzten Jahren zunehmend von präoperativen, diagnostischen Angiographien hin zu therapeutischen und/oder palliativen Interventionen verschoben [29]. Der folgende Beitrag fasst die wichtigsten Aspekte der Pathophysiologie der häufigsten Herzfehler und ihre Konsequenzen für die geplante Narkoseführung unter besonderer Berücksichtigung des anästhesiologischen Managements in der diagnostischen und interventionellen, pädiatrischen Kardiologie zusammen.

Inzidenz

Die Inzidenz angeborener Herzfehler beträgt ungefähr 8:1000 Lebendgeburten [46]. Dabei bestehen je nach Autor und eingeschlossener Population (Lebendgeburten/Tot-

---

Anesthesia in pediatric Cardiology

Dr. Berthold Bein
Klinik für Anästhesiologie und Operative Intensivmedizin, Universitätsklinikum Kiel,
Schwanenweg 21, 24105 Kiel
E-Mail: bein@anaesthesie.uni-kiel.de

Kinder mit angeborenen Herzfehlern stellen ein sehr anspruchsvolles Patientengut dar.

Spektrum der Untersuchungen und Eingriffe hat sich von präoperativen, diagnostischen Angiographien hin zu therapeutischen und/oder palliativen Interventionen verschoben.

Inzidenz angeborener Herzfehler beträgt 8:1000 Lebendgeburten.

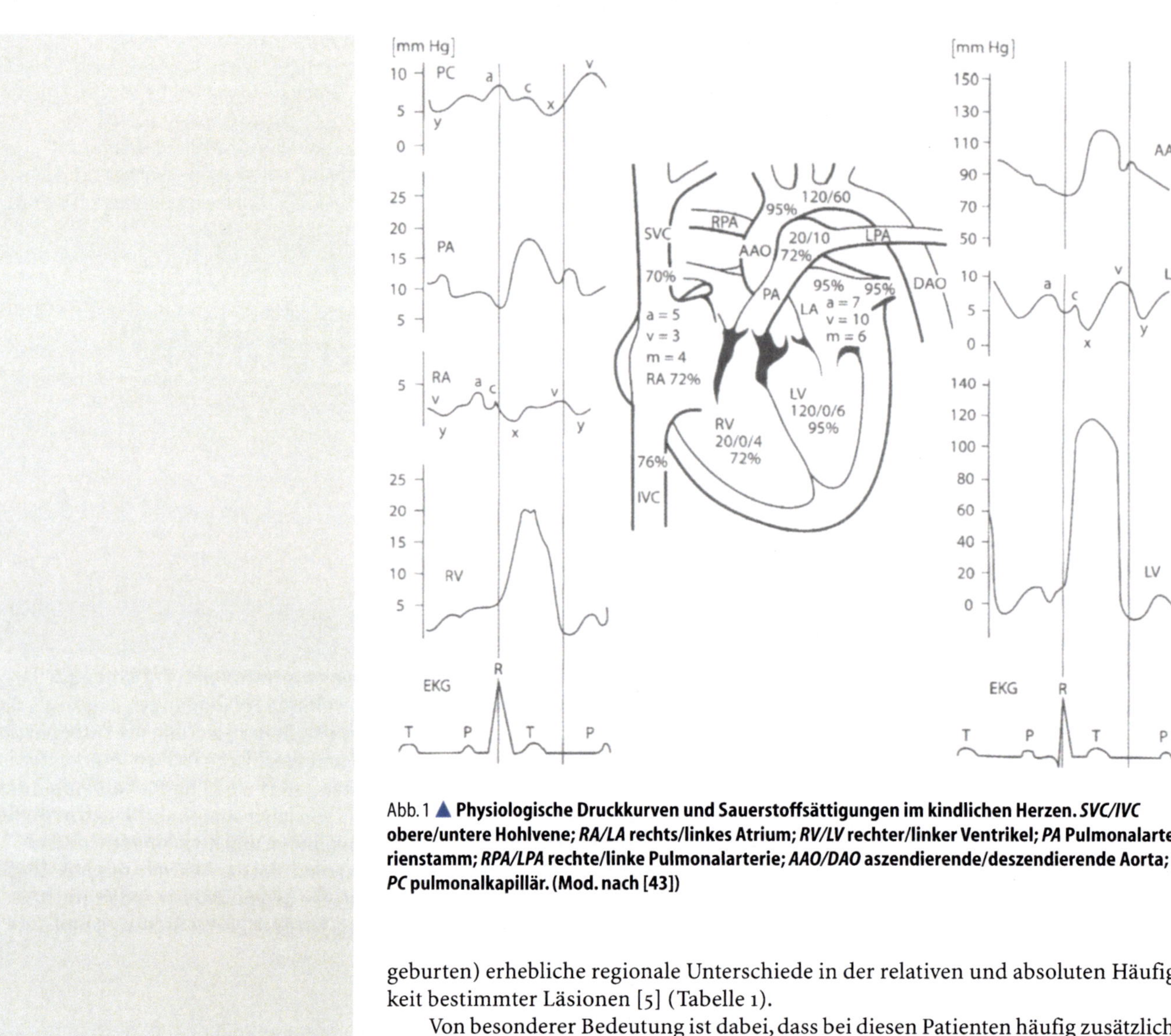

Abb. 1 ▲ **Physiologische Druckkurven und Sauerstoffsättigungen im kindlichen Herzen.** *SVC/IVC* obere/untere Hohlvene; *RA/LA* rechts/linkes Atrium; *RV/LV* rechter/linker Ventrikel; *PA* Pulmonalarterienstamm; *RPA/LPA* rechte/linke Pulmonalarterie; *AAO/DAO* aszendierende/deszendierende Aorta; *PC* pulmonalkapillär. (Mod. nach [43])

geburten) erhebliche regionale Unterschiede in der relativen und absoluten Häufigkeit bestimmter Läsionen [5] (Tabelle 1).

Von besonderer Bedeutung ist dabei, dass bei diesen Patienten häufig zusätzliche Anomalien gefunden werden, die bei bestimmten Syndromen und Chromosomenaberrationen atemwegsrelevante, anatomische Veränderungen (z. B. Lippen-Kiefer-Gaumen-Spalte, Mikrognathie etc.) beinhalten [5].

Pathophysiologie

Um die Relevanz eines vorliegenden Herzfehlers für die Narkoseführung abschätzen zu können, muss der Anästhesist die physiologischen Druckverhältnisse und Sauerstoffsättigungen im kindlichen Herzen kennen (Abb. 1).

Auf morphologischer Ebene können eine Vielzahl verschiedener Herzfehler unterschieden werden (Tabelle 1), die sich jedoch unter anatomischen (Situs, AV-Verbindung etc.), funktionellen (Shuntrichtung, erhöhter/verminderter Fluss etc.) oder pathophysiologischen (Druck-/Volumenbelastung) Kriterien anhand von ▶**Klassifikationssystemen** in verwandten Gruppen zusammenfassen lassen [18, 46].

Die von uns verwendete Einteilung beruht auf den Erfordernissen der klinischen Anästhesie und berücksichtigt sowohl funktionelle als auch pathophysiologische Gesichtspunkte, insoweit sie bei der Narkoseführung von Bedeutung sind (Tabelle 2).

Pathophysiologie der Herzfehler ohne Shunt

In diese Gruppe gehören alle Klappen- und Gefäßstenosen, Klappeninsuffizienzen und -atresien. Im Vordergrund steht die Druck- bzw. Volumenbelastung des betroffenen Ventrikels.

▶Klassifikationssysteme

▶ **Obstruktionen des linksventrikulären Ausflusstraktes (LVOT)**

▶ **Obstruktionen des linksventrikulären Ausflusstraktes** Zunächst kompensiert der linke Ventrikel die Abflussbehinderung mit einer konzentrischen Hypertrophie. Der dadurch erhöhte Sauerstoffverbrauch steht dabei im Missverhältnis zu der verminderten Koronarperfusion. Ausgelöst durch Stresssituationen (Schreien, Weinen bei Narkoseeinleitung) kann eine akute Koronarinsuffizienz auftreten, die Rhythmusstörungen bis zum Kammerflimmern begünstigt und zum akuten Herztod führen kann. Ganz allgemein reagiert ein hypertrophierter Ventrikel auf Kathetermanipulationen extrem sensibel mit Rhythmusstörungen; die schlechte Koronarperfusion vermindert die Aussichten auf eine erfolgreiche Reanimation. In schweren Fällen ist im Neugeborenenalter die systemische Perfusion von einem offenen Ductus (via Rechts-Links-Shunt) abhängig [8, 18].

▶ **Obstruktionen des rechtsventrikulären Ausflusstraktes (RVOT)**

▶ **Obstruktionen des rechtsventrikulären Ausflusstraktes** Der rechte Ventrikel reagiert auf das Vorliegen einer Pulmonalstenose ebenfalls mit einer Hypertrophie. Bei einer „kritischen Pulmonalstenose" kommt es häufig zu einer sekundären Trikuspidalinsuffizienz, die bei noch offenem Foramen ovale zum Rechts-Links-Shunt auf Vorhofebene führt (*Cave*: akzidentelle Luftinjektion). Infundibuläre Stenosen können dabei ähnlich wie bei der Fallot-Tetralogie durch Stresssituationen (s. oben) verstärkt werden und zu einer weiteren Abnahme des pulmonalen Blutflusses mit schwerer, systemischer Hypoxie führen. Bei der kritischen Pulmonalstenose ist die Lungendurchblutung von einem offenen Ductus (via Links-Rechts-Shunt) abhängig.

▶ **Obstruktionen der AV-Klappe**

▶ **Obstruktionen der AV-Klappen (Mitralstenose, Trikuspidalstenose/-atresie)** Ist die Trikuspidalklappe betroffen, resultiert durch die Druckerhöhung im rechten Vorhof über das Foramen ovale ein Rechts-Links-Shunt auf Vorhofebene. Eine AV-Klappenstenose bedingt eine Dilatation des Vorhofes, die eine ektope Erregungsbildung begünstigt. Der Druckgradient zwischen Vorhof und Kammer hängt direkt von der Herzfrequenz ab. Tachykardie erhöht den Gradienten, da während der verkürzten Diastole weniger Zeit für die Vorhofentleerung zur Verfügung steht [8].

▶ **Klappeninsuffizienzen**

▶ **Klappeninsuffizienzen** Isolierte Klappeninsuffizienzen der AV-Klappen (Mitral-, Trikuspidalinsuffizienz) sind mit Ausnahme der Ebstein-Anomalie (Fehlbildung der Trikuspidalklappe) als kongenitale Vitien extrem selten, als Vitien im Rahmen eines kompletten/partiellen atrioventrikulären Kanals jedoch häufig. Insuffizienzen der Aorten- bzw. Pulmonalklappe finden sich überwiegend als Residualzustände nach palliativer Valvuloplastie. Im Vordergrund steht hier jeweils die Volumenbelastung des betroffenen Ventrikels, die zu einer exzentrischen Hypertrophie und Dilatation führt. Abhängig vom Regurgitationsvolumen kann das effektive pulmonale bzw. systemische Herzzeitvolumen deutlich vermindert und unzureichend sein. Im Fall des linken Ventrikels kann dies eine Koronarinsuffizienz auslösen [8, 18].

Pathophysiologie des Links-Rechts-Shunts

Hierzu zählen alle intrakardialen Defekte (ASD, VSD, AV-Kanal) und Gefäßkurzschlüsse (aortopulmonales Fenster, persistierender Ductus), die bei normalen Druckverhältnissen zu einem Blutfluss aus dem Hochdrucksystem (linker Vorhof, linker Ventrikel, Aorta) ins venöse Niederdrucksystem (Hohlvenen, rechter Vorhof, rechter Ventrikel, Pulmonalarterie) führen.

Die shuntbedingte, vermehrte Lungendurchblutung führt zu einem Druckanstieg im pulmonalen Gefäßbett. Bei großem Shuntvolumen (AV-Kanal, großer VSD) kann früh eine pulmonale Hypertonie resultieren. Die pulmonale Rezirkulation verschiebt das Verhältnis von pulmonaler zu systemischer Perfusion. Der linke Ventrikel muss ein höheres Schlagvolumen auswerfen, um eine ausreichende Durchblutung des Systemkreislaufs aufrecht zu erhalten. Dadurch sind die Herzarbeit und der Sauerstoffverbrauch erhöht. In schweren Fällen ist eine Koronarinsuffizienz bzw. eine globale Herzinsuffizienz die Folge. Wenn der pulmonale Gefäßwiderstand in fortgeschrittenen Stadien den Systemwiderstand übersteigt, erfolgt die Shuntumkehr (Eisenmenger-Reaktion) [3, 18, 46]. Ein persistierender Ductus arteriosus und aortopulmonale Fenestrierungen belasten demgegenüber das Niederdrucksystem nur jenseits der Pulmonalklappe; der rechte Ventrikel ist zunächst nicht betroffen [3].

Tabelle 1

Relative Häufigkeit kongenitaler Herzvitien (in Prozent, mod. nach [3])

Anzahl *(n)*	1131
Ventrikelseptumdefekt (VSD)	16,6
Pulmonalstenose (PS)	4
Persistierender Ductus Botalli (PDA)	8,1
Fallot-Tetralogie (TOF)	5,5
Aortenisthmusstenose (CoA)	7,9
Transposition der großen Arterien (TGA)	12,1
Hypoplastisches Linksherzsyndrom (HLHS)	4,9
Trikuspidalatresie (TrAtr)	3,4
AV-Kanal	9,1
„single ventricle"	4,2

Pathophysiologie des Rechts-Links-Shunts

Ein Rechts-Links-Shunt tritt bei den oben genannten intrakardialen und Gefäßdefekten auf, wenn der pulmonale Widerstand in fortgeschrittenem Stadium den systemischen Widerstand übersteigt. Daneben gibt es kongenitale Erhöhungen des pulmonalvaskulären Widerstands (persistierende fetale Zirkulation). Obstruktionen des RVOT (s. oben) führen bei intrakardialen Defekten ebenfalls zu einem Übertritt von venösem Blut in den Systemkreislauf (Fallot-Tetralogie, s. unten). Beim Vorliegen eines Truncus arteriosus wird Mischblut in den kleinen und großen Kreislauf ausgeworfen. Generell stellt der pulmonalvaskuläre Widerstand das Stellglied für das Verhältnis von pulmonaler zu systemischer Perfusion (Qp/Qs) und somit für die venöse Beimischung im Körperkreislauf dar. Ein reduzierter pulmonaler Blutfluss geht dabei unabhängig von seiner Genese mit einer systemischen Hypoxämie und (abhängig vom Hämoglobingehalt) zentraler Zyanose einher. Der rechte Ventrikel ist entweder durch die RVOT-Obstruktion oder den hohen pulmonalvaskulären Widerstand druckbelastet.

Pharmakokinetische Besonderheiten bei Shuntvitien

Änderungen im Verhältnis von systemischer und pulmonaler Perfusion (Qs/Qp) und eine shuntbedingte Umgehung des Lungenkreislaufs oder pulmonale Rezirkulation beeinflussen die Pharmakokinetik volatiler und intravenöser Anästhetika in charakteristischer Weise.

Die Geschwindigkeit der inhalativen Narkoseeinleitung ist von verschiedenen Faktoren abhängig, u. a. der alveolären Ventilation, der funktionellen Residualkapazität, der Löslichkeit und der Aufnahme des volatilen Anästhetikums, dem Herzzeitvolumen und dem zerebralen Blutfluss [16]. Bei intravenösen Anästhetika ist der Wirkungseintritt u. a. vom Herzzeitvolumen und vom zerebralen Blutfluss abhängig. Intrakardiale Shunts beeinflussen das effektive, systemische Herzzeitvolumen und Qs/Qp.

Links-Rechts-Shunt

Durch die pulmonale Rezirkulation ist der arterielle Konzentrationsanstieg intravenös verabreichter Anästhetika verzögert, da ein Teil des Schlagvolumens des linken Ventrikels wieder in den Pulmonalkreislauf gelangt. Für einige in der Anästhesie verwendete Substanzen konnte ein ausgeprägter, pulmonaler „first pass uptake" gezeigt werden. Von einer initial zentralvenös injizierten Fentanyldosis werden bei der Lungenpassage z. B. 75% aufgenommen. In diesem Fall spielt ein Links-Rechts-Shunt möglicherweise auch klinisch eine Rolle [37].

Auf die Induktionsgeschwindigkeit volatiler Anästhetika hat ein Links-Rechts-Shunt dagegen nur einen geringen Effekt. Die Aufnahme des volatilen Anästhetikums (die die Anflutung im Gehirn verzögert) entspricht dem Produkt aus Löslichkeit,

Herzzeitvolumen und der Partialdruckdifferenz zwischen venösem Blut und Alveole [16]. Beim Links-Rechts-Shunt ist zwar das pulmonale Herzzeitvolumen erhöht, dafür aber die Partialdruckdifferenz erniedrigt, da ein Teil des in die Lunge ausgeworfenen Blutes das Anästhetikum bereits aufgenommen hat. Der Nettoeffekt ist somit unerheblich, solange das systemisch ausgeworfene Schlagvolumen (und der zerebrale Blutfluss) normal ist [48].

Rechts-Links-Shunt

Die partielle Umgehung des Lungenkreislaufs beschleunigt den Wirkungseintritt intravenöser Anästhetika, da sie direkt in die systemische Zirkulation gelangen und kein pulmonaler First pass uptake (s. oben) stattfindet [46].

Klinisch und mittels Computersimulation konnte gezeigt werden, dass die Induktionsgeschwindigkeit volatiler Anästhetika bei Vorliegen eines Rechts-Links-Shunts verzögert ist. Dies beruht darauf, dass das pulmonalvenöse Blut im linken Ventrikel mit Shuntblut verdünnt wird. Die endtidale Anästhetikakonzentration spiegelt die effektive arterielle Konzentration v. a. in dynamischen Phasen (Einleitung/Ausleitung) nur ungenau wieder [19].

Dieser Effekt ist bei schlecht löslichen Substanzen ausgeprägter als bei Anästhetika mit hohem Blut/Gas-Verteilungskoeffizienten. Bei schlecht löslichen Substanzen stellt der pulmonale Blutfluss den geschwindigkeitsbestimmenden Schritt bei der Anflutung des Anästhetikums im Gehirn dar, während bei gut löslichen Substanzen die alveoläre Ventilation der limitierende Faktor ist [48].

Spezielle Krankheitsbilder

Abhängig von der relativen Häufigkeit der kongenitalen Vitien (Tabelle 1) wird der Anästhesist mit einigen Herzfehlern häufiger konfrontiert werden. Bei komplexen kardiovaskulären Fehlbildungen spielen mehrere der oben genannten pathophysiologischen Mechanismen eine Rolle. Deshalb sollen im Folgenden einige komplexe Herzfehler mit ihren Besonderheiten für das anästhesiologische Management dargestellt werden.

Fallot-Tetralogie (TOF)

Die Fallot-Tetralogie stellt den häufigsten zyanotischen Herzfehler im späteren Kindesalter dar. Sie beinhaltet eine RVOT-Obstruktion (infundibuläre oder valvuläre Pulmonalstenose), einen großen VSD, eine diesen VSD überreitende Aorta und eine Rechtsherzhypertrophie [4].

Die klinisch relevante ▶**Pathophysiologie** stellt dabei die Obstruktion des rechtsventrikulären Ausflusstraktes dar. Ist die RVOT-Obstruktion nur gering ausgeprägt, kommt es zu keiner wesentlichen venösen Beimischung im Systemkreislauf („pink fallot"). Im Falle einer stärkeren Einengung des RVOT bewirkt die Druckbelastung des rechten Ventrikels zunächst einen gekreuzten Shunt. Bei zunehmender Obstruktion nimmt parallel zur verminderten Lungendurchblutung der Rechts-Links-Shunt zu und die arterielle Sauerstoffsättigung ab. Von besonderer Bedeutung ist dabei die Gefahr ▶„hypoxämischer Anfälle" durch eine akute Zunahme des Rechts-Links-Shunts, beispielweise durch eine Erhöhung des pulmonalvaskulären Widerstands (Schreien, Weinen) oder durch einen Abfall des peripheren Widerstands im Systemkreislauf (Stressreaktion, Unruhe).

Transposition der großen Arterien (TGA)

Die TGA ist der zweithäufigste, zyanotische Herzfehler im Säuglingsalter. Gekennzeichnet ist dieser Herzfehler durch die ventrikuloarterielle Diskordanz, bei der der Ursprung der beiden großen Gefäße vertauscht ist. Die Aorta entspringt aus dem rechten, die Pulmonalarterie aus dem linken Ventrikel. Die Kreisläufe sind demnach parallel geschaltet.

Für einen Blutaustausch zwischen Lungen- und Systemkreislauf sind intakte intrakardiale (persistierendes Foramen ovale, PFO) und extrakardiale (Ductus arteriosus) Shuntverbindungen obligat. Ohne begleitendes PFO gelangt das sauerstoffarme

---

Die partielle Umgehung des Lungenkreislaufs beschleunigt den Wirkungseintritt intravenöser Anästhetika.

Fallot-Tetralogie ist der häufigste zyanotische Herzfehler im späteren Kindesalter.

▶ **Pathophysiologie**

▶ **Hypoxämische Anfälle**

TGA ist der zweithäufigste, zyanotische Herzfehler im Säuglingsalter.

Blut aus der venösen Zirkulation nur über den Ductus arteriosus in den Körperkreislauf. Die Beimischung von arterialisiertem Blut hängt von der Größe des PFO und den Druckverhältnissen zwischen linkem und rechtem Vorhof ab. Im Allgemeinen ist der paO$_2$ mit 25–40 mmHg sehr niedrig [24]. Eine zunächst balancierte Situation kann durch Änderungen dieser Variablen (Ductusverschluss, unzureichender Links-Rechts-Shunt auf Vorhofebene durch Spontanverschluss des PFO) dekompensieren.

Hypoplastisches Linksherzsyndrom (HLHS)

Das hypoplastische Linksherzsyndrom stellt die häufigste Ursache für kardial bedingte Todesfälle in der 1. Lebenswoche dar. ▶**Pathomorphologisch** ist es durch einen hochgradig hypoplastischen linken Ventrikel gekennzeichnet. Der Mitralklappenring, die Aortenklappe und die aszendierende Aorta sind ebenfalls von der Hypoplasie betroffen.

Der linke Ventrikel kann nicht in ausreichendem Maße zum Herzzeitvolumen beitragen, da sein Ausflusstrakt hypoplastisch ist. Dadurch kommt es zur Druckerhöhung im linken Vorhof mit paradoxer Öffnung des Foramen ovale und Links-Rechts-Shunt auf Vorhofebene. Das Mischblut strömt vom rechten Ventrikel in die Pulmonalarterie und perfundiert über den offenen Ductus arteriosus den Körperkreislauf. Mit Abfall des pulmonalarteriellen Widerstands nimmt bei Persistenz des Ductus arteriosus die Lungenperfusion auf Kosten der systemischen Perfusion zu.

Der effektive systemische Blutfluss und die arterielle Sauerstoffsättigung sind von dem Verhältnis der Widerstände im kleinen und großen Kreislauf und von der Größe des Links-Rechts-Shunts auf Vorhofebene abhängig [6]. Insofern können Änderungen dieser Parameter dramatische Auswirkungen auf den klinischen Zustand des Patienten haben. Nimmt der pulmonalvaskuläre Widerstand zu (Schreien, Weinen) verbessert sich zwar die systemische Perfusion, dafür wird aber ein geringerer Teil des Blutes über die Lungen oxygeniert; ein Absinken des Widerstands im kleinen Kreislauf (Unruhe, Stressreaktion) kann umgekehrt zu einer kritischen Verminderung des Blutflusses im Körperkreislauf führen. Die kardiovaskuläre Reserve dieser Patienten ist als extrem gering anzusehen, was ein besonders sorgfältiges, anästhesiologisches Management erforderlich macht.

Prämedikation

Prämedikationsvisite

Die Prämedikationsvisite ist von besonderer Bedeutung, da auf ihr die gesamte Planung des weiteren anästhesiologischen Vorgehens aufbaut. Bei einer sorgfältigen Analyse der vorhandenen Befunde müssen die Art des kongenitalen Herzfehlers, seine Pathophysiologie und die entsprechenden Konsequenzen für die Narkoseführung erfasst werden. Nicht immer ist die Pathomorphologie bereits exakt untersucht. In diesen (seltenen) Fällen ist häufig die ▶**Angiokardiographie** oder ▶**transösophageale Echokardiographie (TEE)**, für die die Narkose angefordert wurde, zur endgültigen Diagnosefindung indiziert. Ein spezielles Augenmerk muss auf eventuelle Begleiterkrankungen (s. oben) im Zusammenhang mit komplexen Syndromen gerichtet werden, insbesondere wenn diese atemwegsrelevante anatomische Malformationen aufweisen.

Bei dem anschließenden ▶**Aufklärungsgespräch** ist es für die Eltern des Kindes sehr wichtig, dass sie ein Vertrauensverhältnis zu dem betreuenden Anästhesisten aufbauen können. Die Herzerkrankung ihres Kindes stellt eine sehr große, emotionale Belastung für die Eltern dar [33]. Ein gelungenes Gespräch sollte zum Abbau von Ängsten und zum Verständnis des Ablaufs der Anästhesie und der Untersuchung beitragen.

Pharmakologische Prämedikation

Eine Prämedikation wird in den meisten Zentren regelhaft ab dem 12. Lebensmonat angeordnet. Eine Vielzahl von Substanzen (Benzodiazepine, Ketamin, Chloralhydrat etc.) und Applikationsformen (nasal, rektal, i.m., s.c.) sind in der Literatur zu finden, ohne dass sich aufgrund der Datenlage die Bevorzugung eines Regimes eindeutig rechtfertigen ließe.

Tabelle 2
Pathophysiologie der wichtigsten Vitien

Vitium	Beispiel	Pathophysiologie	Besonderheiten
LVOT-Obstruktion	Aortenstenose	LV-Druckbelastung, konzentrische LV-Hypertrophie $VO_2 \uparrow$, $Q_{Kor} \downarrow$	Koronarinsuffizienz Rhythmusstörungen, häufig frustrane Reanimation
RVOT-Obstruktion	Pulmonalstenose	RV-Druckbelastung, evtl. Re.-Li.-Shunt auf Vorhofebene (TK-Insuffizienz)	Cave dynamische Obstruktion: evtl. $Qp \downarrow\downarrow$, $\rightarrow SaO_2 \downarrow\downarrow$
Links-Rechts-Shunt	ASD VSD AV-Kanal PDA	$Qp/Qs \uparrow \rightarrow PVR \uparrow$; $VO_2 \uparrow$ da LV höheres HZV auswerfen muss $\rightarrow$ Koronarinsuffizienz, Herzinsuffizienz	Shuntumkehr bei PVR >SVR (Eisenmenger-Reaktion); i.v.-Einleitung evtl. verzögert
Rechts-Links-Shunt	Fallot-Tetralogie Truncus arteriosus	RV-Druckbelastung; Qp/Qs abhängig vom PVR und von der RVOT-Obstruktion	Inhalative Einleitung verzögert PVR >SVR $\rightarrow Qp \downarrow\downarrow$, $\rightarrow SaO_2 \downarrow\downarrow$

LVOT *linksventrikulärer Ausflusstrakt;* RVOT *rechtsventrikulärer Ausflusstrakt;* ASD *Atrium-Septum-Defekt;* VSD *Ventrikelseptumdefekt;* PDA *persistierender Ductus Botalli;* VO_2 *O_2-Verbrauch;* Q_{Kor} *Koronarperfusion;* Qp *pulmonaler Blutfluss;* Qs *systemischer Blutfluss;* PVR *pulmonalvaskulärer Widerstand;* SVR *systemvaskulärer Widerstand;* TK *Trikuspidalklappe*

Audenaert et al. konnten ein günstiges kardiorespiratorisches Nebenwirkungsprofil einer ▶**nasalen Midazolam-Ketamin-Kombination** gegenüber einer oral verabreichten Kombination von Pethidin und Pentobarbital und rektal appliziertem Methohexital zeigen [10].

In letzter Zeit haben sich auch ▶**α2-Adrenozeptor-Agonisten** bei der Prämedikation bewährt. Sie bieten eine sehr gute kardiovaskuläre Stabilität, was sie für Risikopatienten besonders geeignet erscheinen lässt [39, 51]. Auf die spezifischen Besonderheiten einiger Pharmaka wird weiter unten noch eingegangen werden. Entscheidend ist, dass der behandelnde Anästhesist mit der verordneten Substanz vertraut ist und ihre Wirkungen und Nebenwirkungen abschätzen kann. Dabei kann es unter Umständen schwierig sein, das Risiko einer unzureichenden Prämedikation (Schreien, Weinen, Erhöhung des pulmonalvaskulären Widerstands, sympathoadrenerge Aktivierung) gegen das einer zu starken Sedierung (Hypoventilation mit Hypoxämie) abzuwägen.

An unserer Klinik hat sich als ▶**Standardprämedikation** das **Midazolam** durchgesetzt. Bei Vorhandensein eines intravenösen Zugangs werden 0,1–0,2 mg/kg i.v. verabreicht, ansonsten bevorzugen wir den rektalen Applikationsweg (0,4–0,5 mg/kg). Wegen des von den kleinen Patienten nicht sehr geschätzten, bitteren Geschmacks kommt Midazolamsaft (0,5 mg/kg) eher selten zum Einsatz.

Vorbereitung

Equipment

Diagnostische und interventionelle Eingriffe bei herzkranken Kindern sind potenziell komplikationsträchtig [7, 30]. Deshalb sollte die Ausrüstung alle Medikamente und Geräte umfassen, die für eine kardiopulmonale Reanimation erforderlich sind. Da Rhythmusstörungen häufig beobachtet werden, müssen ein für Kleinkinder geeigneter ▶**Defibrillator** und **Antiarrhythmika** (s. unten) vorgehalten werden [25].

Das ▶**Beatmungsgerät** sollte für Früh- und Neugeborene geeignet sein. Abhängig vom Patientengut ist eine Applikationsmöglichkeit für Stickstoffmonoxid (NO)

▶ Nasale Midazolam-Ketamin-Kombination

▶ α2-Adrenozeptor-Agonisten

▶ Standardprämedikation: Midazolam

▶ Defibrillator und Antiarrhythmika

▶ Beatmungsgerät

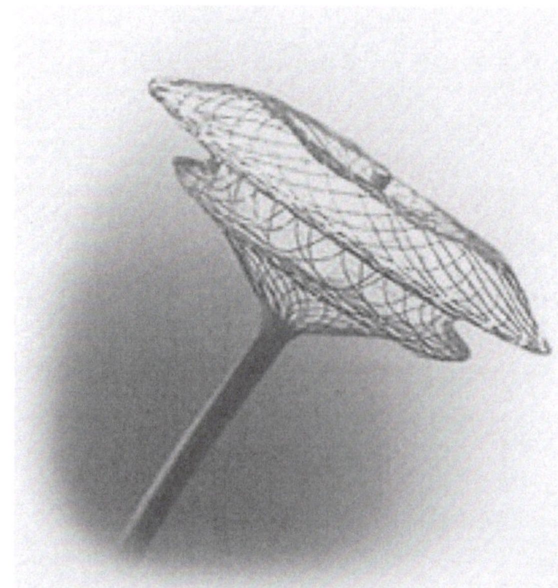

Abb. 2 ◀ **ASD-Verschlusssystem
(Amplatzer-Septal Occluder,
Fa. Aga-Medical)**

sinnvoll. Um Wärmeverluste therapieren zu können, sind eine differenzierte ► **Raum-
klimatisierung** „on demand" und eine ► **Wärmequelle** erforderlich. Obwohl Warmluftdecken am effektivsten sind, können sie häufig nicht ohne Behinderung des Kin-
derkardiologen positioniert werden. Heizbare Tischauflagen und Wärmelampen stellen eine Alternative dar [44].

Eine ausreichende Anzahl an ► **Spritzenpumpen** und **Infusionspumpen** ist ebenso selbstverständlich wie ein schnell erreichbares ► **Blutgasanalysegerät**. Ebenso
muss sich ein für die Lagerung von Blutprodukten geeigneter Kühlschrank in der
Einheit befinden.

Lagerung

Um bei der Angiokardiographie alle interessierenden Röntgenebenen einstellen zu
können, werden die Patienten häufig unphysiologisch gelagert. Eine Elevation im
Schultergelenk weit über 90 Grad mit anschließender Fixierung der Extremitäten ist
üblich. Der Anästhesist sollte im Narkoseprotokoll vermerken, dass die Lagerung auf
Wunsch des Untersuchers durchgeführt wurde und für eine ausreichende Polsterung
der Fixation sorgen. Hinweise auf die Konsequenzen einer unphysiologischen Lagerung können hilfreich sein, um extreme Lagerungen zu vermeiden. Aus der Literatur
sind uns bislang aber keine lagerungsbedingten, permanenten Komplikationen bekannt. Auf eine ausreichende Abschirmung der nichtuntersuchten Körperregionen
vor Streustrahlung ist zu achten.

Monitoring

Das verfügbare Monitoring sollte unabhängig vom gewählten Anästhesieverfahren
gewissen Mindestanforderungen genügen. ► **Nichtinvasive Blutdruckmessung, 3-Ka-
nal-EKG** und **Pulsoxymetrie** sind hier als Standard anzusehen. Bei der Intubationsnarkose sind zusätzlich ► **Kapnometrie, Messung der Narkosegaskonzentration** und
des **inspiratorischen Sauerstoffgehalts** zu fordern. Eine ► **Temperatursonde** ist bei
Früh- und Neugeborenen und generell bei Kindern unter 10 kg Körpergewicht sehr
empfehlenswert.

Instrumentierung

Ein ► **intravenöser Zugang** muss vorhanden sein oder nach inhalativer Narkoseeinleitung geschaffen werden. Je nach Zustand des Patienten und geplanter Intervention ist ggf. die arterielle und zentralvenöse Kanülierung indiziert.

Sedierung, Analgesie oder Anästhesie?

Nach den Leistungszahlen (1998) von 30 kinderkardiologischen Herzkatheterlaboren in der Bundesrepublik Deutschland wurden bei einer Gesamtzahl von 6.720 Herzkatheterisierungen ca. zwei Drittel in (nicht näher bezeichneter) Sedierung und ein Drittel in Intubationsnarkose durchgeführt [21]. Aus diesen Daten geht nicht hervor, wie häufig die Sedierung von einem Anästhesisten durchgeführt und überwacht wurde. Hier bestehen zwischen den Katheterlaboren (häufig historisch bedingt) große Unterschiede hinsichtlich der mit der Sedierung betrauten Fachdisziplin.

Sedierung, Analgosedierung

▶ **Sedierung**

Unter ▶ **Sedierung** versteht man die Gabe von Pharmaka, die eine reversible Dämpfung des Bewusstseins herbeiführen. Häufig wird von Vertretern anderer Fachdisziplinen auch die adjuvante Gabe von Analgetika unter dem Oberbegriff „Sedierung" subsummiert, obwohl man in diesem Fall korrekter von Analgosedierung spricht.

Darüber hinaus kann „Sedierung" ein sehr unterschiedliches Ausmaß von Bewusstseinsdämpfung beinhalten. Im angloamerikanischen Sprachraum wurde daher versucht, die leichte Sedierung („conscious sedation") gegen die tiefe Sedierung („deep sedation") begrifflich abzugrenzen [25, 47]. Definitionsgemäß kann ein Patient in ▶ **leichter Sedierung** auf Ansprache schnell erweckt werden, während dies in ▶ **tiefer Sedierung** eines größeren Stimulus bedarf. Außerdem können in tiefer Sedierung die Schutzreflexe beeinträchtigt und eine Atemwegsverlegung möglich sein. Da die Übergänge zwischen den Sedierungsgraden fließend sind, kommt dieser Unterscheidung praktisch wenig Bedeutung zu.

▶ **Leichte Sedierung**
▶ **Tiefe Sedierung**

▶ **Substanzen zur Sedierung**

Ähnlich wie im Bereich der Prämedikation werden für die Sedierung unterschiedliche ▶ **Substanzen** eingesetzt. Chloralhydrat [15], Propofol [26], Ketamin allein [17] oder in Kombination mit Midazolam [17], Midazolam allein [34], Sufentanil [20] und ein Cocktail aus Pethidin, Promethazin und Chlorpromazin (Demerol™, Phenergan™, Thorazine™; DPT) [9] sind in Studien untersucht worden. Auden et al. konnten kürzlich die Überlegenheit von oral verabreichtem Ketamin/Midazolam über einen intramuskulär gespritzten DPT-Cocktail bei Kindern mit angeborenen Herzfehlern zeigen [9]. Auf das günstige kardiovaskuläre Wirkprofil einer Ketamin-Midazolam-Kombination wurde oben bereits eingegangen.

▶ **Nebenwirkungen**

Dennoch existieren für die meisten dieser Substanzen Berichte über schwerwiegende ▶ **Nebenwirkungen** und Komplikationen in Zusammenhang mit ihrer Verwendung zur Sedierung bei Kindern [13, 14]. Die Komplikationsrate wird dabei v. a. von der Organisationsstruktur (stationär/ambulant) und dem Ausbildungsstand des mit der Durchführung der Sedierung betrauten Personals beeinflusst. ▶ **Ketamin** kann zur pharyngealen und bronchialen Sekretion und zum Laryngospasmus führen. Die adjuvante Gabe von Atropin wird daher von manchen Autoren empfohlen. Die berichtete kardiovaskuläre Stabilität beruht nicht auf einer fehlenden Wirkung auf das Herz-Kreislauf-System, vielmehr werden die negativ inotropen Effekte durch die Norad-

▶ **Ketamin**

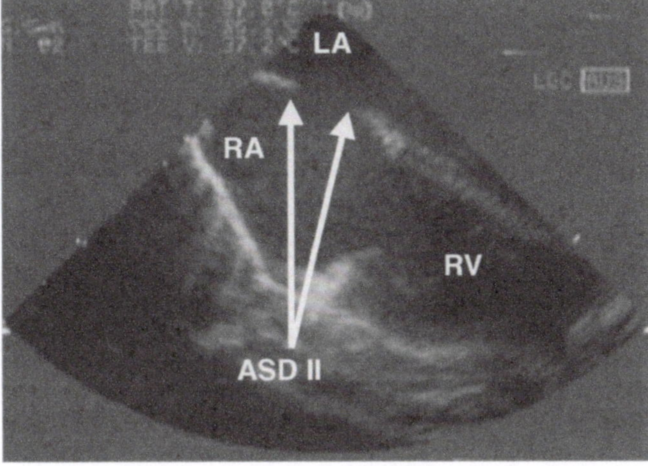

Abb. 3 ▶ **ASD II in der transösophagealen Echokardiographie. Modifizierter Vierkammerblick.**
RA rechtes Atrium; *LA* linkes Atrium; *RV* rechter Ventrikel; *ASD II* Atrium Septum Defekt vom Typ II

113

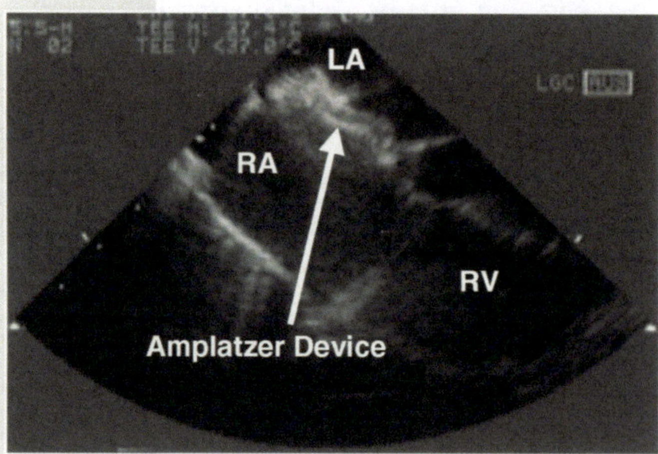

Abb. 4 ◀ **Derselbe Patient wie in Abb. 3. Amplatzer-Schirmchen in situ.** *RA* **rechtes Atrium;** *LA* **linkes Atrium;** *RV* **rechter Ventrikel;** *LV* **linker Ventrikel**

renalin Reuptake-Hemmung maskiert. Sind die präsynaptischen Speicher bei chronischer Vorbehandlung mit Katecholaminen jedoch geleert, kann ein ausgeprägter Blutdruckabfall resultieren [46]. Die Supplementierung mit Midazolam kann unangenehme Traumerlebnisse nicht immer sicher verhindern [47]. ▶**Chloralhydrat** sensibilisiert das Myokard für Katecholamine und kann dadurch schwerwiegende Rhythmusstörungen verursachen [45]. Die Verwendung von ▶**Opioiden** ist mit einer hohen Rate an Übelkeit und Erbrechen vergesellschaftet. Außerdem muss mit einer Atemdepression gerechnet werden [27].

▶**Propofol** besitzt erhebliche kardiovaskuläre Nebenwirkungen (periphere Vasodilatation, negative Inotropie) und kann zu Blutdruck- und Sättigungsabfällen führen [52]. Der im angloamerikanischen Raum weit verbreitete, intramuskulär applizierte DPT-Cocktail hat eine ungünstige Pharmakokinetik (langsamer Wirkeintritt, lange Halbwertszeit) und ungünstige kardiorespiratorische Nebenwirkungen [9].

Unter Sicherheitsaspekten bietet die Verwendung von Substanzen, für die spezifische Antagonisten verfügbar sind (Benzodiazepine, Opioide), möglicherweise Vorteile [13].

Im Übrigen sind bei allen Substanzen die altersabhängigen Anwendungsbeschränkungen zu beachten.

Bei der Sedierung von Kindern durch Nichtanästhesiologen sind immer wieder schwere Zwischenfälle mit Todesfolge berichtet worden [14, 31]. Medikamentenüberdosierungen, inadäquate Überwachung und durch insuffizientes Management aufgetretene Komplikationen sind hierfür die häufigsten Ursachen [14]. Auf der anderen Seite ist die Sedierung oft nicht ausreichend, so dass der geplante Eingriff erfolglos abgebrochen werden muss [31, 32]. Dies ist in einer Zeit knapper personeller und räumlicher Ressourcen kostenträchtig.

Um die Patientensicherheit zu erhöhen, haben einige Fachgesellschaften ▶**Richtlinien** und Standards für das Vorgehen bei der Sedierung von Kindern durch Ärzte anderer Fachdisziplinen veröffentlicht, u. a. die American Society of Anesthesiologists (ASA) [2]. Darin sind Mindestanforderungen an das Equipment, das notwendige Monitoring und den Ausbildungsstand des verantwortlichen Personals niedergelegt. Da Kinder mit kongenitalen Herzvitien sich häufig in schlechterem Allgemeinzustand befinden, ist in allen diesen Punkten besondere Sorgfalt notwendig. Im Zweifelsfall wird sich der verantwortliche Arzt am anästhesiologischen Facharztstandard messen lassen müssen [25].

Das Hauptproblem bei der Sedierung/Analgosedierung besteht darin, dass eine ausreichende Wirkung der verwendeten Substanzen nicht mit Sicherheit vorausgesagt werden kann. Je niedriger die gewählte Dosis, umso höher die Versagerquote; je höher die Dosis, umso häufiger treten schwere Komplikationen (Atem- und Kreislaufdepression) auf [47].

Allgemeinanästhesie

Insbesondere für interventionelle Eingriffe bzw. dann, wenn eine sichere, völlige Bewegungslosigkeit des Patienten erforderlich ist, stellt eine Intubationsnarkose das

---

▶ Chloralhydrat

▶ Opioide

▶ Propofol

▶ Richtlinien für die Sedierung

Intubationsnarkose das Verfahren der Wahl für interventionelle Eingriffe.

114

Verfahren der Wahl dar. Larynxmasken werden bei Früh- und kleinen Neugeborenen noch nicht in passender Größe kommerziell angeboten. Außerdem bietet der Tubus bei den engen räumlichen Verhältnissen eine flexiblere Ableitung zum Narkosegerät als die relativ starre Larynxmaske. Neben den Vorzügen für die Durchführung des Eingriffs selbst (Bewegungslosigkeit, kurzfristiger Atemstillstand möglich) bietet die Allgemeinanästhesie den Vorteil eines optimal gesicherten Atemweges. Dies ist im Fall von Komplikationen und bei der Reanimation wichtig, da Zeit für die Intubation eingespart werden kann. Eine exakte Einstellung des inspiratorischen Sauerstoffgehalts im applizierten Atemgas erleichtert die hämodynamischen Berechnungen. Das Einführen der Sonde für die TEE ist problemlos möglich.

▶ **Balanzierte und total intravenöse Technik**

Für die Durchführung der Allgemeinanästhesie stehen grundsätzlich ▶ **balanzierte und total intravenöse (TIVA) Narkosetechnike**n zur Verfügung. Zur Durchführung einer TIVA muss ein intravenöser Zugang vorhanden sein oder zur Einleitung gelegt werden. Dies kann bei schwierigen Venenverhältnissen zu einer unerwünschten Stressreaktion beim Patienten führen (s. oben). Unter Berücksichtigung der altersbedingten Anwendungsbeschränkungen (s. oben) können alle gängigen Substanzen verabreicht werden. Die Verwendung volatiler Anästhetika scheint jedoch vorteilhaft. Rivenes et al. konnten in einer Studie bei Kindern mit kongenitalen Herzerkrankungen zeigen, dass Sevofluran Herzfrequenz und Herzindex bei 1 und 1,5 MAC nicht veränderte, während die Kombination aus Fentanyl und Midazolam zu einer signifikanten Abnahme der Herzfrequenz und des Herzindexes führt [36].

Die Verminderung des systemischen Gefäßwiderstands durch Propofol bewirkte in derselben Patientenpopulation eine Veränderung des Verhältnisses zwischen pulmonalem und systemischem Blutfluss und konsekutiv einen arteriellen Sättigungsabfall [26, 52].

Sevofluran stellt unter den volatilen Anästhetika z. Z. das geeignetste Narkosegas dar. Im Vergleich zu Desfluran und Isofluran ist es zur inhalativen Einleitung gut geeignet, da es zu keiner relevanten Atemwegsirritation führt [35]. Es bietet eine ähnliche günstige Pharmakokinetik wie Desfluran mit schnellen Induktions- und Erholungszeiten [40, 41, 49]. Halothan kann ebenfalls zur Maskeneinleitung verwendet werden, als relativ gut lösliche Substanz ist es aber weniger gut steuerbar als Sevofluran [35]. Halothan führt dosisabhängig zu einem Abfall der Kontraktilität und des Herzminutenvolumens und sensibilisiert das Myokard für katecholamininduzierte Arrhythmien [11, 22, 36]. Russell et al. konnten bei Kindern mit kongenitalen Vitien zeigen, dass Sevofluran im Vergleich zu Halothan eine größere kardiovaskuläre Stabilität aufweist [38].

In letzter Zeit haben experimentelle Untersuchungen gezeigt, dass Sevofluran – wie andere volatile Anästhetika – in der Lage ist, den Herzmuskel gegen kurzzeitige Ischämien zu schützen. Dieser protektive Effekt ist von einer Applika-

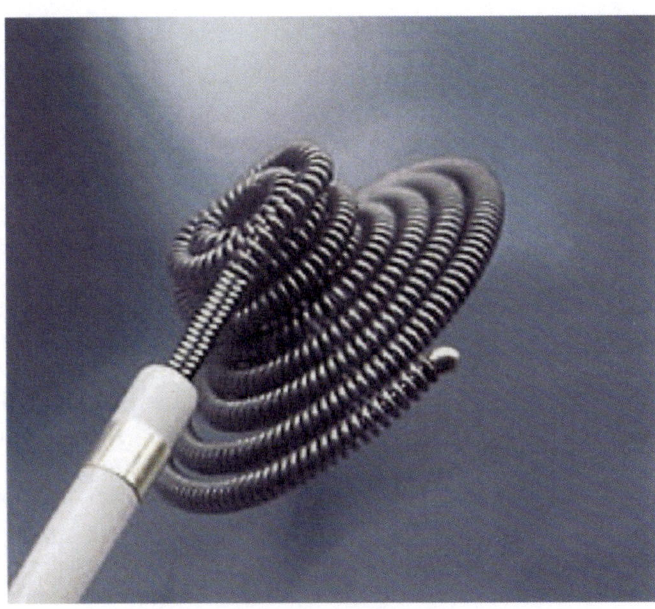

Abb. 5 ▶ **Coil-Verschlusssystem (NitOcclud-System, Pfm AG Köln)**

115

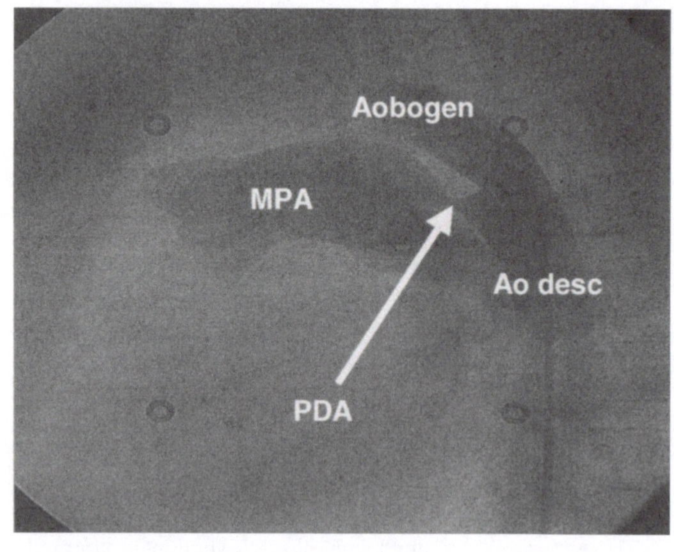

Abb. 6 ◄ **Persistierender Ductus Botalli in der Angiographie.** *PDA* persistierender Ductus Botalli, *MPA* pulmonalarterienHauptstamm, *Aobogen* Aortenbogen, *Ao desc* deszendierende Aorta

tion des volatilen Anästhetikums vor dem ischämischen Ereignis abhängig und wird als „Anästhetika vermittelte Präkonditionierung" bezeichnet [50]. Hierfür ist eine Aktivierung der ATP-abhängigen Kaliumkanäle im Myozyten verantwortlich [23].

Obwohl Mononarkosen mit Sevofluran möglich sind, kann bei schmerzhafteren Prozeduren eine Supplementierung mit Opioiden vorteilhaft sein. Bei vergleichbarer kardiovaskulärer Stabilität sollte Alfentanil aufgrund der kürzeren Halbwertszeit bevorzugt werden [12, 42]. Zur Verwendung von Remifentanil liegen noch nicht genügend Daten für eine abschließende Bewertung vor.

Angesichts des speziellen Patientenguts stellt sich die Frage nach dem „optimalen" Anästhesieverfahren. Die Allgemeinanästhesie bietet unbestreitbar einige Vorteile. Der Atemweg ist gesichert, bei Verwendung von Relaxanzien kann eine Imobilisierung des Patienten garantiert werden. Die exakte Messung der inspiratorischen Sauerstoffkonzentration (im Gegensatz zur O_2-Insufflation über Gesichtsmaske) erleichtert die Berechnung hämodynamischer Größen. Bei Verwendung geeigneter Substanzen ist eine gute Steuerbarkeit der Narkose und somit eine effizientere Nutzung der vorhandenen Räumlichkeiten möglich.

Besonderheiten spezieller, interventioneller Verfahren

ASD-, VSD-Verschluss

Der interventionelle Verschluss eines Vorhofseptumdefekts (ASD) zählt heute zu den häufigsten kinderkardiologischen Interventionen. Die von verschiedenen Herstellern angebotenen Modelle (z. B. Cardioseal, Angel Wings, ASDOS, Amplatzer, Sideris Button) bestehen aus 2 Scheiben, die auf beiden Seiten des Vorhofseptums positioniert werden (Abb. 2). Secundum-ASD sind sehr gut für einen interventionellen Verschluss geeignet (Abb. 3), während Primum- und Sinus-venosus-Vorhofdefekte offen chirurgisch versorgt werden [29]. Nachuntersuchungen zeigen eine hohe, dauerhafte Erfolgsrate zwischen 74 und 95% [29]. Die korrekte Lage des Schirms wird mittels TEE verifiziert (Abb. 4).

Ventrikelseptumdefekte sind demgegenüber nur dann für einen interventionellen Verschluss geeignet, wenn sich zwischen dem VSD und der Aortenklappe noch ein ausreichend großer Septumsteg befindet. Ausgewählte perimembranöse und muskuläre VSD können dann im Katheterlabor versorgt werden [29]. Hauptrisiko bei den genannten Eingriffen ist neben Herzrhythmusstörungen, die bei allen diagnostischen und interventionellen Katheteruntersuchungen gehäuft auftreten [30], die Dislokation des Schirms bzw. seine embolische Verschleppung in andere Herzhöhlen oder Gefäße. Eine akute, lebensbedrohliche Situation kann die Folge sein. Abhängig vom Ort der Fehllage steht die Symptomatik einer Füllungs- oder Auswurfbehinderung von Vorhof bzw. Ventrikel im Vordergrund.

Supplementierung mit Opioiden (z. B. Alfentanil) vorteilhaft.

Tabelle 3

Befunde, die mit einem erhöhten Risiko einhergehen. (Mod. nach [7])

Frühgeborene und dystrophe Neugeborene
Stark verminderte SaO$_2$
Erhöhter Hämatokrit
Hochgradige Ausflussbehinderung eines Ventrikels
Manifeste Herzinsuffizienz
Pulmonaler Hypertonus

Valvuloplastie, Angioplastie

Ballonkatheter werden dazu benutzt, stenotische Klappen oder Gefäßabschnitte aufzudehnen. Bei der Pulmonalstenose besteht ab einem Peak-to-peak-Gradienten von 30–40 mmHg, bei der Aortenstenose ab 50 mmHg die Indikation zur transluminären Valvuloplastie [29]. Auch bei Jugendlichen mit einer Restenose nach chirurgischer Korrektur einer Coarctation ist eine Ballonangioplastie indiziert. Bei Erwachsenen stellt im Falle einer erfolglosen Angioplastie die Platzierung von Stents, die mit dem endoluminären Ballon aufgedehnt werden, eine geeignete, interventionelle Behandlungsmaßnahme dar [29].

Hämodynamisch steht bei allen ballongestützen Valvuloplastien eine plötzliche, komplette Obstruktion der Ausflussbahn mit extremem Anstieg der Nachlast des Ventrikels im Vordergrund. Der Ballon wird für einige Sekunden insuffliert und dieses Manöver unter Umständen – z. B. bei Fehlpositionierung des Ballonkatheters – wiederholt. Der Ventrikel leistet in dieser Phase in der Systole ausschließlich eine isovolumetrische Kontraktion. Da er kein Schlagvolumen auswerfen kann, erhöht sich im nächsten Herzzyklus das enddiastolische Volumen entsprechend. Im Falle der Aortenklappe kommt während der Balloninsufflation der koronare Blutfluss zum Erliegen. Eine sorgfältige Beobachtung der hämodynamischen Auswirkungen ist erforderlich, um die Prozedur ggf. rechtzeitig abbrechen zu lassen.

Embolisierungen

Das am häufigsten embolisierte Gefäß stellt der persistierende Ductus arteriosus Botalli (PDA) dar. Dazu werden meistens mit Dacron ummantelte Coils verwendet, die bei korrekter Lage vom Katheter abgelöst werden können [29] (Abb. 5, 6, 7). Coils und ähnliche Vorrichtungen können auch zum Verschluss von aortopulmonalen Kollateralen, chirurgischen Shunts oder von Gefäßmissbildungen benutzt werden [29].

Die Hauptkomplikation besteht in einer embolischen Verschleppung der Coils. Fallberichte existieren zu einer Fehllage in der Bifurkation der Iliakalgefäße und im rechten Ventrikel. In diesem Fall war ein Entfernung der Coils im kardiopulmonalen Bypass erforderlich [30], in der Regel können embolisierte Coils jedoch interventionell geborgen werden.

Komplikationen

Bei der Herzkatheteruntersuchung von Kindern können Komplikationen unterschiedlichen Schweregrades auftreten [7, 30]. Das Risiko ist dabei von verschiedenen

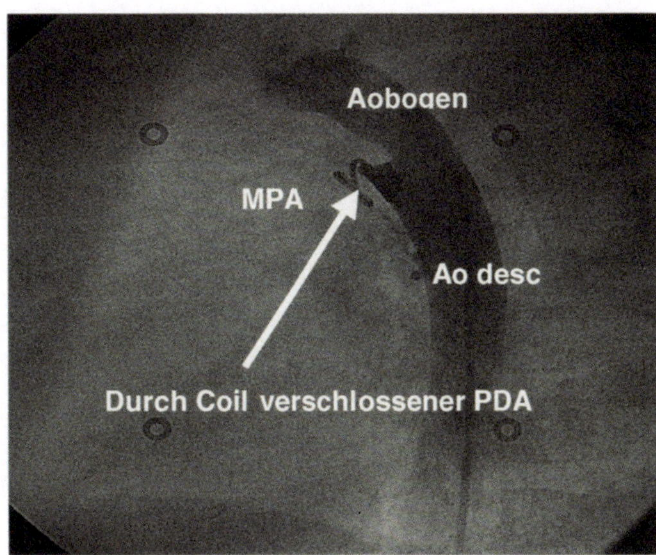

Abb. 7 ▶ Derselbe Patient wie in Abb. 6. PDA durch Coil verschlossen

Faktoren abhängig. Die Erfahrung des Untersuchers (Fallzahl pro Zentrum), Alter und Allgemeinzustand des Patienten (Schwere und Pathomorphologie des Herzfehlers) sowie Art und Umfang der durchgeführten Untersuchung oder Intervention sind hier wichtige Determinanten (Tabelle 3). Generell sind interventionelle Eingriffe komplikationsträchtiger als diagnostische Katheterisierungen [30]. Neben den bei den speziellen interventionellen Verfahren dargestellten gibt es Komplikationen, die bei jeder Herzkatheterisierung auftreten können (Tabelle 4).

Katheterassoziierte Komplikationen

Darunter sind alle Komplikationen zu verstehen, die durch die Katheterisierung selbst verursacht werden. Katheterbruch und Schlingenbildung scheinen eher selten vorzukommen [21]. Abhängig von seiner transvalvulären oder intraluminären Position und dem Durchmesser des verwendeten Katheters können Klappeninsuffizienzen, Klappenstenosen und Gefäßobstruktionen auftreten [18]. Perforationen des Katheters können zum akuten Blutverlust und zum Hämatothorax oder zur Perikardtamponade führen. Häufig sind durch die Manipulation des Katheters ausgelöste Herzrhythmusstörungen [30]. Dabei können alle brady- und tachykarden Formen auftreten, schwerwiegende Rhythmusstörungen (Asystolie bzw. Kammerflimmern) sind jedoch selten [7]. Neben der Kardioversion müssen Antiarrhythmika zur sofortigen Therapie vorgehalten werden (Tabelle 5).

Tabelle 5
Pharmako- und Elektrotherapie bei bedrohlichen Arrhythmien. (Mod. nach [53])

Rhythmusstörung	Medikament/Maßnahme	Dosis	Bemerkungen
Asystolie	Adrenalin	Initial 10 µg/kg	Dosis evtl. auf 100 µg/kg steigern
Bradyarrhythmie/Bradykardie	Atropin	20 µg/kg	Bei vagal bedingter Bradykardie (Intubationsreiz)
	Adrenalin	Initial 10 µg/kg	
	Transkutaner Pacer		Bei totalem AV-Block oder schwerer Sinusknotendysfunktion
Sinustachykardie	Esmolol	Initial 500 µg/kg	
Supraventrikuläre Reentry-Tachykardie	Karotissinusdruck		
	Adenosin	0,1 mg/kg schnell i.v.	Beim 2. Versuch Dosis verdoppeln
Vorhofflattern	Kardioversion	Initial 0,5–1 J/kg bis auf 2 J/kg steigern	
Ventrikuläre Tachykardie (VT) Kammerflimmern (VF)	Defibrillation	Initial 2 J/kg, danach auf 4 J/kg steigern	3 Defibrillationen kurz hintereinander
	Lidocain	1 mg/kg schnell i.v.	Anschließend Infusion mit 20–50 µg/kg/min
	Adrenalin	Initial 10 µg/kg	Nach 3 erfolglosen Defibrillationen
	Amiodarone	5 mg/kg schnell i.v.	Bei Erfolglosigkeit oder erneuter VT. Max. Dosis 15 mg/kg/Tag
Torsades des pointes	Magnesium	0,1–0,2 mmol/kg schnell i.v.	Maximaldosis 8 mmol/Tag

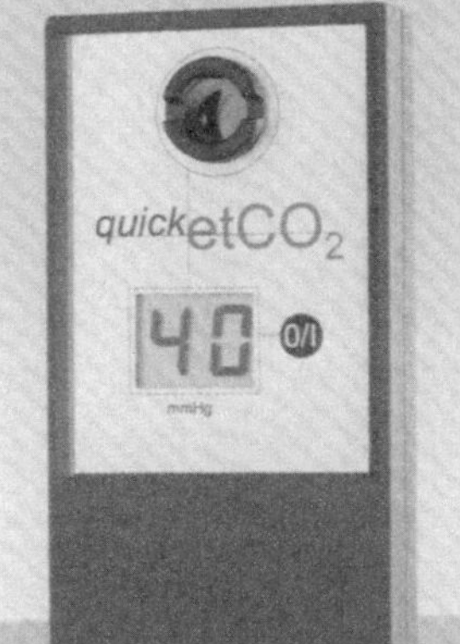
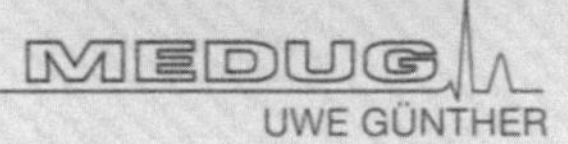

Tabelle 6

Einflussfaktoren auf den pulmonalvaskulären Widerstand (Mod. nach [28])

Erhöhung des pulmonalvaskulären Widerstands	Hypoxie
	Hyperkapnie
	Azidose
	Hoher mittlerer Atemwegsdruck
	Sympathoadrenerge Stimulation
	α-adrenerge Agonisten
	Hypervolämie
Senkung des pulmonalvaskulären Widerstands	Sauerstoff
	Hypokapnie
	Alkalose
	Prostaglandin E_1
	Vasodilatoren
	Stickstoffmonoxid (NO)

Kontrastmittelreaktionen

Die Verwendung von Röntgenkontrastmittel kann zu allergischen Reaktionen führen. In gravierenden Fällen ist eine lebensbedrohliche Schockreaktion möglich, die eine Reanimation (s. unten) erforderlich macht.

Änderungen des pulmonalvaskulären Widerstands

Veränderungen des pulmonalvaskulären Widerstands können bei Kindern mit Shuntvitien zu einer Änderung des Verhältnisses zwischen systemischem und pulmonalem Blutfluss und konsekutiv zu schwerer Hypoxämie (s. oben) führen. Der Anästhesist muss die Determinanten des pulmonalvaskulären Widerstands kennen und mit einer differenzierten Beatmungs- und Pharmakotherapie auf kritische Veränderungen reagieren. Die effektivste Therapie zur selektiven pulmonalen Vasodilatation stellt die inhalative Applikation von NO dar (Tabelle 6).

Low output, Reanimation

Katheterassoziierte oder spontane Rhythmusstörungen, Hypoxämie oder eine perforationsbedingte Perikardtamponade können u. U. zu einem reanimationspflichtigen Zustand führen. Neben der Beseitigung der auslösenden Ursache (z. B. Perikarddrainage, Rhythmustherapie; Tabelle 5) ist eine mechanische und pharmakologische Reanimation schnellstmöglich einzuleiten. Bei Asystolie ist Adrenalin in einer Initialdosierung von 10 µg/kg das Präparat der ersten Wahl. Wiederholte Gaben alle 3–5 min werden in der Literatur empfohlen [53]. Bei Erfolglosigkeit kann die Dosis auf 100 µg/kg gesteigert werden. Zur Therapie bei VF und VT vergleiche Tabelle 5. Zur alternativen Verwendung von Vasopressin liegen für Kinder noch keine ausreichenden Daten vor [1].

Vorsicht ist bei Patienten mit dynamischer Ausflussbehinderung des rechts- oder linksventrikulären Ausflusstraktes (z. B. infundibuläre Pulmonalstenose, HOCM) geboten, bei denen die kardiale Dekompensation auf einer Zunahme der Obstruktion beruht. Die Gabe von Katecholaminen ist kontraindiziert. β-Blocker sind in diesem Fall Therapie der Wahl. Bei Patienten mit Fallot-Tetralogie kann durch verstärkte, infundibuläre Kontraktion eine kritische Herabsetzung der pulmonalen Durchblutung eintreten (hypoxic spells). Neben einer Erhöhung des O_2-Angebotes sind zur Therapie der muskulären Einengung intravenöse β-Blocker indiziert; ggf. kann der systemische Widerstand durch Vasokonstriktiva (z. B. Noradrenalin) angehoben werden.

In spezialisierten Zentren sollte bei fortbestehender Kreislaufinsuffizienz die Kreislaufunterstützung mittels extrakorporaler Membranoxygenierung (ECMO) erwogen werden [1]. Die häufig bereits für die Katheterisierung bestehende Kanülierung der Leistengefäße erleichtert den Anschluss an die ECMO.

Literatur

1. American Heart Association in collaboration with the International Liaison Committee on Resuscitation (2000) Guidelines 2000 for Cardiopulmonary Resuscitation and Emergency Cardiovascular Care. Part 10: pediatric advanced life support. Circulation 102:I291–342

2. American Society of Anesthesiologists Task Force on Sedation and Analgesia by Non-Anesthesiologists (1996) Practice guidelines for sedation and analgesia by non-anesthesiologists. A report by the American Society of Anesthesiologists Task Force on Sedation and Analgesia by Non- Anesthesiologists. Anesthesiology 84:459–471

3. Apitz C, Apitz J (1998) Pathophysiologie der Links-Rechts-Shunts. In: Apitz J (Hrsg) Pädiatrische Kardiologie, 1. Auflage. Steinkopff, Darmstadt, S 145–148

4. Apitz J (1998) Fallot-Tetralogie. In: Apitz J (Hrsg) Pädiatrische Kardiologie, 1. Auflage. Steinkopff, Darmstadt, S 304–315

5. Apitz J (1998) Häufigkeit angeborener und erworbener Herzfehler, Letalität und natürlicher Verlauf angeborener Herzfehler. In: Apitz J (Hrsg) Pädiatrische Kardiologie, 1. Auflage, Steinkopff, Darmstadt, S 4–9

6. Apitz J (1998) Hypoplastisches Linksherz-syndrom. In: Apitz J (Hrsg) Pädiatrische Kardiologie, 1. Auflage. Steinkopff, Darmstadt, S 374–381

7. Apitz J (1998) Invasive Herzdiagnostik. In: Apitz J (Hrsg) Pädiatrische Kardiologie, 1. Auflage. Steinkopff, Darmstadt, S 114–131

8. Apitz J, Apitz C (1998) Pathophysiologie der Herzfehler ohne Shunt. In: Apitz J (Hrsg) Pädiatrische Kardiologie, 1. Auflage. Steinkopff, Darmstadt, S 137–145

9. Auden SM, Sobczyk WL, Solinger RE, Goldsmith LJ (2000) Oral ketamine/midazolam is superior to intramuscular meperidine, promethazine, and chlorpromazine for pediatric cardiac catheterization. Anesth Analg 90:299–305

10. Audenaert SM, Wagner Y, Montgomery CL, Lock RL, Colclough G, Kuhn RJ, Johnson GL, Pedigo NW Jr (1995) Cardiorespiratory effects of premedication for children. Anesth Analg 80:506–510

11. Blayney MR, Malins AF, Cooper GM (1999) Cardiac arrhythmias in children during outpatient general anaesthesia for dentistry: a prospective randomised trial. Lancet 354:1864–1866

12. Clotz MA, Nahata MC (1991) Clinical uses of fentanyl, sufentanil, and alfentanil. Clin Pharmacol 10:581–593

13. Cote CJ, Karl HW, Notterman DA, Weinberg JA, McCloskey C (2000) Adverse sedation events in pediatrics: analysis of medications used for sedation. Pediatrics 106:633–644

14. Cote CJ, Notterman DA, Karl HW, Weinberg JA, McCloskey C (2000) Adverse sedation events in pediatrics: a critical incident analysis of contributing factors. Pediatrics 105:805–814

15. Egelhoff JC, Ball WS Jr, Koch BL, Parks TD (1997) Safety and efficacy of sedation in children using a structured sedation program. AJR Am J Roentgenol 168:1259–1262

16. Eger EI (2000) Uptake and distribution. In: Miller RD (ed) Anesthesia, 5. edn. Churchill Livingstone, Philadelphia, pp 74–96

17. Funk W, Jakob W, Riedl T, Taeger K (2000) Oral preanaesthetic medication for children: double-blind randomized study of a combination of midazolam and ketamine vs midazolam or ketamine alone. Br J Anaesth 84:335–340

18. Greeley WJ, Steven JM, Nicolson SC, Kern FH (2000) Anesthesia for pediatric cardiac surgery. In: Miller RD (ed) Anesthesia, 5. edn. Churchill Livingstone, New York, pp 1805–1847

19. Huntington JH, Malviya S, Voepel-Lewis T, Lloyd TR, Massey KD (1999) The effect of a right-to-left intracardiac shunt on the rate of rise of arterial and end-tidal halothane in children. Anesth Analg 88:759–762

20. Karl HW, Keifer AT, Rosenberger JL, Larach MG, Ruffle JM (1992) Comparison of the safety and efficacy of intranasal midazolam or sufentanil for preinduction of anesthesia in pediatric patients. Anesthesiology 76:209–215

21. Katheterlabor-Leistungszahlen (2000) Z Kardiol 89:55–61

22. Keenan RL, Shapiro JH, Kane FR, Simpson PM (1994) Bradycardia during anesthesia in infants. An epidemiologic study. Anesthesiology 80:976–982

23. Kersten JR, Gross GJ, Pagel PS, Warltier DC (1998) Activation of adenosine triphosphate-regulated potassium channels: mediation of cellular and organ protection. Anesthesiology 88:495–513

24. Kramer H-H (1998) Komplette Transposition der großen Arterien. In: Apitz J (Hrsg) Pädiatrische Kardiologie, 1. Auflage. Steinkopff, Darmstadt, S 330–345

25. Krauss B, Green SM (2000) Sedation and analgesia for procedures in children. N Engl J Med 342:938–945

26. Lebovic S, Reich DL, Steinberg LG, Vela FP, Silvay G (1992) Comparison of propofol versus ketamine for anesthesia in pediatric patients undergoing cardiac catheterization. Anesth Analg 74:490–494

27. Litman RS (2000) Conscious sedation with remifentanil during painful medical procedures. J Pain Symptom Manage 19:468–471

28. Lowe E (1993) Pediatric intensive care. In: Lake CL (ed) Pediatric cardiac anesthesia, 2. edn. Appleton, Norwalk, pp 415–443

29. Maheshwari S, Hellenbrand WE (1999) Recent advances in interventional pediatric cardiovascular disease. Curr Opin Cardiol 14:73–78

30. Malviya S, Burrows FA, Johnston AE, Benson LN (1989) Anaesthetic experience with paediatric interventional cardiology. Can J Anaesth 36:320–324

31. Malviya S, Voepel-Lewis T, Tait AR (1997) Adverse events and risk factors associated with the sedation of children by nonanesthesiologists. Anesth Analg 85:1207–1213

32. Malviya S, Voepel-Lewis T, Eldevik OP, Rockwell DT, Wong JH, Tait AR (2000) Sedation and general anaesthesia in children undergoing MRI and CT: adverse events and outcomes. Br J Anaesth 84:743–748

33. McCann ME, Kain ZN (2001) The management of preoperative anxiety in children: an update. Anesth Analg 93:98–105

34. McMillan CO, Spahr-Schopfer IA, Sikich N, Hartley E, Lerman J (1992) Premedication of children with oral midazolam. Can J Anaesth 39:545–550

35. Piat V, Dubois MC, Johanet S, Murat I (1994) Induction and recovery characteristics and hemodynamic responses to sevoflurane and halothane in children. Anesth Analg 79:840–844

36. Rivenes SM, Lewin MB, Stayer SA, Bent ST, Schoenig HM, McKenzie ED, Fraser CD, Andropoulos DB (2001) Cardiovascular effects of sevoflurane, isoflurane, halothane, and fentanyl-midazolam in children with congenital heart disease: an echocardiographic study of myocardial contractility and hemodynamics. Anesthesiology 94:223–229

37. Roerig DL, Kotrly KJ, Vucins EJ, Ahlf SB, Dawson CA, Kampine JP (1987) First pass uptake of fentanyl, meperidine, and morphine in the human lung. Anesthesiology 67:466–472

38. Russell IA, Miller Hance WC, Gregory G et al. (2001) The safety and efficacy of sevoflurane anesthesia in infants and children with congenital heart disease. Anesth Analg 92:1152–1158

39. Scholz J, Tonner PH (1996) Alpha 2-adreno-zeptor Agonisten – Pferd oder Esel? Anasthesiol Intensivmed Notfallmed Schmerzther 31:401–403

40. Scholz J, Tonner PH (1997) Kritische Bestands-aufnahme der neuen Inhalationsanästhetika Desfluran und Sevofluran. Anaesthesiol Reanim 22:15–20

41. Scholz J, Tonner PH (1997) Desfluran und Sevofluran. Eine Zwischenbilanz. Anaesthesist 46:816–825

42. Scholz J, Steinfath M, Schulz M (1996) Clinical pharmacokinetics of alfentanil, fentanyl and sufentanil. An update. Clin Pharmacokinet 31:275–292

43. Schumacher G, Hess J, Bühlmeyer K (2001) Klinische Kinderkardiologie, 3. Auflage. Springer, Berlin Heidelberg New York, S 88

44. Sessler DI (2000) Perioperative heat balance. Anesthesiology 92:578–596

45. Sing K, Erickson T, Amitai Y, Hryhorczuk D (1996) Chloral hydrate toxicity from oral and intravenous administration. J Toxicol Clin Toxicol 34:101–106

46. Sumner E (2000) Anesthesia for patients with cardiac disease. In: Sumner E, Hatch DJ (eds) Pediatric anesthesia, 2. edn. Arnold, London, pp 339–373

47. Sury M (2000) Anaesthesia and sedation outside the operating room. In: Sumner E, Hatch DJ (eds) Pediatric anesthesia, 2. edn. Arnold, London, pp 565–589

48. Tanner GE, Angers DG, Barash PG, Mulla A, Miller PL, Rothstein P (1985) Effect of left-to-right, mixed left-to-right, and right-to-left shunts on inhalational anesthetic induction in children: a computer model. Anesth Analg 64:101–107

49. Tarazi EM, Philip BK (1998) A comparison of recovery after sevoflurane or desflurane in ambulatory anesthesia. J Clin Anesth 10:272–277

50. Toller WG, Kersten JR, Pagel PS, Hettrick DA, Warltier DC (1999) Sevoflurane reduces myocardial infarct size and decreases the time threshold for ischemic preconditioning in dogs. Anästhesiology 91:1437–1446

51. Tonner PH, Scholz J, Koch C, Schulte am Esch J (1995) Clonidin erhöht die anästhetische Effektivität von Thiopental. Anästhesiol Intensivmed Notfallmed Schmerzther 30:357–360

52. Williams GD, Jones TK, Hanson KA, Morray JP (1999) The hemodynamic effects of propofol in children with congenital heart disease. Anesth Analg 89:1411–1416

53. Zideman D (2000) Resuscitation. In: Sumner E, Hatch DJ (eds) Pediatric anesthesia, 2. edn. Arnold, London, pp 589–607

aus: Der Anaesthesist 8/02, S. 687–701

P. Möhnle · E. Kilger · Klinik für Anaesthesiologie der LMU München

Kreislaufunterstützung durch die intraaortale Ballongegenpulsation

Die Kreislaufunterstützung durch die intraaortale Ballongegenpulsation (auch intraaortale Ballonpumpe, IABP) hat seit mehr als 30 Jahren einen festen Stellenwert in der Therapie des akuten kardialen Pumpversagens. Die IABP ist seit ihrer Einführung in die Klinik weltweit das am häufigsten eingesetzte mechanische Herzunterstützungsverfahren. Neben den lang etablierten Anwendungsgebieten, wie dem postoperativen Einsatz bei linksventrikulärem Versagen nach Herzoperationen, wurde das Spektrum der Indikationen für den Einsatz der IABP in den letzten Jahren zunehmend erweitert. Dies geschah auf der Basis positiver Studienergebnisse sowie aufgrund einer durch technische Verbesserungen stetig reduzierten Komplikationsrate. Der kombinierte Einsatz mit interventionellen kardiologischen Verfahren in der Behandlung des akuten Myokardinfarkts und der präoperative Einsatz der IABP in der Herzchirurgie bei Hochrisikopatienten nimmt zu. In der perioperativen Medizin, sowohl auf der Intensivstation als auch im Operationssaal, wird der Anästhesist in den kommenden Jahren zunehmend mit Patienten unter Kreislaufunterstützung durch die IABP konfrontiert werden.

Historischer Überblick und Wirkprinzip der intraaortalen Ballongegenpulsation

Ein wesentliches Grundprinzip der intraaortalen Ballongegenpulsation, die ▶ **diastolische Augmentation**, wurde erstmals 1953 von Adrian und Arthur Kantrowitz beschrieben [28, 29]. Hierbei konnte theoretisch sowie tierexperimentell gezeigt werden, dass eine Überhöhung des diastolischen Perfusionsdrucks zu einer 20–50%igen Steigerung des Flusses in den Koronararterien und somit zu einer deutlich verbesserten koronaren Perfusion führt. Im Jahr 1962 wurde durch Moulopolous et al. [39] und Clauss et al. [13] erstmals das bis heute gültige Grundprinzip der intraaortalen Ballongegenpulsation beschrieben: Ein Ballon in der Aorta descendens wird synchron zum mechanischem Herzzyklus mit Gas gefüllt bzw. entleert. Die Füllung des Ballons in der kardialen Diastole führt, wie bei der diastolischen Augmentation, zu einer ver-

▶ **Diastolische Augmentation**

Überhöhung des diastolischen Perfusionsdrucks führt zu einer 20–50%igen Steigerung des Flusses in den Koronararterien und somit zu einer deutlich verbesserten koronaren Perfusion

Circulatory support by intra-aortic balloon counterpulsation

Dr. Patrick Möhnle

Klinik für Anaesthesiologie, Ludwig-Maximilians-Universität München,
Marchioninistraße 15, 81377 München
E-Mail: patrick.moehnle@ana.med.uni-muenchen.de

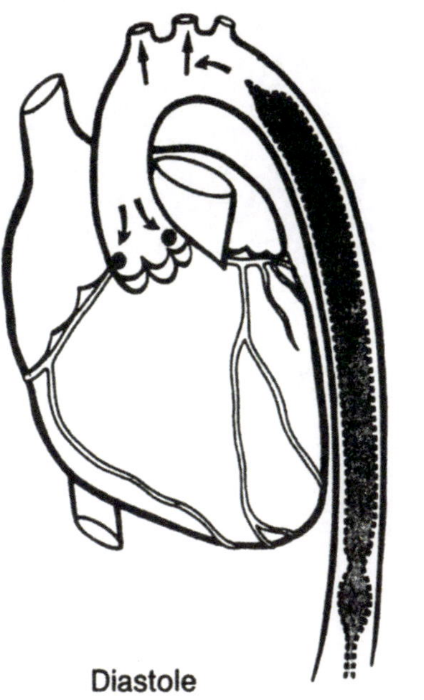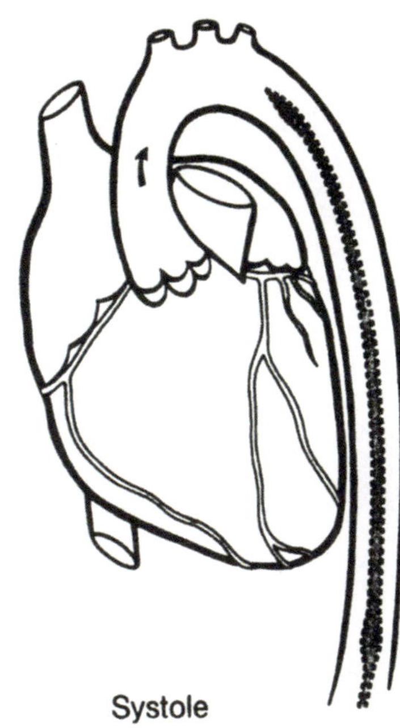

Abb. 1 ▲ Lage des intraaortalen Ballonkatheters sowie Füllungszustand des Ballons während kardialer Diastole und Systole. (Freundlicherweise von der Fa. Datascope, Bensheim, Deutschland, zur Verfügung gestellt)

▶ **Linksventrikuläre Nachlastsenkung**

▶ **Perkutan zu insertierender IABP-Katheter**
▶ **Automatische Zeiteinstellungssysteme**
▶ **Perkutane, schleusenlose Insertion des IABP-Katheters**

IABP zu Beginn „ultima ratio" bei schwerem kardiogenem Schock nach Myokardinfarkt bzw. bei therapie-refraktärem Low-output-Syndrom nach herzchirurgischen Eingriffen

besserten Koronarperfusion. Durch schlagartige präsystolische Entleerung des Ballons kommt es zum zweiten wesentlichen Effekt der intraaortalen Ballongegenpulsation, der ▶**linksventrikulären Nachlastsenkung**. Der erste klinische Einsatz bei einem Patienten im kardiogenen Schock erfolgte 1968. In den darauffolgenden Jahren etablierte sich das System in der Klinik. Bedeutende technische Verbesserungen waren die Einführung des ▶**perkutan über A. femoralis zu insertierenden IABP-Katheters** 1979 sowie die Einführung ▶**automatischer Zeiteinstellungssysteme** für Inflation und Deflation im Jahr 1985. Eine weitere Vereinfachung wurde 1991 mit der Möglichkeit der ▶**perkutanen, schleusenlosen Insertion des IABP-Katheters** vorgestellt [28, 36, 37].

Die IABP wurde zu Beginn ihrer klinischen Anwendung überwiegend als „ultima ratio" bei schwerem kardiogenem Schock nach Myokardinfarkt bzw. bei therapie-refraktärem Low-output-Syndrom nach herzchirurgischen Eingriffen eingesetzt; die Ergebnisse waren in dieser Phase jedoch eher entmutigend. Mit zunehmender Erfahrung mit dem System sowie einer deutlich reduzierten Komplikationsrate, haupt-

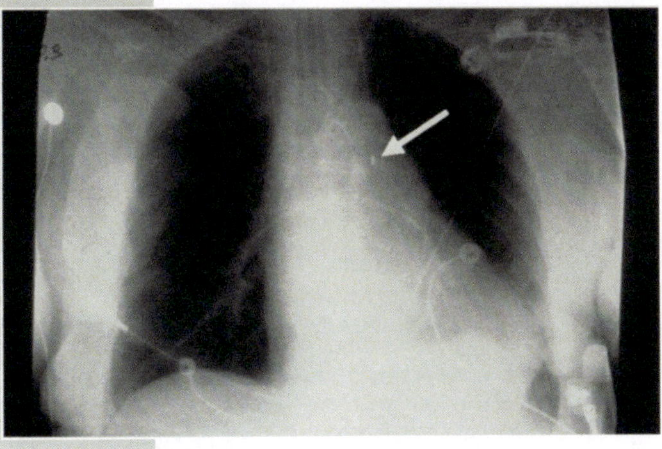

Abb. 2 ◄ Thoraxröntgenbild eines Patienten mit intraaortalem Ballonkatheter. Der Pfeil kennzeichnet die röntgendichte Markierung an der Spitze des Katheters in Projektion auf die Aorta knapp unterhalb des Aortenbogens

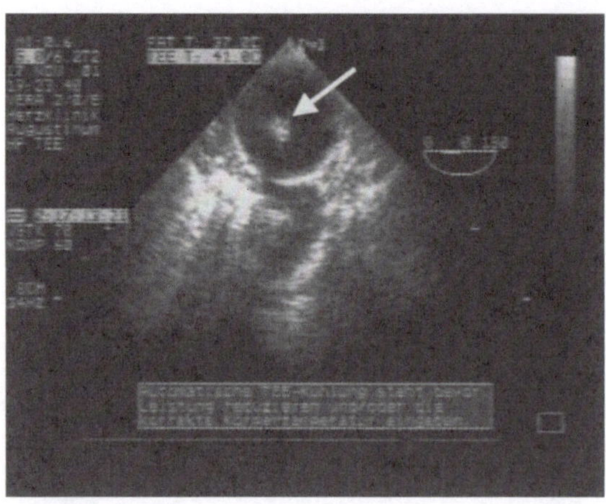

Abb. 3 ◀**Querschnitt durch die Aorta descendens in der transösophagealen Echokardiographie, ca. 3 cm unterhalb der linken A. subclavia, mit dem deutlich zu erkennendem deflatiertem IABP-Katheter** *(Pfeil)*

sächlich aufgrund der Einführung von Ballonkathetern mit kleinerem Durchmesser, bekam die IABP jedoch einen festen Stellenwert v. a. in der postoperativen Behandlung des Low-output-Syndroms bei herzchirurgischen Patienten [49].

In den letzten Jahren wurde der ▶**Indikationsbereich** für die IABP zunehmend erweitert. Grund hierfür sind Studien, die eindeutig den positiven Einfluss der IABP auf das Outcome von Patienten in den folgenden Bereichen zeigen konnten:

▶ Präoperativ begonnener Einsatz bei herzchirurgischen Patienten mit Hochrisikoprofil.
▶ Adjuvanter Einsatz im Bereich der interventionellen Kardiologie und bei der Behandlung des akuten Myokardinfarkts bis zur definitiven Versorgung.

Weltweit wird die IABP pro Jahr derzeit bei ca. 100.000 Patienten eingesetzt. In Deutschland wurden im Jahr 2001 ca. 7.000 Patienten mit der IABP behandelt; die jährliche Patientenzahl nimmt stetig zu (1998 waren es noch ca. 5.000). In Deutschland überwiegt aktuell noch der Einsatz in der Herzchirurgie, weltweit werden jedoch zunehmend mehr Patienten im Fachbereich Kardiologie mit der IABP unterstützt [15].

Funktionsweise und Physiologie der intraaortalen Ballongegenpulsation

Katheter

Der IABP-Katheter ist ein intravasaler Katheter aus Polyurethan, dessen distales Ende durch den eigentlichen Ballon zur Gegenpulsation ummantelt wird. Derzeit gebräuchliche IABP-Katheter sind in den Außendurchmessern von 8–10,5 Fr. erhältlich, Katheter der Größe 8 Fr. bzw. 9,5 Fr. eignen sich zur schleusenlosen Insertion in die A. fe-

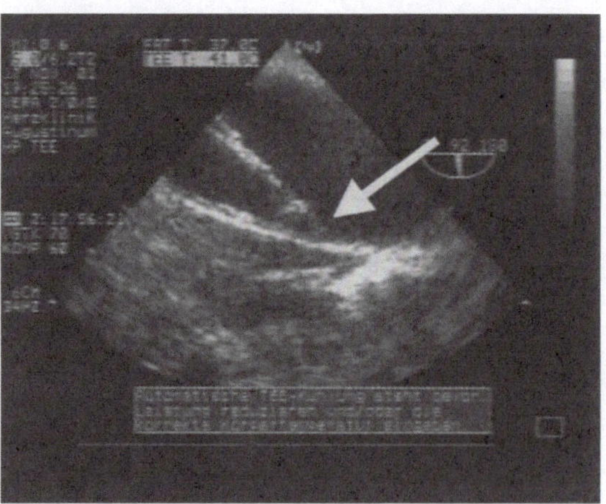

Abb. 4 ◀**Längsschnitt der Aorta descendens in gleicher Höhe wie in Abb. 3, ca. 3 cm unterhalb des Abgangs der linken A. subclavia, mit korrekt positionierter IABP-Katheterspitze und deflatiertem Ballon. Der** *Pfeil* **kennzeichnet die Spitze des Ballonkatheters**

▶ **Erweiterter Indikationsbereich**

IABP-Katheter ist ein intravasaler Katheter aus Polyurethan, dessen distales Ende durch den eigentlichen Ballon zur Gegenpulsation ummantelt wird

moralis in Seldinger-Technik, die Katheter mit größeren Außendurchmessern müssen über ein Schleuse in das Gefäß eingebracht werden. Die Ballonkatheter gibt es in verschiedenen Längen bzw. Volumina. Am häufigsten findet der Ballon mit 40 ml Volumen Verwendung, der für Erwachsene mit einer Körpergröße von 162–183 cm geeignet ist. Ferner sind Ballonkatheter der Größen 25, 34, und 50 ml für erwachsene Patienten und Katheter der Größen 2,5–20 ml für Kinder erhältlich. Der Einsatz der IABP in der Pädiatrie und Kinderkardiologie bildet jedoch die Ausnahme [1, 36].

Die optimale ▶**Lage der Spitze des Ballonkatheters** ist in der Aorta descendens des Patienten ca. 2 cm unterhalb des Abgangs der linken A. subclavia; bei dieser Positionierung endet der Ballon idealerweise in der Aorta abdominalis knapp oberhalb des Abgangs der Nierenarterien (Abb. 1). Die Spitze des Katheters ist röntgendicht, so dass die ▶**Lage des Ballonkatheters im Röntgenthoraxbild** kontrolliert werden kann (Abb. 2). Die Lagekontrolle des Ballonkatheters ist auch mit der ▶**transösophagealen Echokardiographie (TEE)** möglich (Abb. 3, 4); dies bietet den Vorteil einer bereits intraoperativen Kontrolle bei herzchirurgischen Patienten. Zur Darstellung der deszendierenden Aorta wird der TEE-Schallkopf aus dem Vierkammerblick um 180° nach dorsal gedreht; man kann aus dieser Position des Schallkopfs nun die Aorta im Längs- und Querschnitt beurteilen. Die TEE-Sonde wird langsam zurückgezogen, bis man den Übergang der thorakalen Aorta descendens in den Aortenbogen bzw. den Abgang der A. subclavia links erkennt. Die Position des intravasalen Katheters kann hierbei durch einen erfahrenen Untersucher in fast allen Fällen sicher beurteilt werden (Abb. 3, 4).

Der Ballonkatheter verfügt über 2 Lumina: über das Lumen zum distalen Ende des Katheters kann der Druck an der Spitze des Katheters, in der Aorta descendens des Patienten, über ein Druckabnehmersystem gemessen werden. Über das zweite Lumen wird der Ballonkatheter mit dem Steuergas gefüllt und entleert. Als Steuergas wird Helium verwendet, das aufgrund seiner physikalischen Eigenschaften für die schnelle In- und Deflation optimal geeignet ist.

Steuergerät/Triggerung

Der Ballonkatheter ist über beide Lumina am Steuergerät der IABP angeschlossen: Das Lumen zur Inflation und Deflation des Ballons wird an eine sog. Sicherheitsdisk am Gerät konnektiert, das Lumen zur Druckmessung über einen üblichen Druckabnehmer. Ferner ist das Steuergerät mit EKG-Kabeln (üblicherweise Extremitätenableitungen und V5) mit dem Patienten verbunden.

Die Triggerung der Inflation und Deflation des Ballonkatheters kann in 5 unterschiedlichen Modi erfolgen:

▶**EKG-Triggerung**, d. h. die Zeiteinstellung für die diastolische Inflation und die präsystolische Deflation erfolgt über eine Berechnung anhand des EKG des Patienten. Die R-Zacke dient hierbei als Triggerereignis.

▶**Druck-Triggerung**, d. h. die Zeiteinstellung erfolgt über eine Berechnung anhand des aortalen Druckkurvenverlaufs. Triggerereignis ist in diesem Modus der systolische Druckanstieg.

▶**Interner Trigger**, d. h. Inflation und Deflation erfolgen asynchron zum Herzzyklus des Patienten mit einer einzustellenden Frequenz von 40–120/min.

▶**Pacer V/A-V**, in diesem Modus dient der ventrikuläre Pacerspike eines ventrikulären oder atrioventrikulären Herzschrittmachers als Trigger. Die ventrikuläre Schrittmacherstimulation muss für jeden Schlag erfolgen, um als Trigger erkannt zu werden (d. h. keine Demand-Stimulation). Pacerspikes müssen für die Erkennung verstärkt dargestellt werden.

▶**Pacer A**, dieser Modus dient der Triggerung bei atrialer Schrittmacherstimulation, falls unter diesen Bedingungen eine Triggerung im normalen EKG-Triggermodus nicht durchführbar sein sollte. Dies kann der Fall sein, wenn im EKG-Modus die atrialen Pacerspikes fälschlicherweise als R-Zacken erkannt werden. Im Pacer-A-Modus werden die atrialen Pacerspikes nicht zur Triggerung verwendet; die R-Zacke des EKG dient auch in diesem Modus als Triggerereignis.

Einsatz der IABP in der Pädiatrie und Kinderkardiologie bildet eine Ausnahme

▶ Lage des Ballonkatheters

▶ Lagekontrolle im Röntgenthoraxbild
▶ Transösophageale Echokardiographie (TEE)

▶ EKG-Triggerung

▶ Druck-Triggerung

▶ Interner Trigger

▶ Pacer V/A-V

▶ Pacer A

Die Zeiteinstellung über die EKG-Triggerung stellt im klinischen Alltag meist die exakteste Methode zur Anpassung der Inflation und Deflation an die mechanische Herzaktion des Patienten dar. Die Triggerung über den Druckkurvenverlauf ist die Methode der zweiten Wahl; sie sollte erst gewählt werden, wenn eine Triggerung im EKG-Modus nicht möglich ist, z. B. bei EKG-Artefakten. Der interne Trigger ist speziellen Situationen vorbehalten, z. B. bei Reanimation oder intraoperativ an der Herz-Lungen-Maschine zur Erzeugung eines pulsatilen Flusses.

Auch bei Schrittmacher-EKG sollte bevorzugt die Triggerung über den EKG-Modus erfolgen, nur bei eingeschränkter R-Zacken-Erkennung (am häufigsten aufgrund von Niedervoltage) oder bei Überlagerung von atrialen Pacerspikes sollte der Pacer V/A-V bzw. der Pacer-A-Modus gewählt werden.

Die Zeiteinstellung der Inflation erfolgt in jedem Triggermodus automatisch. Die automatische Zeiteinstellung des IABP-Steuergeräts ist im klinischen Alltag in den meisten Fällen ausreichend, um mit der intraaortalen Ballongegenpulsation beginnen zu können. Mit Hilfe der manuellen Feinregulierung können die Zeitpunkte der Inflation und Deflation dann exakt justiert werden. Hierbei richtet man sich nach der Morphologie der durch die diastolische Augmentation typisch veränderten aortalen Druckkurve; diese wird, wie EKG und numerische Druckwerte, am Monitor des Steuergeräts dargestellt (Abb. 5).

Die diastolische Augmentation durch die IABP kann entweder nach jeder ersten, zweiten oder dritten Systole erfolgen (▶ **1:1-, 1:2- bzw. 1:3-Unterstützung**). Üblicherweise wird die Kreislaufunterstützung im Verhältnis 1:1 durchgeführt, das Verhältnis 1:2 oder 1:3 wird für die Entwöhnungsphase von der IABP gewählt.

Druckkurvenverlauf

Die typischen Veränderungen der aortalen und peripherarteriellen Druckkurve bei IABP sind in den Abb. 5 und 6 dargestellt. Durch die Inflation des Ballonkatheters kommt es unmittelbar in der Inzisur der Druckkurve beim Schließen der Aortenklappe zu einer deutlichen Überhöhung des diastolischen Drucks; aus dieser diastolischen Augmentation resultiert der sog. ▶**Unterstützungsdruck**, der den systolischen Druckwert übersteigen kann. Mit dem schlagartigen Entleeren des Ballons kommt es als Ausdruck der Nachlastsenkung zu einer Absenkung des präsystolischen Druckniveaus im Vergleich zum Druckkurvenverlauf ohne IABP ▶(**assistierter enddiastolischer Aortendruck**). Ebenso ist bei der auf die Unterstützung folgende Systole, der sog. ▶**assistierten oder unterstützten Systole**, der systolische Druckwert niedriger als ohne Gegenpulsation; auch dies ist Ausdruck der kardialen Nachlastsenkung.

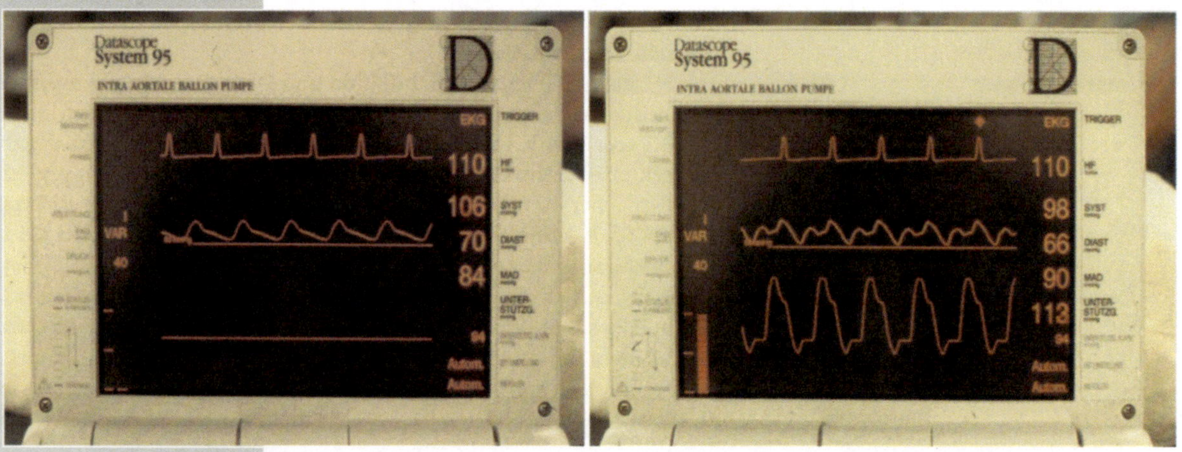

Abb. 5 ▲ **Steuergerät vor bzw. während Ballongegenpulsation im Verhältnis 1:1**

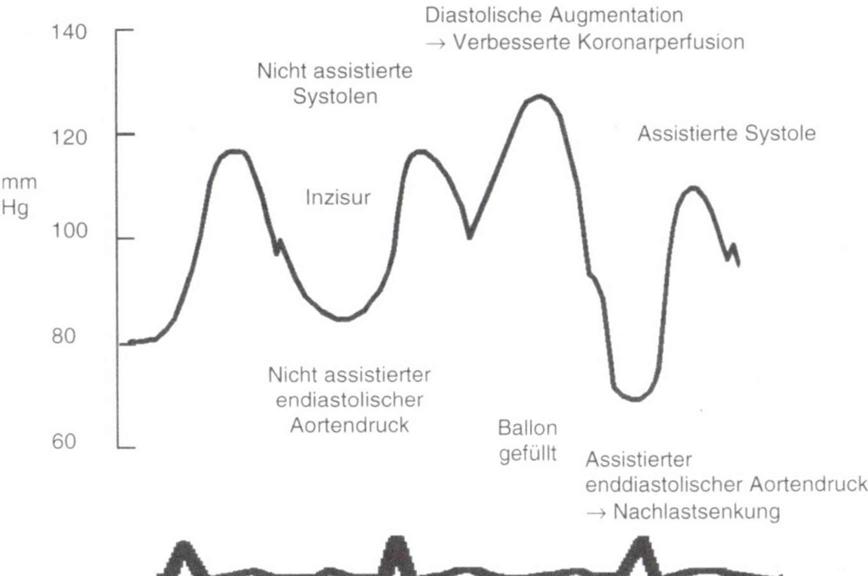

Abb. 6 ▲ **Intraaortaler Druckkurvenverlauf bei Ballongegenpulsation (Freundlicherweise von der Fa. Datascope, Bensheim, Deutschland, zur Verfügung gestellt)**

Die wesentlichen Effekte der IABP sind die Erhöhung des koronaren Blutflusses sowie die Nachlastsenkung.

Hämodynamische Effekte

Die 2 wesentlichen Effekte der IABP sind die Erhöhung des koronaren Blutflusses sowie die Nachlastsenkung. Durch die diastolische Augmentation resultiert eine gesteigerte Perfusion aller Koronargefäße und somit ein gesteigertes Energieangebot für das gesamte Myokard, links- wie rechtsventrikulär. Das präsystolische Leersaugen des Ballons führt zu einer Senkung der linksventrikulären Nachlast, zu einer herabgesetzten linksventrikulären Wandspannung, und somit zu einer Reduktion des linksventrikulären enddiastolischen Drucks. In der Summation der Effekte resultiert eine Herabsetzung des myokardialen Sauerstoffverbrauchs. Die Nachlastsenkung durch die IABP hat auch Auswirkungen auf den rechten Ventrikel: Über die Senkung des linksventrikulären enddiastolischen Drucks kommt es auch zu einer Herabsetzung der rechtsventrikulären Nachlast sowie der Wandspannung und somit auch zu einer Reduktion des rechtsventrikulären Energiebedarfs. In der Summe der Effekte kann bei optimalen Bedingungen eine um ca. 15% verbesserte myokardiale Energiebilanz angenommen werden. Es resultieren ein moderater Anstieg des Herzzeitvolumens, ein moderater Abfall des systemvaskulären Widerstands, eine Zunahme des arteriellen Mitteldrucks sowie eine Abnahme der Herzfrequenz [13, 29, 36].

Indikationen zum Einsatz der intraaortalen Ballongegenpulsation

► **Indikation für die IABP: linksventrikuläres Versagen, kardiogener Schock, akuter Myokardinfarkt**

Die beiden wichtigsten Bereiche zum Einsatz der IABP sind die Herzchirurgie und die Kardiologie. Wichtigste ► **Indikation für die IABP** bleibt generell das **linksventrikuläre Versagen** bzw. der **kardiogene Schock**, sowohl nach **akutem Myokardinfarkt** als auch nach herzchirurgischen Eingriffen [4, 19, 36, 37].

Wichtigste Bereiche zum Einsatz der IABP: Herzchirurgie und Kardiologie

Einen Überlick über die heute üblichen Indikationen zum Einsatz der IABP gibt Tabelle 1.

Intra- und postoperativer Einsatz

Der Einsatz bei postoperativem Low-output-Syndrom bzw. bei intra- oder postoperativem Myokardinfarkt nach aortokoronaren Bypassoperationen wie nach Klappeneingriffen bleibt weiterhin der klassische Indikationsbereich für die IABP in der Herzchirurgie [15, 36, 37]. Die IABP wird in der Mehrzahl der Fälle noch intraoperativ angelegt, um das ▶**Entwöhnen von der Herz-Lungen-Maschine** zu erleichtern, oder postoperativ auf der Intensivstation bei Verschlechterung der Hämodynamik bzw. zur kardialen Unterstützung nach nicht optimaler Revaskularisation. Die intraaortale Ballongegenpulsation wird in gleicher Weise bei ▶**Transplantatdysfunktion nach Herztransplantationen** eingesetzt; hierbei kann das System auch bei überwiegendem ▶**rechtsventrikulärem Versagen** nach Transplantation erfolgreich eingesetzt werden [5]. Eine spezielle Indikation, die im klinischen Alltag eine Seltenheit ist, stellt die Erzeugung eines ▶**pulsatilen Flusses während extrakorporaler Zirkulation** dar.

Mit steigender Zahl an minimal-invasiven koronarchirurgischen Eingriffen gibt es mit der intraoperativen ▶**Stabilisierung der Hämodynamik bei Off-Pump-Coronary-Artery-Bypass-Grafting (OPCABG)**, v. a. bei Hochrisikopatienten mit stark reduzierter linksventrikulärer Ejektionsfraktion, einen weiteren Indikationsbereich für die IABP [14, 31].

Präoperativer Einsatz

In den letzten Jahren existieren zunehmend Hinweise aus der Literatur, dass bei ausgewählten Hochrisikopatienten mit reduzierter linksventrikulärer Auswurffraktion, Reoperationen oder bei Notfall-Myokardrevaskularisation der bereits präoperative, prophylaktische Einsatz der IABP deutlich zur Senkung der Letalität beitragen kann [9, 10, 11, 12, 18, 23, 24, 27, 45]. Vor allem bei Hochrisikopatienten mit einer eingeschränkten Ejektionsfraktion sowie bei Reoperationen konnte eine Reduktion der Letalität nachgewiesen werden [9, 10]. Der positive Effekt des präoperativen IABP-Einsatzes scheint dabei nicht von der präoperativen Dauer der Unterstützung durch die IABP abzuhängen; in einer Studie von Christenson et al. konnte gezeigt werden, dass bezüglich dieses Effekts eine IABP-Anlage 2 h präoperativ der Anlage 12 bzw. 24 h vor dem Eingriff nicht unterlegen ist [11]. In Anbetracht dieser Studienergebnisse sollte die Indikation zur intraaortalen Ballongegenpulsation bei herzchirurgischen Patienten v. a. bei Patienten mit präoperativ eingeschränkter linksventrikulärer Pumpfunktion, großzügig gestellt werden; mit der Unterstützung durch die IABP sollte möglichst schon präoperativ begonnen werden.

Auch unter ökonomischen Gesichtspunkten scheint der präoperative „prophylaktische" Einsatz bei Hochrisikopatienten gerechtfertigt zu sein. Sowohl die Verkürzung des Krankenhaus-

---

Tabelle 1

Indikationen für den Einsatz der intraaortalen Ballongegenpulsation

Herzchirugie: intra- und postoperativ
Low-output-Syndrom
Intra- oder postoperativer Myokardinfarkt
Entwöhnen von der Herz-Lungen-Maschine
Transplantatdysfunktion
Stabilisierung bei Eingriffen ohne Herz-Lungen-Maschine (Off-Pump-CABG)
Erzeugung eines pulsatilen Flussmodus

Herzchirurgie: präoperativ
Hochrisikopatienten mit reduzierter linksventrikulärer Auswurffraktion
Reoperationen
Notfall-Myokardrevaskularisation
Überbrückung vor Herztransplantation

Kardiologie
Linksventrikuläres Pumpversagen, kardiogener Schock
Therapierefraktäre instabile Angina pectoris, drohender Myokardinfarkt
Akuter Myokardinfarkt
Supportiv bei Katheterintervention
Supportiv bei Thrombolyse

Sonstige
Nichtherzchirurgische Eingriffe bei Patienten mit hochgradig eingeschränkter kardialer Pumpfunktion oder inoperabler koronarer Herzerkrankung
Kardiales Pumpversagen bei nichtherzchirurgischen Eingriffen

Marginalien (linke Spalte):

▶ **Entwöhnen von der Herz-Lungen-Maschine**

▶ **Transplantatdysfunktion nach Herztransplantationen**
▶ **Rechtsventrikuläres Versagen**

▶ **Pulsatiler Flusses während extrakorporaler Zirkulation**
▶ **Stabilisierung der Hämodynamik bei Off-Pump-Coronary-Artery-Bypass-Grafting**

Bei Hochrisikopatienten mit eingeschränkter Ejektionsfraktion sowie bei Reoperationen Reduktion der Letalität nachgewiesen

Unter ökonomischen Gesichtspunkten scheint der präoperative „prophylaktische" Einsatz bei Hochrisikopatienten sinnvoll

aufenthalts als auch die Senkung der Krankenhauskosten konnten belegt werden [12, 17].

Eine weitere Indikation zur präoperativen IABP-Anlage ist die Überbrückung der Wartezeit bei ▶ **Patienten vor Herztransplantation**, die kardial dekompensiert sind und bei denen ein Spenderorgan in absehbarer Zeit erwartet werden kann (v. a. bei Listung auf höchster Dringlichkeitsstufe).

Indikationen in Bereich der Kardiologie

Etablierte ▶ **Indikationsbereiche** für die Unterstützung mit der IABP im Bereich der Kardiologie sind das linksventrikuläre Pumpversagen bzw. der kardiogene Schock sowie die therapierefraktäre instabile Angina pectoris bzw. der drohende Myokardinfarkt [7, 25].

Dem Einsatz der IABP beim ▶ **akuten Myokardinfarkt** ist in den Richtlinien des American College of Cardiologists sowie der American Heart Association zur Behandlung von Patienten mit akutem Myokardinfarkt von 1999 ein fester Stellenwert zugeordnet worden [43].

▶**Klasse I.** Bei akutem Myokardinfarkt ist demnach die IABP eine Methode der Wirksamkeit Klasse I als Stabilisierungsmaßnahme vor bzw. zur Angiographie und Revaskularisation bei kardiogenem Schock, der unter Pharmakotherapie nicht prompt reversibel ist; ebenso bei akuter Mitralinsuffizienz sowie akutem Ventrikelseptumdefekt nach Myokardinfarkt. Ebenfalls als Maßnahme der Klasse I wird die IABP bei therapierefraktären ventrikulären Arrhythmien mit hämodynamischer Instabilität sowie bei therapierefraktärer Post-Infarkt-Angina eingeordnet.

▶**Klasse IIa.** Der Einsatz der IABP bei akutem Myokardinfarkt mit Zeichen der hämodynamischen Instabilität, stark eingeschränkter linksventrikulärer Funktion, oder anhaltender Ischämie bei Patienten mit großen gefährdeten Myokardarealen („myocardium at risk") wird bezüglich der Wirksamkeit in die Klasse IIa eingeordnet.

▶**Klasse IIb.** Als wirksam in der Klasse IIb wird der Einsatz bei koronarer Dreigefäßerkrankung sowie erfolgreicher PTCA nach erfolgloser primärer Lysetherapie („rescue PTCA") gewertet. Mechanische Komplikationen des akuten Myokardinfarkts, z. B. Ventrikelseptumdefekt, Mitralklappeninsuffizienz oder Papillarmuskelabriss sowie ischämiebedingte, therapierefraktäre ventrikuläre Arrhythmien ohne hämodynamische Instabilität werden in die gleiche Klasse eingeordnet.

Bei allen genannten Indikationen stellt die IABP eine supportive Maßnahme zur Stabilisierung der Hämodynamik und zur Verbesserung der koronaren Perfusion bis zur interventionell-kardiologischen oder herzchirurgischen Versorgung dar [26, 43].

Ein wesentlicher neuer Indikationsbereich für die IABP stellt der in den letzten Jahren stark zunehmende Einsatz der Ballongegenpulsation in der ▶**interventionellen Kardiologie** dar. Die IABP wird zunehmend als Unterstützung für Patienten mit hohem Risiko bei Koronarangiographie bzw. PTCA eingesetzt [41, 42]. Die schleusenlose Insertion sowie zunehmende technische Verbesserungen der Steuersysteme machen eine einfache Handhabung im Katheterlabor möglich. Die IABP wird hier auch als Unterstützungsmaßnahme bei misslungener Angioplastie und Valvuloplastie sowie bei akuter Myokardischämie bzw. Myokardinfarkt im Rahmen einer Katheterintervention eingesetzt [41, 42]. Für den kombinierten Einsatz von katheterinterventionellen Verfahren mit der IABP konnte eine Senkung der Letalität beim akuten Myokardinfarkt nachgewiesen werden; auch für die kombinierte Anwendung mit der ▶**Thrombolyse** konnte dieser Effekt gezeigt werden [3, 22, 32, 33, 34, 44].

Analog zum Einsatz der IABP in der Herzchirurgie zeigt sich auch die Anwendung der IABP bei akutem Myokardinfarkt vor PTCA in Studien ökonomisch sinnvoll; die höheren Kosten durch die IABP werden ausgeglichen durch eine niedrigere Rate behandlungsbedürftiger Komplikationen [47, 48].

Weitere Indikationen

Einsatz bei nichtherzchirurgischen Operationen

Zur Anwendung der IABP zur Stabilisierung von Hochrisikopatienten bei operativen Eingriffen in der Allgemeinchirurgie finden sich in der Literatur lediglich wenige Einzelfallberichte bzw. kleine Fallserien; jedoch werden durchweg positive Resultate beschrieben. Mögliche Indikationsbereiche zum Einsatz der IABP bei nichtherzchirurgischen Eingriffen sind v. a. ▶Notfalleingriffe bei Patienten mit hochgradig eingeschränkter kardialer Pumpfunktion sowie bei Patienten mit inoperabler koronarer Herzerkrankung. Auch der erfolgreiche Einsatz bei intraoperativ eingetretenem kardialem Pumpversagen bei Patienten mit normaler präoperativer Herzfunktion wurde beschrieben. Der Einsatz bei nichtherzchirurgischen Eingriffen setzt jedoch sowohl große Erfahrung mit dem System als auch mit der Pathophysiologie kardialer Erkrankungen voraus; generelle Empfehlungen hierzu sind sicher nicht verlässlich zu stellen. Die Entscheidung sollte im Einzelfall nach Abwägung aller Möglichkeiten getroffen werden [20, 21, 35, 46].

Intraaortale Ballongegenpulsation im Interhospitaltransfer

Mit steigenden Patientenzahlen sowie zunehmendem Einsatz der IABP in kardiologischen Kliniken ohne direkte Anbindung an eine kardiochirurgische Abteilung nehmen Transporte von Patienten nach Diagnostik oder inkompletter interventioneller Therapie zur definitiven herzchirurgischen Versorgung zu.

In den 80er Jahren wurde die IABP v. a. in den USA zunehmend bei Transporten kritisch Kranker verwendet. Hier fand die IABP bei Transfers kritisch Kranker von Kliniken niedriger Versorgungsstufe zu spezialisierten Zentren v. a. bei luftgestützten Intensivtransporten Anwendung. In der Folge kamen Mitte der 80er Jahre speziell für den Transport geeignete Systeme auf den Markt.

Ein Patiententransport mit laufender IAPB ist aufwendig und stellt medizinisch und technisch hohe Ansprüche an das begleitende Personal. Allein der Transport des häufig hämodynamisch instabilen, katecholaminpflichtigen und beatmeten Patienten von der Intensivstation bis zum Intensivtransportmobil kann sich als problematisch darstellen. Für einen Interhospitaltransfer mit IABP ist es essentiell, dass der begleitende Arzt sowohl mit der Pathophysiologie kardiologischer Erkrankungen als auch mit der Physiologie der intraaortalen Gegenpulsation und den technischen Besonderheiten eingehend vertraut ist. Für den Transfer von und zu der Intensivstation zum Intensivtransportmobil ist eine Person des Teams mit dem Transport und der Bedienung des IABP-Steuergeräts beschäftigt. Es wird empfohlen, dass eine mit Technik und Physiologie der IAPB vertraute Person die Bedienung des Steuergeräts übernimmt. Beim Ein- und Ausladen des Patienten sollte möglichst Personal der übergebenden bzw. übernehmenden Intensivstation bereit stehen.

Beim ▶luftgestützten Transport des Patienten mit IABP sind zusätzlich weitere Aspekte zu beachten. Vibrationen, Lärm und räumliche Enge erschweren die Betreuung des kritisch Kranken und machen eine kontinuierliche Überwachung sowohl des Patienten als auch des IABP-Systems erforderlich. Ein engmaschiges Monitoring des Druckkurvenverlaufs ist essentiell. Auf Diskonnektionen ist im Besonderen zu achten. Bei Verwendung von neueren IABP-Steuergeräten ist die Triggerung im EKG-Modus meist problemlos möglich, während hingegen bei älteren Geräten für die Dauer des Transports der Druck-Trigger verlässlicher ist. Die neueren Unterstützungssysteme sind technisch in der Lage, Luftdruckschwankungen, wie sie beim Sink- und Steigflug auftreten, durch angepasstes Füllen des intraaortalen Ballons zu kompensieren. Nach Angaben des in Deutschland führenden Herstellers sind somit Flüge bis zu einer Höhe von 3650 m möglich [38].

Kontraindikationen und mögliche Komplikationen

Tabelle 2 fasst die Kontraindikatinen zum Einsatz der IABP zusammen.

Die schwere ▶Aortenklappeninsuffizienz stellt aufgrund der durch die IABP erhöhten Regurgitation eine Kontraindikation dar. Bei thorakalen und abdominellen ▶Aortenaneurysmen kann es bei dem Einführen des intraaortalen Ballonkatheters zu Fehlpositionen, Abscheren von thrombotischem

Tabelle 2.
Kontraindikationen für den Einsatz der IABP

Kontraindikationen
Schwere Aortenklappeninsuffizienz
Aneurysma der Aorta abdominalis oder thoracalis
Schwere periphere arterielle Verschlusskrankheit
Gefäßprothese der A. femoralis

Tabelle 3
Mögliche Komplikationen der IABP und deren Inzidenz.
(Nach [2, 4, 6, 8, 15, 19, 36, 37, 40])

Mögliche Komplikationen der IABP	Inzidenz [%]
Beinischämie	5–18
Schwerwiegende vaskuläre Komplikationen	1–4
Mesenteriale Ischämie	1
Katheterfehllage	Bis 5
Aortenperforation oder -dissektion	Unter 1
Ballonleck	1–5
Thrombozytopenie	1–5
Blutungen aus der Kanülierungsstelle	1–5
Katherassoziierte Infektion	0–5

Die Angaben basieren überwiegend auf älteren Literaturangaben; nicht berücksichtigt sind Ergebnisse von Kathetersystemen mit kleinem Außendurchmesser sowie nach schleusenloser Insertion. Nach eigenen Erfahrungen liegt die Inzidenz an ernsthaften IABP-assoziierten Komplikationen unter 1%

Material sowie Gefäßperforationen kommen. Bei schwerer paVK ist die Durchblutung des Beines distal der Insertion des Katheters gefährdet. Eine gering ausgeprägte Aortenklappeninsuffizienz sowie eine gering ausgeprägte ▶ **paVK** stellen relative Kontraindikationen dar; hier sollte im Einzelfall der Nutzen der IABP gegenüber dem potenziellen Risiko abgewogen werden. Eine absolute Kontraindikation zur Insertion des Ballonkatheters stellt das Vorhandensein einer Gefäßprothese in der Leiste dar [15, 18, 36, 49].

Mit neueren Steuergeräten ist es auch möglich bei Vorhofflimmern mit schneller, unregelmäßiger Überleitung die IABP einzusetzen; die ▶ **Tachyarrhythmia absoluta** stellt somit keine Kontraindikation für den Einsatz der IABP mehr dar.

Kontrovers beurteilt wird der Einsatz der IABP bei ▶ **systemischer Infektion**. Es gibt Hinweise in der Literatur für den sinnvollen Einsatz der IABP auch bei septischem Schock; andere Autoren hingegen sehen eine systemische Infektion als Kontraindikation an [16, 36].

Bei sachgerechter Anwendung nach Abwägung möglicher Kontraindikationen sowie nach Möglichkeit schleusenloser Insertion des Katheters sind die Risiken der Unterstützung durch die IABP kalkulierbar.

Mögliche Komplikationen beim Einsatz der IAPB und deren Inzidenz sind in Tabelle 3 aufgelistet. Die Häufigkeit von ▶ **vaskulären Komplikationen** wird in der Literatur mit 6–33% angegeben; die meisten Studien hierzu basieren jedoch auf Daten, die vor mehreren Jahren oder über einen Zeitraum von vielen Jahren erhoben wurden. Die Daten von Kathetern mit kleinerem Außendurchmesser sowie schleusenloser Insertion werden hierbei nicht wiedergegeben [4, 8]. In den letzten Jahren kann man bei zunehmender Erfahrung der Anwender sowie zunehmendem Einsatz der schleusenlosen Insertion von Ballonkathetern mit kleinem Außendurchmesser eine Abnahme von Komplikationen beobachten [19]. Bei unserem eigenen herzchirurgischen Patientengut liegt die Rate an ernsthaften IABP-assoziierten Komplikationen unter 1%.

Eine ▶ **Ischämie des Beines** auf der Seite der Insertion wird mit 5–18% angegeben; der überwiegende Anteil dieser Ischämien bildet sich jedoch mit Entfernen des Ballonkatheters zurück und bedarf keiner weiteren Therapie. Schwerwiegende vaskuläre Komplikationen an der Insertionsstelle, die eine operative Versorgung wie Thrombektomie, Gefäßrekonstruktion oder Faszienspaltung bei Kompartmentsyndrom nötig machen werden, werden im Bereich von 1–4% angegeben. ▶ **Ischämien im Bereich der Mesenterialgefäße** werden in der Literatur mit einer Häufigkeit um 1% angegeben. Die ▶ **Aortenperforation/-dissektion** ist ein seltenes, jedoch dramatisches Ereignis; die Inzidenz wird mit unter 1% angegeben. ▶ **Fehllagen** des intravasalen Katheters werden nach der Literatur jedoch mit bis zu 5% beobachtet [19].

Der ▶ **Thrombenbildung** am Ballonkatheter kann am wirksamsten durch Vermeidung des Belassens des Katheters in seiner intravasalen Position ohne Augmentation entgegengewirkt werden. Eine Stillstandzeit von 30 min sollte in keinem Fall überschritten werden. Eine PTT-wirksame Heparinisierung wird zur Vermeidung der Thrombenbildung hingegen von den Herstellern der Ballonkatheter nicht generell empfohlen; jedoch hat sich in der Praxis eine ▶ **Heparinisierung** der Patienten auf moderat erhöhte PTT-Werte durchgesetzt. Falls ein Ballonkatheter längere Zeit immobil im Patienten belassen wurde, sollte die Möglichkeit der chirurgischen Explantation über die Leiste zur Vermeidung des Abscherens von Thromben erwogen werden.

Das ►**Ballonleck** mit der Gefahr einer arteriellen Gasembolie stellt eine weitere, jedoch sehr seltene Komplikationsmöglichkeit dar. Besonders bei stark atherosklerotisch veränderten Gefäßwänden kann es durch die mechanische Beanspruchung zu einer Arrosion der Ballonmembran kommen, aus der Gas austreten kann. Die Steuergeräte reagieren jedoch im Alarmverhalten sehr sensitiv bei Verdacht auf Gasverlust, so dass der fulminante Gasaustritt in das arterielle Stromgebiet bislang nur auf Einzelfallbeschreibungen beschränkt bleibt.

Die Unterstützung durch die IABP kann in Einzelfällen zur ►**Thrombozytopenie** führen; eine laborchemische Überwachung ist in jedem Fall indiziert.

Wie bei jedem intravasalen Katheter kann es auch bei dem intraaortalen Ballonkatheter zu ►**Blutungen aus der Kanülierungsstelle** sowie zu ►**katheterassoziierten Infektionen** (Häufigkeit in der Literatur bis 6%) kommen.

In Multivarianzanalysen wurden folgende Faktoren mit einem gehäuften Auftreten vaskulärer Komplikationen assoziiert: paVK, weibliches Geschlecht, Diabetes mellitus, Nikotinanamnese und postoperative IABP-Implantation [2, 6, 40].

Entwöhnen von der intraaortalen Ballongegenpulsation

Das Entwöhnen von der IABP sollte in jedem Fall individuell, unter Monitoring der hämodynamischen Parameter, wenn möglich nach echokardiographischer Kontrolle der Pumpfunktion, unter Beachtung des Katecholaminbedarfs sowie evtl. auftretender IABP-assoziierter Komplikationen erfolgen. Richtlinien für die Dauer des IABP-Einsatzes gibt es hierbei nicht, der perioperative Einsatz über die Dauer von 1–2 Tagen wird ebenso wie der Einsatz über mehrere Wochen z. B. vor Herztranplantation durchgeführt. Das Entwöhnen von der IABP sollte durch stufenweise Reduktion des Unterstützungsverhältnisses über einen Zeitraum von mehreren Stunden und Tagen (1:1, 1:2, 1:3) mit konsekutiver Beurteilung der Hämodynamik erfolgen [15, 18, 36, 49].

Von einigen Autoren wird auch nach kurzfristigem Einsatz der IABP nach schleusenloser Implantation in Seldinger-Technik die chirurgische Explantation des Katheters mit Übernähung der A. femoralis gefordert [36]. Unserer Erfahrung nach ist jedoch das konventionelle Ziehen des Ballonkatheters mit darauffolgender 30-minütiger manueller Kompression des Gefäßes sowie der Druckverband über die Dauer von 24 h auch nach längerem Einsatz der IABP problemlos und ohne Komplikationen möglich.

Fazit für die Praxis

Die IABP ist das meist verwendete mechanische Kreislaufunterstützungssystem. Die Patientenzahlen waren in den letzten Jahren konstant steigend. Die erste Indikation für den Einsatz der IABP war das linksventrikuläre Pumpversagen, insbesondere perioperativ in der Herzchirugie sowie im Bereich der Kardiologie beim akutem Myokardinfarkt vor PTCA oder Lysetherapie.

In den letzten Jahren haben sich die Indikationen zum Einsatz der IABP gewandelt: Im Bereich der Herzchirugie zeigt sich ein zunehmend präoperativer, „prophylaktischer" Einsatz v. a. bei Hochrisikopatienten; im Bereich der Kardiologie wird die IABP zunehmend in Kombination mit interventionellen Verfahren eingesetzt.

Mit zunehmender Erfahrung sowie mit stetig verbesserter Technik nimmt die Komplikationsrate des Verfahrens ab. Positive Studienergebnisse, die sowohl eine Reduktion der Letalität als auch eine Senkung von Krankheitskosten belegen konnten, rechtfertigen den frühzeitigen Einsatz der IABP sowohl im Bereich der Herzchirurgie als auch in der Kardiologie.

Literatur

1. Akomea-Agyin C, Kejriwal NK, Franks R, Booker PD, Pozzi M (1999) Intra-aortic balloon pumping in children. Ann Thorac Surg 67:1415–1420
2. Alle K, White GH, Harris JP, May J, Baird D (1993) Iatrogenic vascular trauma associated with intra-aortic balloon pumping: identification of risk factors. Am Surg J 59 813–817
3. Anderson RD, Ohman EM, Holmes DR Jr et al. (1997) Use of intraaortic balloon counterpulsation in patients presenting with cardiogenic shock: observations from the GUSTO-I Study. Global Utilization of Streptokinase and TPA for Occluded Coronary Arteries. J Am Coll Cardiol 30:708–715
4. Arafa OE, Thore HP, Svennevig JL, Fosse E, Geiran OR (1999) Vascular complications of the intraaortic balloon pump in patients undergoing open heart operations: 15-year experience. Ann Thorac Surg 67:645–651
5. Arafa OE, Geiran OR, Andersen K, Fosse E, Simonsen S, Svennevig JL (2000) Intra-aortic balloon pumping for predominantly right ventricular failure after heart transplantation. Ann Thorac Surg 70:1587–1593
6. Barnett MG, Swartz MT, Peterson GJ et al. (1994) Vascular complications from intra-aortic balloons: risk analysis. J Vasc Surg 19:81–89
7. Braunwald E, Jones RH, Mark DB et al. (1994) Diagnosing and managing unstable angina. Circulation 90:613–622
8. Busch T, Sirbu H, Zenker D, Dalichau H (1997) Vascular complications related to intra-aortic balloon counterpulsation: an analysis of ten years experience. Thorac Cardiovasc Surg 45:55–59
9. Christenson JT, Simonet F, Badel P, Schmuziger M (1997) Evaluation of preoperative intra-aortic balloon pump support in high risk coronary patients. Eur J Cardiothorac Surg 11: 1097–1103
10. Christenson JT, Badel P, Simonet F, Schmuziger M (1997) Preoperative intra-aortic balloon pump enhances cardiac performance and improves the outcome of Redo CABG. Ann Thorac Surg 64:1237–1244
11. Christenson JT, Simonet F, Badel P, Schmuziger M (1999) Optimal timing of preoperative intra-aortic balloon pump support in high-risk coronary patients. Ann Thorac Surg 68:934–939
12. Christenson JT, Simonet F, Schmuziger M (2000) Economic impact of preoperative intra-aortic balloon pump therapy in high-risk coronary patients. Ann Thorac Surg 70:510–515
13. Clauss RH, Missier P, Reed GE, Tice D (1962) Assisted circulation by counter-pulsation with an intra-aortic balloon. Methods and effects. In: Digest, 15th Annual Conference on Engineering in Medicine and Biology. Northwestern Univ, Chicago 4:44
14. Craver JM, Murrah CP (2001) Elective intraaortic balloon counterpulsation for high-risk off-pump coronary artery bypass operations. Ann Thorac Surg 71:1220–1223
15. Creswell LL, Rosenbloom M, Cox JL et al. (1992) Intra-aortic balloon counterpulsation: patterns of usage and outcome in cardiac surgery patients. Ann Thorac Surg 54:11–20
16. Dhainaut JF, Huet Y, Kahan A et al. (1982) Acute myocardial failure during Yersinia enterocolitica infection. Intensive Care Med 81:51–53
17. Dietl CA, Berkheimer MD, Woods EL, Gilbert CL, Pharr WF, Benoit CH (1996) Efficacy and cost-effectiveness of preoperative IABP in patients with ejection fraction of 0.25 or less. Ann Thorac Surg 62:401–409
18. Fasseas P, Cohen M, Kopistansky C et al. (2001) Pre-operative intra-aortic balloon counterpulsation in stable patients with left main coronary disease. J Invasive Cardiol 10:679–683
19. Ferguson JJ 3rd, Cohen M, Freedman RJ Jr, Stone GW, Miller MF, Joseph DL, Ohman EM (2001) The current practice of intra-aortic balloon counterpulsation: results from the Benchmark Registry. J Am Coll Cardiol 38:1456–1462
20. Georgeson S, Coombs AT, Eckman MH (1992) Prophylactic use of the intra-aortic balloon pump in high-risk cardiac patients undergoing noncardiac surgery: a decision analytic view. Ann J Med 92:665–678
21. Grotz RL, Yeston NS (1988) Intra-aortic balloon counterpulsation in high-risk cardiac patients undergoing noncardiac surgery. Surgery 106:1–5
22. Gurbel PA, Anderson RD, MacCord CS et al. (1994) Arterial diastolic pressure augmentation by intra-aortic balloon counterpulsation enhances the onset of coronary artery reperfusion by thrombolytic therapy. Circulation 89:361–365
23. Gutfinger DE, Ott RA, Miller M, Selvan A, Codini MA, Alimadadian H, Tanner TM (1999) Aggressive preoperative use of intraaortic balloon pump in elderly patients undergoing coronary artery bypass grafting. Ann Thorac Surg 67:610–613
24. Holman WL, Li Q, Kiefe CI et al. (2000) Prophylactic value of preincision intra-aortic balloon pump: analysis of a statewide experience. J Thorac Cardiovasc Surg 120:1112–1119
25. Holmes DR, Califf RM, Werf F van de et al. (1997) Difference in countries' use of resources and clinical outcome for patients with cardiogenic shock after myocardial infarction: results from the GUSTO trial. Lancet 349:75–78
26. Ishihara M, Sato H, Tateishi H, Uchida T, Dote K (1991) Intra-aortic balloon pumping as the postangioplasty strategy in acute myocardial infarction. Am Heart J 122:385–389
27. Kang N, Edwards M, Larbalestier (2001) Preoperative intraaortic balloon pump in high-risk patients undergoing open-heart surgery. Ann Thorac Surg 72:54–57
28. Kantrowitz A (1990) Origins of intra-aortic balloon pumping. Ann Thorac Surg 50:672–674
29. Kantrowitz A, Kantrowitz A (1953) Experimental augmentation of coronary flow by retardation of the arterial pressure pulse. Surgery 34:678–687
30. Kern MJ, Aguirre F, Bach R, Donohue T, Siegel R, Segal J (1993) Augmentation of coronary blood flow by intra-aortic balloon pumping in patients after coronary angioplasty. Circulation 87:500–511
31. Kim KB, Ahn H, Yang JK (2001) Intraaortic balloon pump therapy facilitates posterior vessel off-pump coronary artery bypass grafting in high-risk patients. Ann Thorac Surg 71:1964–1968
32. Kono T, Morita H, Nishina T et al. (1996) Aortic counterpulsation may improve late patency of the occluded coronary artery in patients with early failure of thrombolytic therapy. J Am Coll Cardiol 28:876–881
33. Kovack PJ, Rasak MA, Bates ER, Ohman EM, Stomel RJ (1997) Thrombolysis plus aortic counterpulsation: improved survival in patients who present to community hospitals with cardiogenic shock. J Am Coll Cardiol 29:1454–1458
34. Kumbasar SD, Semiz E, Sancaktar O, Yalcinkaya S, Ermis C, Deger N (1999) Concomitant use of intraaortic balloon counterpulsation and streptokinase in acute anterior myocardial infarction. Angiology 50:465–471
35. Masaki E, Takinami M, Kurata Y, Kagaya S, Ahmed A (1999) Anesthetic management of high-risk cardiac patients undergoing noncardiac surgery under the support of intraaortic balloon pump. J Clin Anesth 11:342–345
36. Mehlhorn U, Vivie R de (2001) Mechanische Unterstützung mit der intraaortalen Ballonpumpe. Dtsch Arztebl 98:A2653–2658
37. Mehlhorn U, Kröner A, Vivie ER de (1999) Thirty years clinical intra-aortic balloon pumping: facts and figures. Thorac Cardiovasc Surg 47:298–303
38. Möhnle P, Weis F (2000) Intensivtransport von Patienten mit Unterstützung durch die intraaortale Ballongegenpulsation (IABP). In: Huf R, Sefrin P (Hrsg) Intensivtransport. Journalverlag, Matrei, S 462–468
39. Moulopolous SD, Topaz S, Kolff WJ (1962) Diastolic balloon pumping (with carbon dioxide) in the aorta – a mechanical assistance to the failing circulation. Am Heart J 63:669–675
40. Naunheim KS, Swartz MT, Pennington DG et al. (1992) Intra-aortic balloon pumping in patients requiring cardiac operations. Risk analysis and longterm follow-up. J Thorac Cardiovasc Surg 104:1654–1661
41. Ohman EM, Califf RM, George BS et al. (1991) The use of intra-aortic balloon pumping as an adjunct to reperfusion therapy in acute myocardial infarction. The Thrombolysis and Angioplasty in Myocardial Infarction (TAMI) Study Group. Am Heart J 121:895–901
42. Ohman EM, George BS, White CJ et al. (1994) Use of aortic counterpulsation to improve sustained coronary artery patency during acute myocardial infarction. Results of a randomized trial. Circulation 90:792–799

43. Ryan TJ, Antmann EM, Brooks NH et al. (1999) 1999 Update: ACC/AHA guidelines for the management of patients with acute myocardial infarction: executive summary and recommendations. A report of the American College of Cardiology/American Heart Association Task Force on Practice Guidelines (Committee on Management of Acute Myocardial Infarction). Circulation 100:1016–1030

44. Sanborn TA, Sleeper LA, Bates ER et al. (2000) Impact of thrombolysis, intra-aortic balloon pump counterpulsation, and their combination in cardiogenic shock complicating acute myocardial infarction: a report from the SHOCK trial registry. Should we emergently revascularize occluded coronaries for cardiogenic shock? J Am Coll Cardiol 36:1123–1129

45. Schmid C, Wilhelm M, Reimann A et al. (1999) Use of an intraaortic balloon pump in patients with impaired left ventricular function. Scand Cardiovasc J 33:194–198

46. Siu SC, Kowalchuk, Welty FK, Benotti PN, Lewis SM (1991) Intra-aortic balloon counterpulsation support in the high-risk cardiac patients undergoing noncardiac surgery. Chest 99:1342–1345

47. Stone GW, Marsalese D, Brodie BR et al. (1997) A prospective, randomized evaluation of prophylactic intraaortic balloon counterpulsation in high risk patients with acute myocardial infarction treated with primary angioplasty. Second Primary Angioplasty in Myocardial Infarction (PAMI-II) Trial Investigators. J Am Coll Cardiol 29:1459–1467

48. Talley JD, Ohman EM, Mark DB et al. (1997) Economic implications of the prophylactic use of intra-aortic balloon counterpulsation in the setting of acute myocardial infarction. Am J Cardiol 79: 590–594

49. Torchiana DF, Hirsch G, Buckley MJ et al. (1997) Intra-aortic balloon pumping for cardiac support: trends in practice and outcome, 1968 to 1995. J Thorac Cardiovasc Surg 113:758–769

aus: Der Anaesthesist 9/02, S. 768–783

M. Schäfer · O. Kunitz · Klinik für Anästhesiologie, Universitätsklinikum der RWTH Aachen

Postoperatives Shivering

Shivering ist ein häufig beobachtetes und seit langem bekanntes Problem in der postoperativen Phase. Es handelt sich um unwillkürliches Muskelzittern und eine Erhöhung des Muskeltonus als Gegenregulation des Organismus im Sinne eines Abwehrmechanismus bei einem Abfall der Ist-Temperatur gegenüber dem Temperatursollwert. Die Häufigkeit wird in der Literatur sehr unterschiedlich mit 5–65% angegeben [11]. Shivering ist nicht nur ein für den Patienten subjektiv sehr unangenehmes Phänomen – einige Patienten erinnern sich daran als das Unangenehmste an der gesamten Operation – sondern birgt insbesondere für kardial und pulmonal vorerkrankte Patienten deutliche Risiken. Ursache hierfür ist der beim Shivering erhöhte Energie- und damit auch Sauerstoffverbrauch des Patienten. Wesentliche Erkenntnisse über das Phänomen des Shivering und der Mechanismen der Thermoregulation unter Anästhesie verdanken wir der Arbeitsgruppe um Daniel Sessler.

Thermoregulation und Physiologie

Da Temperaturänderungen und eine Beeinträchtigung der Thermoregulation in der Genese des Shiverings eine erhebliche Rolle spielen, sollen zunächst die physiologischen Grundlagen der Thermoregulation erörtert werden [47].

Mechanismen der Wärmeregulation

▶ **Homoiothermes Lebewesen**

▶ **Neutral- oder Indifferenztemperatur**

Der Mensch gehört zur Gruppe der gleichwarmen oder ▶**homoiothermen Lebewesen**, bei denen im Gegensatz zu den wechselwarmen oder poikilothermen die Körpertemperatur unabhängig von der Umgebungstemperatur geregelt wird. Bei Vorliegen der ▶**Neutral- oder Indifferenztemperatur** fühlt sich ein Mensch „thermisch behaglich". Er unterliegt dann keiner thermoregulatorischen Beanspruchung, zeigt also kein Shivering, keine Schweißsekretion sowie eine mittlere periphere Durchblutung. Die Neutral- oder Indifferenztemperatur wird einerseits durch die physikalischen Umweltfaktoren Lufttemperatur, Luftfeuchte, Strahlungswärme und Windgeschwin-

Postoperative shivering

Keywords: Shivering · Thermoregulation

© Springer-Verlag 2002

Dr. O. Kunitz

Klinik für Anästhesiologie, Universitätsklinikum der RWTH Aachen, Pauwelsstrasse 30, 52074 Aachen, E-Mail: oliver.kunitz@post.rwth-aachen.de

Tabelle 1

Die Komponenten des äußeren Wärmestroms

Konduktion	Wärmeleitung Übertragung von Wärme von Molekül zu Molekül Wärmebewegung erfolgt durch Molekularbewegung
Konvektion	Wärmeströmung Mitführung einer physikalischen Eigenschaft oder Größe infolge der Bewegung der Träger dieser Eigenschaft (z. B. Ladung, Energie)
Evaporation	Verdunstung von einer freien Wasseroberfläche/feuchten Oberfläche
Strahlung	Wärmetransport über nicht an ein Medium gebundene Strahlung wie Infrarot

digkeit beeinflusst, andererseits auch durch individuelle Faktoren, wie körperliche Aktivitäten und Bekleidung des Individuums. Letzteres sollte man stets beim Abdecken des Patienten im OP bedenken. Im Gegensatz zur Neutraltemperatur bezeichnet man die Temperatur, bei der ein Überleben knapp möglich ist, als ▶kritische Temperatur. Die Temperaturkonstanz des Organismus bei Abkühlung wird durch erhöhten Energieumsatz erreicht. Durch aktive, willkürliche Bewegung – also durch ▶temperaturangepasstes Verhalten – kann der Energieumsatz und damit die Wärmebildung auf etwa das Doppelte gesteigert werden. Darüber hinaus sind unwillkürliche Mechanismen der Wärmebildung wichtig. Zur Aufrechterhaltung einer normalen Körpertemperatur bei Erwachsenen und größeren Kindern ist die unwillkürliche tonische oder rhythmische Muskelaktivität – eben das Shivering – ein bedeutender Regulationsmechanismus. Bei Neugeborenen und Säuglingen hingegen überwiegt die zitterfreie Wärmebildung durch Katabolismus des braunen Fettgewebes.

Geregelte Wärmeabgabe und der äußere Wärmestrom

Neben der bedarfsangepassten Wärmeproduktion ist auch eine Regelung der Wärmeabgabe erforderlich. Diese erfolgt über den äußeren Wärmestrom. Als äußerer Wärmestrom wird der gesamte Wärmestrom von der Körperoberfläche zur Umgebung bezeichnet. Analog dazu bezeichnet man als inneren Wärmestrom den vom Körperinneren zur Körperoberfläche. Die Komponenten des äußeren Wärmestromes sind Konduktion, Konvektion, Evaporation und Strahlung (Tabelle 1). Zu einem kleinen Teil erfolgt die Leitung der Wärme aus dem Körperkern nach außen per ▶Konduktion; diese Art der Wärmeabgabe ist für die Thermoregulation zu vernachlässigen. Der Hauptteil der Wärme gelangt per ▶Konvektion über den Blutweg vom Körperkern nach außen. Je besser die Körperschale gegenüber der Umgebung isoliert ist, desto weniger Wärme wird abgegeben. Bei starker peripherer Vasodilatation wird daher vermehrt Wärme abgegeben, bei starker Vasokonstriktion vermindert. Dieser Regelmechanismus wird durch die Vasodilatation in Narkose oder bei Regionalanästhesien beeinflusst.

Eine weitere Regelgröße ist die ▶evaporative Wärmeabgabe über Körperflüssigkeiten. Thermoregulatorisch ist hier die Schweißdrüsenaktivität von größter Bedeutung. Hingegen ist die Wärmeabgabe über die Atemluft und die Perspiratio insensibilis (extraglanduläre Wärmeabgabe) unter physiologischen Bedingungen nicht steuerbar. Aufgrund der hohen Verdunstungswärme des Wassers von 2400 kJ/l kann auch noch eine Wärmeabgabe erfolgen, wenn die Umgebungstemperatur über der Körpertemperatur liegt, vorausgesetzt die Strahlungswärme und die Luftfeuchtigkeit sind nicht zu hoch.

Auch über ▶Wärmestrahlung kann Körperwärme zu- oder abgeführt werden. Dabei ist die von der Haut ausgehende langwellige Infrarotstrahlung nicht an ein leitendes Medium gebunden. Umgekehrt kann über Wärmestrahler Wärme zugeführt werden. Dies wird gerade in der Neugeborenen- und Säuglingsversorgung regelmäßig eingesetzt [43].

Von Bedeutung ist auch das ▶Gegenstromprinzip in den parallel verlaufenden Extremitätengefäßen. Zwischen den zentrifugal verlaufenden Arterien und den zentripetal verlaufenden Venen kommt es in den parallelen Abschnitten zu konduktiver

Wärmeübertragung vom wärmeren – aus dem Körperkern kommenden arteriellen – auf das aus der Peripherie rückströmende venöse Blut. Dies bewirkt, dass vorgekühltes Blut in Hände und Füße gelangt. Hierdurch entsteht insgesamt eine Wärmeeinsparung.

Das Temperaturgefälle im Organismus

Im Hinblick auf die Temperaturregulation des homoiothermen Lebewesens muss berücksichtigt werden, dass es innerhalb des Organismus ein erhebliches Temperaturgefälle gibt, und zwar vom Körperkern zur Schale und von proximal nach distal. Die Ausprägung des Gefälles hängt dabei von der Umgebungstemperatur ab. Misst man an verschiedenen Stellen die Temperatur, so lässt sich das Temperaturgefälle schematisch mittels ►Isothermenlinien darstellen (Abb. 1). Bei der Messung der Körpertemperatur, die im klinischen Alltag an einer Stelle (oral, rektal, axillär, per Blasenkatheter usw.) gemessen wird, muss dies berücksichtigt – und der Messort dokumentiert – werden, damit keine Fehlinterpretationen entstehen. Fehlerquellen bei der Temperaturmessung können auch Warmluftgebläse direkt neben der Temperatursonde sein!

Neben dem räumlichen Temperaturgefälle innerhalb des Organismus gibt es auch zeitliche Schwankungen. So beobachtet man eine ►zirkadiane Rhythmik mit einem Minimum am Morgen und einem Maximum im Tagesverlauf mit einer Amplitude von ca. 1°C. Darüber hinaus gibt es Schwankungen längerer Periodendauer wie z. B. beim Menstruationszyklus.

Neuroanatomie

Vieles ist bezüglich der anatomischen Korrelate der thermoregulatorischen Schaltkreise im Zentralen Nervensystem (ZNS) noch unklar. Ubiquitär im Körper verteilt – sowohl an der Oberfläche als auch in der Tiefe – gibt es ►wärmesensitive Neurone, von denen aus afferente Signale ans ZNS gelangen. Die Thermosensoren in der Haut können eindeutig in Kälte- und Wärmesensoren unterschieden werden. Bereits im Rückenmark, welches über eigene Thermorezeptoren verfügt, finden erste Verschaltungs- und Regulationsprozesse statt [46]. Die Reizweiterleitung erfolgt über den ►Tractus spinothalamicus lateralis. Dessen Fasern kreuzen im Rückenmark in Höhe des Ursprungssegmentes auf die Gegenseite. Sie enden im Nucleus ventralis posterolateralis, in der hinteren Kerngruppe (u. a. Nucleus ventralis posterior) und in

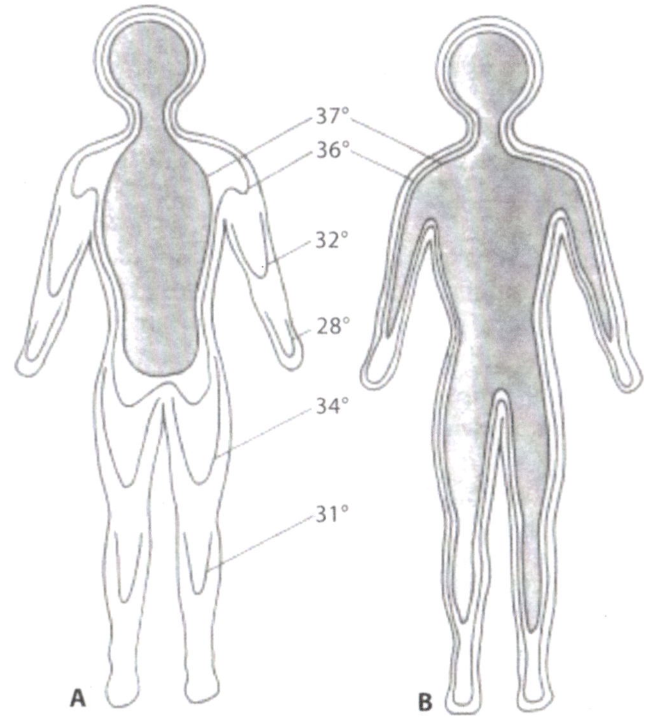

Abb. 1 ◄**Temperaturfeld des menschlichen Körpers in** (a) **kalter und** (b) **warmer Umgebung. Schematische Darstellung mit Isothermenlinien. (Mod. nach Aschoff u. Wever [2] und Simon [47]**

Tabelle 2
Komponenten des limbischen Systems

Im Telencephalon	Septum
	Präoptische Region
	Hippocampus und angrenzende Kortexgebiete
	Amygdala
	Interstitialkern der Stria terminalis
Im Diencephalon	Epithalamus
	Hypothalamus
	Subthalamische Zona incerta
Im Mesencephalon	Viele Kerne in oder nahe der Medianlinie

intralaminären Kernen des Thalamus. Der ▶Thalamus gehört zu den diencephalen Komponenten des limbischen Systems.

Bei dem limbischen System handelt es sich um einen Komplex aus Abschnitten des Di-, Tel- und Mesencephalons, die funktionell und strukturell eng miteinander verbunden sind. Das limbische System spielt eine wichtige Rolle bei Vorgängen, die der Erhaltung des Individuums und der Art dienen – wie Homöostase, Kampfverhalten, Fortpflanzungs- und Sexualverhalten. Die Temperaturregulation zählt zur Aufrechterhaltung der Homöostase. Das limbische System besteht aus einer Großzahl von Kerngebieten (Tabelle 2), die untereinander durch unterschiedlich lange, auf- und absteigende und zum Teil doppelläufige Fasersysteme verbunden sind (Abb. 2).

Als wichtigstes Regelzentrum der Thermoregulation wird die präoptische Region im anterioren Hypothalamus angesehen, insbesondere der ▶Nucleus praeopticus medialis. Afferenzen enden aber auch in anderen Arealen des Hirnstamms; so z. B. der Formatio reticularis. Thermosensitive Neurone sind zusätzlich im ventromedialen Hypothalamus, dem Mittelhirn sowie der Medulla oblongata beschrieben [23, 39, 55].

Temperaturregulation als Regelkreis

In Analogie zu anderen biologischen Systemen kann man die Temperaturregulation mit Hilfe eines Regelkreises beschreiben (Abb. 3). Hierbei stellt die Körpertemperatur die Regelgröße dar. Sie wird durch das Messsystem der Thermorezeptoren erfasst und an den zentralen Regler, das ZNS, weitergeleitet. Hier erfolgt ein Abgleich mit dem Sollwert. Bei Regelabweichungen erfolgen Signale an die Stellglieder, die ihre

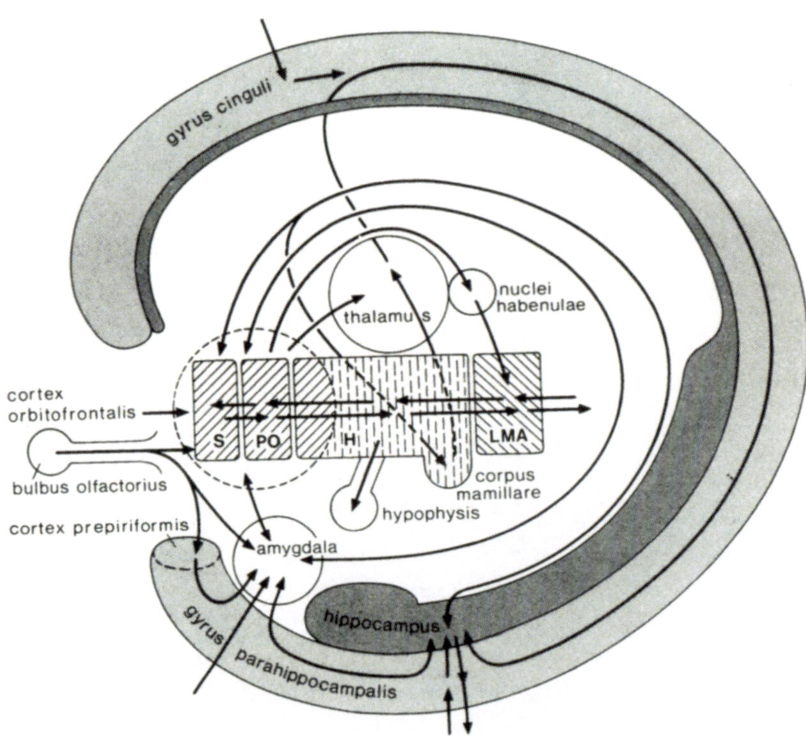

Abb. 2 ▲ **Zusammenfassung des limbisch-hypothalamischen Komplexes, Unterteilung des Gebietes in zentrale Einheiten und limbische Ringe.** *H* Hypothalamus, *LMA* limbisches Mittelhirngebiet, *PO* Area praeoptica, *S* Septum. (Nach Niewenhuys [39])

138

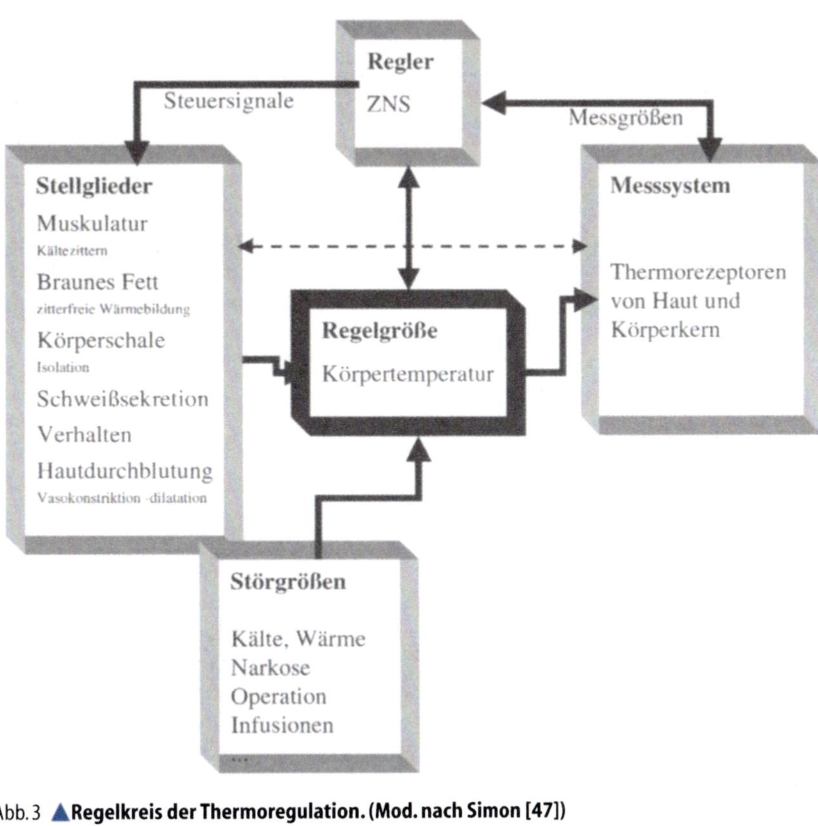

Abb. 3 ▲ **Regelkreis der Thermoregulation. (Mod. nach Simon [47])**

Aktivität entsprechend der Störung des Sollwertes anpassen. Hierdurch wird dieser wieder an die korrekte Regelgröße angepasst. Hierbei arbeiten sowohl das somatomotorische (Kältezittern) als auch das vegetative Nervensystem (zitterfreie Wärmebildung, Schwitzen) zusammen. Insgesamt muss die Thermoregulation als komplexes neuronales Netzwerk angesehen werden [47, 55].

Ursachen und mögliche prädisponierende Faktoren des Shiverings

Wärmeverluste und Minderungen der Körpertemperatur sind nicht die einzigen, aber sicherlich wesentliche Aspekte in der Genese des Shiverings. Im Rahmen einer Narkose wird die normale Thermoregulation des Patienten tiefgreifend verändert und einzelne Mechanismen der Wärmebildung und -erhaltung sind inaktiviert. Abhängig vom Narkosetyp kommt es in unterschiedlicher Art und Weise zu einer peripheren Vasodilatation. Die Vasodilatation führt zu einer Temperaturumverteilung beim Patienten. Das Temperaturgefälle von Körperkern zu -schale wird vermindert. Die Körperkerntemperatur nimmt nach Beginn einer Narkose durch Umverteilung von Wärme zur äußeren Körperschale hin ab, während die Körperschalentemperatur initial zunimmt. Der Ausgleich des Temperaturgefälles vom Körperkern zur -schale findet mittels Konvektion über den Blutweg statt. Je länger eine Narkose dauert, desto ausgeprägter ist die resultierende Temperaturumverteilung und dadurch die Abnahme der Körperkerntemperatur. Dies ist noch nicht mit echten Wärmeverlusten verbunden.

Ferner wird die regulatorische Wärmebildung – je nach Narkoseverfahren unterschiedlich stark – blockiert. Es bleibt die nicht-regulatorische Wärmebildung, also die Wärmeproduktion über den Stoffwechsel. Wobei der Energieumsatz des Organismus nach der Reaktions-Geschwindigkeits-Temperatur-Regel (▶**RGT-Regel, Van't-Hoff-Regel**) mit abnehmender Temperatur sinkt (z. B. induzierte Hypothermie an der Herz-Lungen-Maschine).

Allgemeinanästhesie

Die Temperaturschwelle, bei der eine ▶**periphere Vasokonstriktion** als Abwehrmechanismus von Temperaturverlusten einsetzt, wird durch Anästhetika im unter-

---

Der Thermoregulation liegt ein komplexes neuronales Netzwerk zugrunde.

Die periphere Vasodilatation in der Narkose führt zu einer Temperaturumverteilung.

▶ RGT-Regel, Van't-Hoff-Regel

▶ Periphere Vasokonstriktion

schiedlichen Maße beeinflusst. Insgesamt setzt die Vasokonstriktion erst bei tieferen Temperaturen als beim wachen Patienten ein, sie ist jedoch nicht völlig aufgehoben. Regeltechnisch kann man dies als ▶Sollwertverstellung der Körpertemperatur zu niedrigeren Temperaturen hin verstehen. Kurz et al. konnten an unbedeckten, gesunden Probanden in Narkose bei einer Umgebungstemperatur von 22°C zeigen, dass vor Auftreten der peripheren Vasokonstriktion die Körperkerntemperatur um ca. 1,3°C abnahm, nach Beginn der peripheren Vasokonstriktion jedoch relativ konstant blieb [32]. Die Extremitäten verloren in dieser Phase weiter Wärme. Auch bei aktiv gekühlten, neurochirurgischen Patienten konnte in der Hälfte der Fälle eine thermoregulatorische Vasokonstriktion ab Kerntemperaturen von ca. 34,5°C gezeigt werden [31]. Stoen et al. beschreiben eine Erniedrigung der Schwellentemperatur für thermoregulatorische Vasokonstriktion von ca. 3°C pro ein Prozent Isofluran-Konzentration [48]. Bei den Inhalationsanästhetika konnte kürzlich gezeigt werden, dass Xenon eine stärkere Verschiebung der Temperaturschwelle verursacht als Isofluran und Lachgas, welches den geringsten Einfluss auf die Thermoregulation ausübt [20]. In einer Studie an Probanden konnte für Alfentanil gezeigt werden, dass es die Schwelle für die Schweißsekretion anhebt, die Schwelle für periphere Vasokonstriktion und Shivering vermindert [30].

Entsprechend ist auch die Inzidenz für postoperatives Shivering für die einzelnen Anästhetika unterschiedlich. So fanden Holdcroft et al. eine erhöhte Inzidenz für postoperatives Shivering bei Halothan-Narkosen im Vergleich zu Fentanyl-Narkosen [23]. Cheong et al. fanden eine für Propofol deutlich erniedrigte Inzidenz für Shivering im Vergleich zu Isofluran-Narkosen [8]. Insgesamt zeigt sich die höchste Inzidenz von postoperativem Shivering bei Inhalationsanästhesien mit Lachgas und die niedrigste Inzidenz bei totaler intravenöser Anästhesie mit Propofol.

Regionalanästhesie

Bei Regionalanästhesieverfahren ist der Einfluss auf die Thermoregulation von der Größe der anästhesierten Region abhängig – bei der axillären Plexusanästhesie ist er beispielsweise deutlich geringer als bei der Spinalanästhesie. Bei der Spinalanästhesie konnte ein Absinken der Schwellentemperatur für Shivering in Proportionalität zur Anästhesiehöhe gezeigt werden [34]. Nach Anlage der Regionalanästhesie kommt es zu einer Blockierung der Kälte-Wärme-Afferenzen und zur Sympathikolyse. Man beobachtet ein subjektives Wärmegefühl. Durch die Sympathikolyse entsteht eine periphere Vasodilatation. Die Körperwärme wird vom Körperkern zum anästhesierten Bereich hin umverteilt [37]. Desweiteren wird in kühler Umgebung aufgrund der ▶Blockierung der Thermoafferenzen der Zustand „kalt" weniger an die thermoregulatorischen Zentren im Zentralnervensystem vermittelt. Es kommt zum Überwiegen von „Wärmesignalen" und somit zu einer Einschränkung der angepassten Thermoregulation.

Kombination aus Allgemein- und Regionalanästhesie

Die Kombination der Anästhesieverfahren führt zu additiven Effekten in Bezug auf die Wärmeverluste. Hauptursache hierfür ist einerseits die durch eine Allgemeinanästhesie induzierte periphere Vasodilatation in allen Hautabschnitten, andererseits die inhibierte Vasokonstriktion in den Segmenten, die eine Sympathikolyse durch das Regionalanästhesieverfahren aufweisen. In der postoperativen Phase verhindert eine eventuelle motorische Restblockade zusätzlich eine Wärmebildung durch Kältezittern, auch bei einsetzender Abwehrreaktion in Bereichen von ≤34,5°C [43].

Patientenspezifische Faktoren

Auch individuelle, patientenspezifische Faktoren spielen bei der Entstehung des Shiverings eine Rolle. So wurde beschrieben, dass bei Männern häufiger Shivering auftritt als bei Frauen [10].

Tabelle 3.
Neutraltemperatur und kritische Temperatur

	Neutral-temperatur [°C]	Kritische Temperatur [°C]
Erwachsene	28	01
Termingeborene	32	23
Frühgeborene	34	28

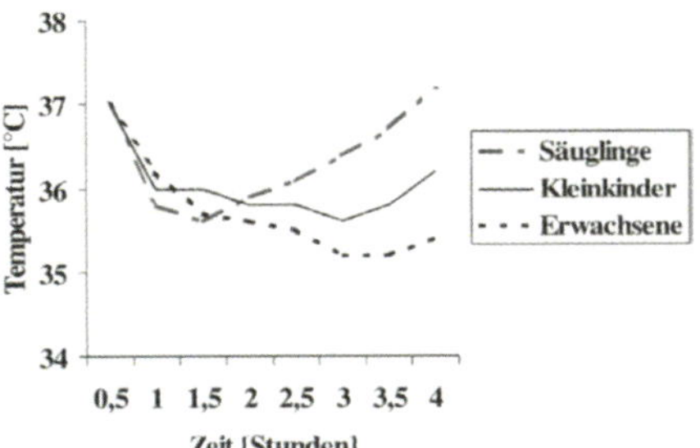

Abb. 4 ◀ **Typischer Temperaturverlauf bei längeren Eingriffen mit Wärmeverfahren – Vergleich von Säuglingen, Kleinkindern und Erwachsenen. (Mod. nach Bissonnette [5])**

Frühgeborene, Termingeborene, Säuglinge und Kinder sind empfindlicher gegenüber Auskühlung als Erwachsene. Sowohl die Neutral- als auch die kritische Temperatur ist bei Säuglingen deutlich höher als bei Erwachsenen (Tabelle 3).

▶ **Oberflächen-Volumen-Verhältnis**

Sie haben ein hohes ▶**Oberflächen-Volumen-Verhältnis**, eine geringe Hautdicke, zartes subkutanes Fettgwebe und eine hohe Verdunstungsrate. Ganz besonders gilt dies für Frühgeborene. Je größer die Oberfläche eines Organismus im Verhältnis zu dessen Volumen, desto größer ist die Kontaktfläche zur Umgebung und desto höher ist der zum Konstanthalten der Temperatur erforderliche Energieumsatz pro Kilogramm Körpergewicht bei kühler Umgebung. Kinder sind somit viel stärker von Auskühlung bedroht als Erwachsene.

▶ **Neugeborene**

Neugeborene zeigen kein Shivering.

Bei ▶**Neugeborenen** findet zitterfreie Wärmebildung durch Katabolismus des braunen Fettgewebes statt. Neugeborene zeigen daher kein Shivering! Shivering tritt in vollem Umfang erst ab einem Alter von ca. 4–6 Jahren auf. Wärmemaßnahmen sind in dieser Altersgruppe daher auch bei kleinsten Eingriffen obligat. Zudem sollte immer die Temperatur gemessen werden. Abbildung 4 zeigt einen typischen Temperaturverlauf bei langdauernden Eingriffen mit Wärmemaßnahmen in Abhängigkeit vom Alter [5].

▶ **Erwachsene Patienten**

Auch bei ▶**erwachsenen Patienten** wurden Altersabhängigkeiten des Shiverings beschrieben. Unter Vollnarkose ist für ältere Patienten eine um ca. 1°C erniedrigte Temperaturschwelle für periphere Vasokonstriktion nachgewiesen [29, 35]. Vassilieff et al. fanden eine mit zunehmendem Alter erniedrigte Temperaturschwelle für Shivering unter Spinalanästhesien [53]. Daher sind ältere Patienten mehr von intraoperativer Auskühlung bedroht als jüngere. Ältere Patienten brauchen auch mehr Zeit für die Wiedererwärmung. Die mit dem Shivering verbundene Erhöhung des O₂-Verbrauchs und die Steigerung des Stoffwechsels scheinen bei älteren Patienten schwächer ausgeprägt zu sein als bei jüngeren [15].

Je besser ein Organismus durch (körpereigene oder -fremde) Schutzhüllen gegen die Umgebung isoliert ist, desto geringer ist der Wärmeverlust und desto weniger Energie wird zur Konstanthaltung der Körpertemperatur benötigt. Sehr dünne Menschen haben analog eine schlechtere Wärmeisolation als dickere und sind daher auch empfindlicher gegenüber Auskühlung.

Echte Wärmeverluste

Echte Wärmeverluste entstehen auf unterschiedlichste Weise und sind oft nicht zu vermeiden. Ein großes Operationsfeld wie z. B. in der Bauchchirurgie bedeutet eine große, unisolierte Kontaktfläche des Patienten zur kühlen Raumtemperatur. Darüber hinaus ist die freiliegende Wundfläche feucht, was die konvektive Wärmeabgabe noch begünstigt. Bedenkt man die Wärmeverteilung beim Menschen (Abb. 1), so wird deutlich, dass gerade die normalerweise wärmsten Körperregionen in direkten Kontakt zur kalten Umgebung gelangen. Der hierbei bestehende, vergleichsweise hohe Temperaturgradient begünstigt die Auskühlung.

Ein hoher Temperaturgradient zwischen Patient und Umgebung begünstigt die Auskühlung.

Risiken für den Patienten

Energieverbrauch und metabolische Veränderungen

Postoperatives Shivering wird von den Patienten als extrem unangenehm erlebt. Insbesondere für internistisch vorerkrankte Patienten birgt es auch objektiv Risiken. Wesentlicher Grund ist der aus der intensiven Muskelaktivität resultierende hohe Energieverbrauch. Dabei findet sich ein ▶**erhöhter O_2-Verbrauch**, eine erhöhte arterio-venöse O_2-Differenz und eine vermehrte CO_2-Produktion. Anstiege des O_2-Verbrauchs auf das 4-fache des Normalen wurden gemessen, wobei der O_2-Verbrauch in der Regel um 30–40% steigt. [4,14]. Sekundär zu chirurgischen Gewebeschäden kommt es zu metabolischen Veränderungen, unter anderem zu ▶**Eiweißkatabolismus**. In einer Untersuchung an Patienten mit Hüft-Prothesen-Operation zeigte sich ein verminderter Proteinabbau und Stickstoffverlust bei normothermen Patienten. Die Ausscheidung von Stickstoff und 3-Methylhistidin im Harn war bei normothermen Patienten niedriger. Die Muskel-Glutamin-Konzentration war bei den gewärmten Patienten nach vier Tagen mit 50% deutlich weniger reduziert als bei den nicht gewärmten mit 18%. Das Gesamt-Körper-Kalium war bei der nicht gewärmten Patientengruppe noch nach sieben Tagen deutlich niedriger als in der gewärmten Gruppe [7].

Herz-Kreislauf-System

Der erhöhte Energie- und Sauerstoffbedarf erfordert eine Anpassung der Kreislauftätigkeit mit erhöhtem Herzzeitvolumen, Gefäßtonus und effektivem intravasalen Volumen. Nicht gewärmte Patienten zeigten postoperativ sowohl nach Regionalanästhesie als auch nach Vollnarkose eine erhöhte Plasma-Noradrenalin-Konzentration neben niedrigerer Körperkerntemperatur, verstärkter peripherer Vasokonstriktion und erhöhtem Blutdruck [16]. Bei Patienten mit ▶**koronarer Herzkrankheit** besteht die Gefahr einer Myokardischämie und eines postoperativen Myokardinfarktes. Bei Patienten mit ▶**Herzinsuffizienz** kann die erforderliche Erhöhung der Herzarbeit zur akuten Dekompensation führen. In einer Studie mit 100 Patienten, die sich gefäßchirurgischen Eingriffen an den unteren Extremitäten unterziehen mussten, konnte gezeigt werden, dass bei hypothermen Patienten eine signifikant erhöhte Inzidenz für Ischämiezeichen im EKG und Angina pectoris während des ersten postoperativen Tages bestanden [14]. Die Inzidenz für postoperative ventrikuläre Tachykardien ist bei hypothermen Patienten mit kardialen Risikofaktoren bis auf das 2-fache erhöht.

Respiratorisches System

Während des Shiverings wurde eine kurzfristige ▶**Erhöhung des Atemminutenvolumens** bis auf über 30 l/min gemessen [9]. Selbst bei pulmonal gesunden Patienten beobachtet man eine Abnahme der ▶**peripheren O_2-Sättigung** unter Shivering. Jones et al. wiesen Desaturierungen auf Werte bis unter 80% nach [26]. Dabei fanden sie die ausgeprägtesten Sättigungsabfälle bei Patienten mit dem größten intraoperativen Temperaturabfall und dem ausgeprägtesten Shivering. Pulmonal vorerkrankte Patienten sind aufgrund ihrer verminderten Kompensationsmöglichkeiten von Sättigungsabfällen besonders bedroht.

Sonstiges

Ein erhöhter ▶**intraokularer Druck** wurde bei Patienten mit Shivering gemessen. Gerade bei Patienten nach Augenoperationen besteht durch Anstieg des intraokularen Druckes postoperativ ein erhöhtes Risiko für Nahtinsuffizienzen und somit eine Gefährdung des Operationserfolges [36]. Hierbei muss auch bedacht werden, dass durch die Gabe von Anticholinergika („Augentropfen") die Inzidenz für postoperatives Shivering erhöht werden kann (s. unten). Ferner wird in Einzelfällen auch über eine Erhöhung des ▶**intrakraniellen Drucks** durch Shivering bei neurochirurgischen Patienten berichtet. Kontrollierte Untersuchungen liegen jedoch nicht vor. Desweiteren können durch die Muskelaktivität ▶**postoperative Schmerzen** verstärkt werden.

Klinisch relevant ist auch eine mögliche ▶**Beeinträchtigung der Patientenüberwachung**. Es kann gehäuft zu Artefakten und Fehlalarmen des EKG und der Pulsoximetrie sowie zu Abbrüchen der Messung bei der nicht invasiven Blutdruckmessung kommen.

Negative Folgen der Hypothermie ohne Shivering

Unabhängig vom Shivering treten bei hypothermen Patienten weitere negative Effekte auf. In einer Studie an 200 Patienten mit Kolonresektionen wurde bei hypothermen Patienten eine ▶erhöhte Wundinfektionsrate im Vergleich zur normothermen Gruppe gefunden. Als Ursache wurde eine verminderte Aktivität der polymorphkernigen neutrophilen Granulozyten in der Abtötung von Bakterien vermutet [33].

Vermehrte perioperative ▶Blutungen wurden bei Patienten mit Hüft- und Kolon-Operationen beobachtet [42]. Als Ursache dieses Phänomens wurde eine Thrombozytenfunktionsstörung angenommen [41].

Beachtet werden sollte auch, dass bei unterkühlten Patienten der ▶Metabolismus diverser Medikamente verlangsamt ist. So nimmt beispielsweise die Halbwertzeit von Vecuronium bei Unterkühlung aufgrund verminderter Plasmaclearance zu. Entsprechend fand sich eine Verdopplung der Wirkdauer für Vecuronium in einer Dosis von 0,1 mg/kg Körpergewicht bei einer Körpertemperatur von 34,5°C gegenüber 36,5°C [41].

Vorsorge und Therapie

Die beste Therapie des Shivering ist eine Vermeidung von perioperativen Wärmeverlusten.

Warme Decken und Metallfolien, Beatmungsfilter

Wärmeverluste sollten während der gesamten Patientenbetreuung – von der Übernahme in der OP-Schleuse bis zur Ankunft auf Station – so weit wie möglich vermieden werden. Der Patient sollte stets vollständig mit warmen Decken zugedeckt sein. Für den Transport zwischen Station und OP-Trakt eignen sich hierzu normale Oberbetten. Bei Transporten über kalte, zugige Flure oder über Freilandabschnitte sowie bei kälteempfindlichen Patienten können ruhig auch mehrere Decken verwendet werden! Ab der OP-Schleuse sollen aus hygienischen Gründen OP-Tücher zur Abdeckung verwendet werden. Diese sollten vorgewärmt sein. Ein Patient, der bereits bei Ankunft im Einleitungsraum friert, fühlt sich nicht nur unwohl, er hat auch schlechtere Ausgangsbedingungen für den intraoperativen Wärmeerhalt. ▶Isolierstrümpfe mit Metall-Beschichtung sind leicht anzubringen und helfen besonders bei langen Operationen, Wärmeverluste zu vermeiden. Besondere Beachtung ist der ▶Abdeckung des Kopfes – gerade im Säuglings- und Kleinkindalter – zu schenken. Aufgrund der hohen Durchblutung der Kopfhaut, der großen Oberfläche und des hohen Temperaturgradienten von innen nach außen (Abb. 1) tritt hier ein besonders ausgeprägter Wärmeverlust auf. Durch Verwendung von ▶Heat-moisture-Filtern und Anästhesien mit niedrigem Frischgasfluss können zusätzlich Wärmeverluste über die Atemluft vermindert werden.

Die Saaltemperatur

Häufiges Diskussionsthema zwischen Operateuren und Anästhesisten ist die Saaltemperatur. Natürlich kann der Temperaturgradient zwischen Patient und Raumluft durch Anheben der Saaltemperatur vermindert werden. Der Einfluss der Saaltemperatur ist je nach Anästhesieverfahren unterschiedlich ausgeprägt. Ein höherer Temperaturverlust konnte für Patienten mit Allgemeinanästhesie im Vergleich zu Epiduralanästhesie bei einer Umgebungstemperatur von 21°C gezeigt werden, während der Temperaturverlust in OP-Sälen mit 24,5°C für beide Verfahren gleich war [13].

Zu bedenken ist jedoch auch, dass nicht nur die Temperatur des OP-Saales wichtig ist, sondern auch die in der OP-Schleuse, im Einleitungsraum und im Aufwachraum. Denn relevante Wärmeverluste können auch während der Phase der Narkoseeinleitung und OP-Vorbereitung entstehen. Während der Anlage von Regionalanästhesien beispielsweise muss der Patient warm zugedeckt sein. Wichtig ist in jedem Fall die Isolation des Patienten gegen die kühle Umgebung. Je besser ein Patient zugedeckt und gewärmt ist, desto weniger Einfluss hat die Umgebungstemperatur. Sobald eine Vollnarkose eingeleitet ist, beginnt die Wärmeumverteilung vom Körperkern zur -schale. Wenn ein Patient nicht zugedeckt ist, ist der Wärmeverlust über die gut durchblutete Haut per Konvektion an die kühlere Umgebungsluft besonders groß. Nicht vermeiden lassen sich Wärmeverluste über steril – und feucht – abgewaschene OP-Gebiete. Nasse Tücher am Patienten sollten unbedingt vermieden werden –

nicht nur wegen des Wärmeverlustes durch Konduktion – sondern auch wegen einer möglichen intraoperativen Verbrennungsgefahr.

Warme Infusionen

Besonders, wenn die Infusion großer Flüssigkeitsmengen erforderlich ist (z. B. bei Darmoperationen) sollten auf Körpertemperatur ▶ **gewärmte Infusionen** verwendet werden, da so der Wärmeverlust vermindert werden kann [6]. Möglich ist die Erwärmung im Wärmeschrank oder Wasserbad. Effektiver und einfacher in der Handhabung sind Systeme wie Hot-Line® oder Astrotherm®, die sich auch zur Erwärmung von Blutprodukten eignen. Dabei wird die kalte Infusion über eine um 38°C warme spezielle Infusionsleitung geführt, per Konduktion erwärmt und zum Patienten weitergeleitet. Mittels dieser Systeme kann die Auskühlung des Patienten verringert werden; zur Aufwärmung reicht die gewonnene Wärme aber quantitativ nicht aus. Besonders bei polytraumatisierten Patienten, die Massentransfusionen benötigen, ist eine Wärmung der Blutbestandteile notwendig. Hier können Schnelltransfusionssysteme wie Level 1® oder RIS® (Rapid Infusion System) angewendet werden.

Wärmematten und Wärmestrahler

Eine weitere Möglichkeit der intraoperativen Wärmezufuhr ist der Einsatz von wasserdurchströmten Wärmematten, deren Temperatur geregelt werden kann, oder von Wasser-Decken, die über den Patienten gebreitet werden. Auch durch Wasser-Decken ließ sich eine Erwärmung erzielen [44]. Dabei lag deren Effektivität hinsichtlich der Erwärmung der gesamten Hauttemperatur deutlich über der von Wärmestrahlern, jedoch niedriger als die einer auf Maximaltemperatur eingestellten Warmluft-Decke. Strahlungswärme kann durch Deckenstrahler oder Wärmelampen appliziert werden. Die Effektivität des Wärmetransfers ist geringer als bei Warmluftdecken, Wärmestrahler sind jedoch eine gute Alternative, wenn Decken hinderlich sind. Die Wärmestrahlung durch OP-Lampen spielt für den Wärmehaushalt des Patienten keine quantitative Rolle.

Warmluft

Die Applikation von Warmluft ist die effektivste Methode Wärmeverluste auszugleichen und Patienten sogar zu erwärmen [41]. Sinnvoll ist die Anwendung in der gesamten perioperativen Phase. Die auf dem Markt erhältlichen Geräte unterscheiden sich hinsichtlich ihrer Wärmeabgabe und auch der Wärmeabgabefähigkeit der zugehörigen Decken [18]. Im klinischen Alltag treten diese Unterschiede jedoch hinter der Wichtigkeit des frühzeitigen Einsatzes zurück. Durch bereits präoperativen Einsatz, z. B. vor der Narkoseeinleitung oder bei Anlage eines Periduralkathethers, kann der Wärmeverlust durch Wärmeumverteilung beim Patienten und damit der Abfall der Körperkerntemperatur deutlich vermindert werden [19, 28]. Ein postoperativer Einsatz von Wärmedecken kann zur Behandlung des Shiverings erwogen werden. Dabei wird nicht nur das Wohlbefinden des Patienten gebessert, sondern es konnte auch ein reduzierter Sauerstoffverbrauch nachgewiesen werden [45].

Postoperative Wiedererwärmung

Bei einem Vergleich der postpoperativen ▶ **Erwärmungsgeschwindigkeit** von wachen Patienten mit einer Temperatur von <36°C in der Harnblase konnte kein signifikanter Unterschied zwischen deckenmontierten Strahlern, Warmluftgebläse oder einer Baumwollsteppdecke gezeigt werden [54]. Möglicherweise verhindert die thermoregulatorische periphere Vasokonstriktion in dieser Phase einen effektiven Wärmetransfer.

Medikamentöse Therapie

Eine ganze Reihe von Pharmaka unterschiedlichster chemischer Struktur und Wirkweise sind in der Therapie des Shiverings eingesetzt worden. Der exakte Wirkungsmechanismus ist vielfach noch unklar. Sowohl eine Beeinflussung der Thermoregulation über Opiatrezeptoren als auch Modulationen im Bereich von Neurotransmittersystemen werden z. Z. diskutiert [55].

Zentral wirksame α_2-Rezeptor-Agonisten

▶ **Clonidin**

Clonidin bewirkt eine Abnahme der thermoregulatorischen Schwellentemperatur.

Ein sehr häufig gegen das postoperative Shivering eingesetztes Medikament ist ▶**Clonidin**, ein zentral wirksamer α_2-Rezeptor-Agonist. Clonidin bewirkt eine Abnahme der thermoregulatorischen Schwellentemperatur – dies kann als Beeinträchtigung der zentralen Temperaturregulation oder auch als Sollwertverstellung verstanden werden. Die Temperaturschwellen für periphere Vasokonstriktion und für Shivering werden in ähnlicher Weise beeinflusst [12]. Der Effekt von Clonidin gegen Shivering ist dosisabhängig. Während eine Dosis von 37,5 µg bei Erwachsenen keinen Effekt zeigte, konnte mit 75 und 150 µg innerhalb von 2–5 min bei allen Patienten das Shivering gestoppt werden. Bei den höheren Dosierungen wurden Erniedrigungen von systolischem Blutdruck und Herzfrequenz beobachtet. In verschiedenen Studien zur prophylaktischen Anwendung von Clonidin konnte eine Reduktion der Inzidenz, der Ausprägung und der Dauer des Shiverings gezeigt werden, ohne die Aufwachphase zu verlängern. [22, 24, 27, 52].

▶ **Dexmedetomidin**

In Zukunft könnte das in den USA bereits zugelassene Dexmedetomidin von Interesse sein. ▶**Dexmedetomidin** ist ein im Vergleich zum Clonidin 8fach selektiverer α_2-Rezeptor-Agonist. In einer Studie an 9 freiwilligen wachen Probanden wurde eine Reduktion der Schwelle für periphere Vasokonstriktion und Shivering gezeigt. Unter Dexmedetomidin-Plasmaspiegeln von 0,6 ng/ml konnte die Temperaturschwelle für Shivering von 36±0,2°C auf 34±0,9°C gesenkt werden [50]. Eine Beurteilung, ob Dexmedetomidin dem Clonidin in der Behandlung des Shiverings überlegen ist, steht noch aus.

Opioide

Viele Opioide wurden in der Therapie des Shiverings eingesetzt. Am bekanntesten ist die Anwendung von Pethidin (= Meperidin). Aber auch andere wie Tramadol, Fentanyl, Sufentanil, Nalbuphin oder Morphin wurden untersucht (Tabelle 4).

Tabelle 4
Opioide und ihre Wirkung an Opioidrezeptoren

Opioid	µ-Rezeptor	κ-Rezeptor	δ-Rezeptor	Effekt bei Shivering
Alfentanil	+			++
Buprenorphin	+			
α-Endorphin			+	
Dynorphin		+		
Fentanyl	+			++
Leu-Encephalin			+	
Morphin	+			
Nalbuphin	#	+		+++
Naloxon	#	#	#	-
Naltrexon	#	#	#	
Pentazocin	#	+		
Pethidin	+	+		+++
Remifentanil	+			
Sufentanil	+			
Tramadol	+			+++

Agonistische Wirkung = +
Antagonistische Wirkung = #
Effekt bei Shivering gut = +++, mäßig = ++, verstärkt Shivering = -

Als Ursache für die unterschiedliche Effektivität der oben genannten Substanzen werden verschieden starke Affinitäten zu ►µ- und κ-Rezeptoren vermutet. Bei der Wirkung gegen Shivering scheint der κ-Rezeptor von größerer Bedeutung zu sein. Daneben werden aber zunehmend auch ►Opioid-Rezeptor-unabhängige Effekte diskutiert [55]. Ergebnisse einer kürzlich erschienen Arbeit von Takada et al. deuten darauf hin, dass der Anti-shivering Effekt von ►Pethidin zumindest teilweise über die Bindung an α_2-Adrenorezeptoren vermittelt ist. Die Arbeitsgruppe konnte nachweisen, dass Pethidin an alle α_2-Adrenorezeptoren bindet, mit der stärksten Affinität zum ►α_{2B}-Subtyp. Diese war vergleichbar mit der Affinität von Dexmedetomidin [49]. Pethidin hat aber noch weitere Wirkungen, wie Inhibierung der 5-Hydroxytryptamin-Wiederaufnahme oder nichtkompetitive Hemmung des NMDA-Rezeptors, die auch bei anderen Substanzen als Ursache für eine Beeinflussung der Thermoregulation diskutiert werden [55].

Götz et al. [21] konnten für ►Nalbuphin eine dem Pethidin vergleichbare Wirkung gegen postoperatives Shivering nachweisen. Beide Opioide wirken κ-agonistisch, Pethidin wirkt zudem µ-agonistisch, wahrend Nalbuphin ein µ-Rezeptor-Antagonist ist. Diese Ergebnisse stützen die Bedeutung der κ-Rezeptoren in der Wirksamkeit gegen Shivering.

Bei einem Vergleich von Pethidin, Fentanyl und Lidocain konnte der beste Effekt gegen Shivering für Pethidin gezeigt werden, ein schwächerer für Fentanyl und keiner für Lidocain. Auch hier zeigte sich, dass der starke µ-Agonist Fentanyl weniger effektiv ist als Pethidin [1].

Auch ►Tramadol erwies sich in mehreren Untersuchungen als effektiv in der Behandlung des postoperativen Shivering. Tsai et al. konnten kürzlich bei Patientinnen nach Sectio caesarea unter Periduralanästhesie eine vergleichbare Reduktion des Shivering gegenüber Pethidin nachweisen, bei gleichzeitig reduzierter Somnolenz. Tramadol hat nur eine geringe Affinität zu Opiat-Rezeptoren, inhibiert jedoch die Wiederaufnahme von Noradrenalin und 5-Hydroxytryptamin. Außerdem gibt es auch für Tramadol Hinweise, dass es an α_2-Adrenorezeptoren bindet [51, 56, 57].

Cholinergika

Horn et al. [25] konnten für das Cholinergikum ►Physiostigmin einen deutlichen reduzierenden Effekt auf Shivering zeigen. Dies deutet auf die Beteiligung cholinerger Systeme an der Genese und Kontrolle des perioperativen Shiverings. Durch cholinerge Stimulation der Hypothalamus-Epiphysen-Nebennieren-Achse wird die Sekretion von Vasopressin, Adrenalin und Noradrenalin erhöht. Auch diese Hormone könnten daher an der Thermoregulation beteiligt sein. Passend hierzu konnte in einer Studie von Baxendale et al. gezeigt werden, dass eine anticholinerge Prämedikation die postoperative Inzidenz und Stärke von Shivering deutlich erhöht. Verglichen wurden Metoclopramid, Glycopyrrolat und Butylscopolamin als Bestandteil einer Prämedikation. Die Patienten, die Glycopyrrolat oder Butylscopolamin erhalten hatten, zeigten bei gleicher Körpertemperatur eine deutlich erhöhte Inzidenz von Shivering [3].

Sonstige Substanzen

►Urapidil ist ein Antihypertensivum mit α_1-antagonistischen und 5-Hydroxytryptamin-1A-agonistischen Eigenschaften. Auch die Wirksamkeit von Urapidil auf Shivering wurde untersucht [17]. Eine im Vergleich zu Plazebo bessere Wirksamkeit wurde an einer Patientengruppe von 20 Patienten gefunden. Der Wirkmechanismus bleibt unklar.

Joris et al. konnten zeigen, dass auch ►Ketanserin [27], ein 5-Hydroxytryptamin-Antagonist, in der Behandlung des Shiverings wirksam ist. Dies weist auf eine Beteiligung dieser Rezeptorengruppe an der Thermoregulation hin. Nalda et al. [38] vermuteten eine durch Ketanserin-induzierte periphere Vasodi-

Tabelle 5

I.v.-Dosierungsempfehlungen zur Behandlung des Shivering. Bei fehlendem Erfolg nach 15 min kann die Hälfte der initialen Dosis nachgegeben werden

Medikament	Dosierung	Literatur
Pethidin	0,25–0,5 mg/kg/Kg	[1, 21, 51]
Clonidin	1–2 µg/kg/Kg	[12, 24]
Tramadol	0,25–1 mg/kg/Kg	[51, 56, 57]
Nalbuphin	0,1–0,2 mg/kg/Kg	[21]

latation und durch die konsekutive Hauterwärmung reduzierte periphere Komponente des Shiverings.

In einer Placebo-kontrollierten Doppelblindstudie konnte für ▶ Doxapram, ein Analeptikum, ein deutlicher Anti-Shivering-Effekt gezeigt werden [40]. Zu beachten ist, dass es eine erhöhte Adrenalin-Freisetzung bewirkt. Es hat sich in der Therapie des Shiverings aufgrund seiner hohen Nebenwirkungsrate (unter anderem Krämpfe, Spasmen, Laryngospasmen, thorakales Engegefühl, Herzfrequenz- und Blutdruckanstieg) jedoch nicht durchgesetzt.

Fazit für die Praxis

Beim Shivering handelt es sich um eine ernst zu nehmende perioperative Komplikation. Shivering wird subjektiv als extrem unangenehm empfunden. Aber auch objektiv fassbare Komplikationen wie erhöhte Inzidenz kardiopulmonaler Komplikationen treten auf. Eine adäquate Vorsorge und die Behandlung des Shivering sollten daher konsequent durchgeführt werden. Dabei sind Wärmeverluste beim Patienten in der gesamten perioperativen Phase zu minimieren. Dies gilt von der Abfahrt auf der Station bis zur Wiederankunft dort – also nicht nur während der unmittelbaren Operation! Zur Verminderung von Wärmeverlusten können (gewärmte) Decken, Isolierfolien, Wärmestrahler, Wärmematten und gewärmte Infusionen eingesetzt werden. Die effektivste Art der Wärmung besteht im Einsatz von Warmluft-Systemen und sollte als Standard, zu mindest für längere Eingriffe, gefordert werden. Nicht verhindern lässt sich die unter Narkose auftretende Wärmeumverteilung durch periphere Vasodilatation. Welche Wärmemaßnahmen angewendet werden, sollte im Hinblick auf Operation und Narkosedauer individuell entschieden werden.
Unter dem Aspekt der Vermeidung eines postoperativen Shivering kann bei besonders gefährdeten Patienten einer totalen intravenösen Anästhesie der Vorzug gegenüber einer Inhalationsanästhesie gegeben werden. Auch sollte auf den Einsatz von Lachgas verzichtet werden.
Zur medikamentösen Prophylaxe und Behandlung des postoperativen Shiverings sind Clonidin und Pethidin am gebräuchlichsten. Für beide ist eine gute Wirkung gegen Shivering nachgewiesen. Als Alternativen können Tramadol und Nalbuphin eigesetzt werden (Tabelle 5).
Bei der Patientenversorgung ist eine Steigerung der Qualität und eine Senkung der Morbidität anzustreben. Ein primärer finanzieller Mehraufwand für Geräte und Medikamente im Rahmen der Prophylaxe und Therapie des Shiverings kann zur Kostenersparnis durch verminderte Komplikationsraten und kürzere Betreuungszeiten im Aufwachraum führen. Nicht außer Acht gelassen werden darf die weit bessere Patientenzufriedenheit.

Literatur

1. Alfonsi P, Hongnat JM, Lebrault C, Chauvin M (1995) The effects of pethidine, fentanyl and lignocaine on postanaesthetic shivering. Anaesthesia 50:214–217
2. Aschoff J, Wever R (1958) Kern und Schale im Wärmehaushalt des Menschen. Naturwissenschaften 45:477
3. Baxendale BR, Mahajan RP, Crossley AW (1994) Anticholinergic premedication influences the incidence of postoperative shivering. Br J Anaesth 72:291–294
4. Bay J, Nunn JF, Prys-Roberts C (1968) Factors influencing arterial PO_2 during recovery from anaesthesia. Br J Anaesth 40:398–407
5. Bissonnette B (1993) Thermoregulation and paediatric anaesthesia. Curr Opin Anaesthesiol 6:537–542
6. Camus Y, Delva E, Cohen S, Lienhart A (1996) The effects of warming intravenous fluids on intraoperative hypothermia and postoperative shivering during prolonged abdominal surgery. Acta Anaesthesiol Scand 40:779–782
7. Carli F, Emery PW, Freemantle CA (1989) Effect of peroperative normothermia on postoperative protein metabolism in elderly patients undergoing hip arthroplasty. Br J Anaesth 63:276–282
8. Cheong KF, Low TC (1995) Propofol and postanaesthetic shivering. Anaesthesia 50:550–552
9. Ciofolo MJ, Clergue F, Devilliers C, Ben Ammar M, Viars P (1989) Changes in ventilation, oxygen uptake, and carbon dioxide output during recovery from isoflurane anesthesia. Anesthesiology 70:737–741
10. Crossley AW (1993) Postoperative shivering. Br J Hosp Med 49:204–208
11. Crossley AW, McVey FK, Cartwright DP (1991) Perioperative shivering. Lancet 338:1026
12. Delaunay L, Bonnet F, Liu N, Beydon L, Catoire P, Sessler DI (1993) Clonidine comparably decreases the thermoregulatory thresholds for vasoconstriction and shivering in humans. Anesthesiology 79:470–474
13. Frank SM, Beattie C, Christopherson R, Norris EJ, Rock P, Parker S, Kimball AW Jr (1992) Epidural versus general anesthesia, ambient operating room temperature, and patient age as predictors of inadvertent hypothermia. Anesthesiology 77:252–257
14. Frank SM, Beattie C, Christopherson R, Norris EJ, Perler BA, Williams GM, Gottlieb SO (1993) Unintentional hypothermia is associated with postoperative myocardial ischemia. The Perioperative Ischemia Randomized Anesthesia Trial Study Group. Anesthesiology 78:468–476
15. Frank SM, Fleisher LA, Olson KF, Gorman RB, Higgins MS, Breslow MJ, Sitzmann JV, Beattie C (1995) Multivariate determinants of early postoperative oxygen consumption in elderly patients. Effects of shivering, body temperature, and gender. Anesthesiology 83:241–249

16. Frank SM, Higgins MS, Breslow MJ, Fleisher LA, Gorman, RB, Sitzmann JV, Raff H, Beattie C (1995) The catecholamine, cortisol and hemodynamic responses to mild perioperative hypothermia. A randomized clinical trial. Anesthesiology 82:83–93

17. Fritz H, Schwarzkopf K, Hoff H, Kurzweg V, Hartmann M, Klein U (2001) Urapidil zur Therapie von postanästhetischem Shivering nach Allgemeinanästhesie. Eine placebokontrollierte Pilotstudie. Anaesthesist 50:406–410

18. Giesbrecht GG, Ducharme MB, McGuire JP (1994) Comparison of forced-air patient warming systems for perioperative use. Anesthesiology 80:671–679

19. Glosten B, Hynson J, Sessler DI, McGuire J (1993) Preanesthetic skin-surface warming reduces redistribution hypothermia caused by epidural block. Anesth Anal 77:488–493

20. Goto T, Matsukawa T, Sessler DI, Uezono, S, Ishiguro Y, Ozaki M, Morita S (1999) Thermoregulatory thresholds for vasoconstriction in patients anesthetized with various 1-minimum alveolar concentration combinations of xenon, nitrous oxide, and isoflurane. Anesthesiology 91:626–632

21. Götz E, Bogosyan S, Muller E, Litz R (1995) Die Behandlung postoperativen Shiverings mit Nalbuphin. Anasthesiol Intensivmed Notfallmed Schmerzther 30:28–31

22. Grundmann U, Berg K, Stamminger U, Juckenhofel S, Wilhelm W (1997) Vergleichende Untersuchung von Pethidin und Clonidin zur Prophylaxe des postoperativen Kältezitterns. Eine prospektive, randomisierte, plazebokontrollierte Doppelblindstudie. Anasthesiol Intensivmed Notfallmed Schmerzther 32:36–42

23. Holdcroft A, Hall GM, Cooper GM (1979) Redistribution of body heat during anaesthesia. A comparison of halothane, fentanyl and epidural anaesthesia. Anaesthesia 34:758–764

24. Horn EP, Werner C, Sessler DI, Steinfath M, Schulte am Esch J (1997) Late intraoperative clonidine administration prevents postanesthetic shivering after total intravenous or volatile anesthesia. Anesthesia & Analgesia 84:613–617

25. Horn EP, Standl T, Sessler DI, Knobelsdorff G von, Buchs C, Schulte am Esch J (1998) Physostigmine prevents postanesthetic shivering as does meperidine or clonidine. Anesthesiology 88:108–113

26. Jones HD, McLarren CAB (1965) Postoperative shivering and hypoxaemia after halothane, nitrous oxide and oxygen anaesthesia. Br J Anaesthesiol 37:35–41

27. Joris J, Banache M, Bonnet F, Sessler DI, Lamy M (1993) Clonidine and ketanserin both are effective treatment for postanesthetic shivering. Anesthesiology 79:532–539

28. Just B, Trevien V, Delva E, Lienhart A (1993) Prevention of intraoperative hypothermia by preoperative skin-surface warming. Anesthesiology 79:214–218

29. Kurz A, Plattner O, Sessler DI, Huemer G, Redl G, Lackner F (1993) The threshold for thermoregulatory vasoconstriction during nitrous oxide/isoflurane anesthesia is lower in elderly than in young patients. Anesthesiology 79:465–469

30. Kurz A, Go JC, Sessler DI, Kaer K, Larson MD, Bjorksten AR (1995) Alfentanil slightly increases the sweating threshold and markedly reduces the vasoconstriction and shivering thresholds. Anesthesiology 83:293–299

31. Kurz A, Sessler DI, Birnbauer F, Illievich UM, Spiss CK (1995) Thermoregulatory vasoconstriction impairs active core cooling. Anesthesiology 82:870–876

32. Kurz A, Sessler DI, Christensen R, Dechert M (1995) Heat balance and distribution during the core-temperature plateau in anesthetized humans. Anesthesiology 83:491–499

33. Kurz A, Sessler DI, Lenhardt R (1996) Perioperative normothermia to reduce the incidence of surgical-wound infection and shorten hospitalization. Study of Wound Infection and Temperature Group. New Engl J Med 334:1209–1215

34. Leslie K, Sessler DI (1996) Reduction in the shivering threshold is proportional to spinal block height. Anesthesiology 84:1327–1331

35. Leslie K, Sessler DI, Bjorksten AR, Ozaki M, Matsukawa T, Schroeder M, Lin S (1994) Propofol causes a dose-dependent decrease in the thermoregulatory threshold for vasoconstriction but has little effect on sweating. Anesthesiology 81:353–360

36. Mahajan RP, Grover VK, Sharma SL, Singh H (1987) Intraocular pressure changes during muscular hyperactivity after general anesthesia. Anesthesiology 66:419–421

37. Matsukawa T, Sessler DI, Christensen R, Ozaki M, Schroeder M (1995) Heat flow and distribution during epidural anesthesia. Anesthesiology 83:961–967

38. Nalda MA, Gomar C, Luis M (1985) The effect of ketanserin on post-anaesthetic vasoconstriction and shivering. Eur J Anaesthesiol 2:265–277

39. Niewenhuys R, Voogd J, Huijzen C van (1991) Das Zentralnervensystem des Menschen, 2. Aufl. Springer, Berlin Heidelberg, S 305–336

40. Sarma V, Fry EN (1991) Doxapram after general anaesthesia. Its role in stopping shivering during recovery. Anaesthesia 46:460–461

41. Scherer R (1997) Intraoperative Wärmekonservierung – Viel Lärm um heiße Luft? Anaesthesist 46:81–90

42. Schmied H, Kurz A, Sessler DI, Kozek S, Reiter A (1996) Mild hypothermia increases blood loss and transfusion requirements during total hip arthroplasty. Lancet 347:289–292

43. Schoser G, Messmer M (1999) Perioperative Hypothermie. Anaesthesist 48:931–943

44. Sessler DI, Moayeri A (1990) Skin-surface warming: heat flux and central temperature. Anesthesiology 73:218–224

45. Sharkey A, Gulden RH, Lipton JM, Giesecke AH (1993) Effect of radiant heat on the metabolic cost of postoperative shivering. Br J Anaesth 70:449–450

46. Simon E (1974) Temperature regulation: the spinal cord as a site of extrahypothalamic thermoregulatory functions. Rev Physiol Biochem Pharmacol 71:1–76

47. Simon E (1997) Wärmehaushalt und Temperaturregelung. In: Schmidt RF, Thews G (Hrsg) Physiologie des Menschen. 27. Springer, Berlin Heidelberg, S 649–71

48. Stoen R, Sessler DI (1990) The thermoregulatory threshold is inversely proportional to isoflurane concentration. Anesthesiology 72:822–827

49. Takada K, Clark DJ, Davies F, Tonner PH, Krause TKW, Bertaccini E, Maze M (2002) Meperidine exerts agonist activity at the a_{2B}-adrenoceptor subtype. Anesthesiology 96:1420–1426

50. Talke P, Tayefeh F, Sessler DI, Jeffrey R, Noursalehi M, Richardson C (1997) Dexmedetomidine does not alter the sweating threshold, but comparably and linearly decreases the vasoconstriction and shivering thresholds. Anesthesiology 87:835–841

51. Tsai YC, Chu KS (2001) A comparison of tramadol, amitriptyline, and meperidine for postepidural anesthetic shivering in parturients. Anesth Analg 93:1288–1292

52. Vanderstappen I, Vandermeersch E, Vanacker B, Mattheussen M, Herijgers P, Aken H van (1996) The effect of prophylactic clonidine on postoperative shivering. A large prospective double-blind study. Anaesthesia 51:351–355

53. Vassilieff N, Rosencher N, Sessler DI, Conseiller C (1995) Shivering threshold during spinal anesthesia is reduced in elderly patients. Anesthesiology 83:1162–1166

54. Weyland W, Fritz U, Fabian S, Jaeger H, Crozier T, Kietzmann D, Braun U (1994) Effektivität von Wärmern in extubierten postoperativen Patienten. Anaesthesist 43:648–657

55. Witte J de, Sessler MD (2002) Perioperative shivering. Anesthesiology 96:467–484

56. Witte J de, Deloof T, Veylder J de, Housmans PR (1997) Tramadol in the treatment of postanesthetic shivering. Acta Anaesthesiol Scand 41:506–510

57. Witte J de, Kim JS, Sessler DI, Bastanmehr H, Bjorksten AR (1998) Tramadol reduces the sweating, vasoconstriction, and shivering thresholds. Anesth Analg 87:173–179

aus: Der Anaesthesist 10/02, S. 868–881

H. Kisch-Wedel · M. Thiel · Klinik für Anästhesiologie, Klinikum Großhadern, München

Anästhesie bei allergischer Diathese

Allergische Diathese, typische Auslöser in der perioperativen Phase, perioperative Prophylaxe

Anaphylaktische Reaktionen treten während Anästhesie bei ca. 1 von 13.000 Patienten auf. Grundsätzlich können alle Substanzen, die zur Anästhesie eingesetzt werden, Anaphylaxien auslösen. Häufigste Auslöser sind jedoch Muskelrelaxanzien, Naturlatex und Antibiotika. Eine ausführliche Anamnese bezüglich Allergien, atopischen Vorerkrankungen und berufsbedingtem Risiko sowie in ausgewählten Fällen eine präoperative Allergietestung sind Voraussetzung für eine konsequente Antigenvermeidung und Substitution durch geeignete Substanzen. Als Besonderheit ist bei Patienten mit Spina bifida prinzipiell die Durchführung einer Anästhesie in naturlatexfreier Umgebung zu empfehlen. Zusätzlich ist bei positiver Anamnese schwerer Reaktionen eine medikamentöse Prophylaxe mit H_1- und H_2-Antagonisten, unter strenger Indikationsstellung evtl. auch mit Glukokortikoiden, sinnvoll. Tritt während Anästhesie eine schwere Anaphylaxie auf, ist die Antigenzufuhr zu stoppen und als wesentlicher Bestandteil der medikamentösen Therapie Adrenalin intravenös zu verabreichen sowie für einen ausreichenden intravasalen Volumenersatz zu sorgen. An zweiter Stelle stehen die Inhalation von β2-Agonisten, bzw. Fenoterol oder Adrenalin bei Bronchospasmus, sowie die intravenöse Gabe von H_1- und H_2-Rezeptorantagonisten und Glukokortikoiden.

Allergische Diathese

Das intakte Immunsystem dient der Abwehr von Mikroorganismen, Toxinen und neoplastischen Zellen. Dies erfolgt durch die Bildung von Antikörpern (Immunglobulinen, Ig; Tabelle 1), die Bestandteile von Bakterien, Viren oder Tumorzellen als fremd (Antigen) erkennen. Damit Substanzen als Antigene wirken, müssen sie ein Molekulargewicht (MG) größer als 800 besitzen. Moleküle mit einem MG kleiner als 800 (Haptene) können nach Bindung an Proteine (Träger) Antigene darstellen (Immunogen=Hapten+Träger). Der „Eintrag des Antigens in das immunologische Gedächtnis" ist verbunden mit der Produktion antigenspezifischer Antikörper. Bei erneutem Kontakt des Organismus mit dem Antigen oder einer Substanz mit ähnlicher Struktur (Kreuzreaktivität) kann das Immunsystem wesentlich schneller antworten.

Reagiert das Immunsystem überschießend auf ein Antigen, kann dies den Organismus gefährden. In diesem Fall liegt eine allergische Diathese vor. Anaphylaktische Reaktionen, d. h. akute und lebensbedrohliche Formen der allergischen Diathese, tre-

Bei einer allergischen Diathese reagiert das Immunsystem überschießend auf ein Antigen

Dr. med. Hille Kisch-Wedel
Klinik für Anästhesiologie, Klinikum Großhadern, Marchioninistr. 27, 81377 München
E-Mail: hille.kisch-wedel@icf.med.uni-muenchen.de

Tabelle 1
Eigenschaften der Immunglobuline IgG$_1$–IgG$_4$, IgA, IgD und IgM: Molekulargewicht, Plazentagängigkeit und Serumhalbwertszeit, sowie die Zellen, auf denen das F$_c$-Fragment der Ig bindet

	IgG$_{1,2}$	IgG$_3$	IgG$_4$	IgM	IgA$_{1,2}$	IgD	IgE
Molekulargewicht	146.000	170.000	146.000	970.000	160.000	184.000	188.000
Plazentagängigkeit	+/±	+	+	–	–	–	–
Serumhalbwertszeit [Tage]	IgG$_1$: 21 IgG$_2$: 20	7	21	5	6	3	2
Zellbindung	Neutrophile, mononukleäre Zellen Eosinophile				Neutrophile, mononukleäre Zellen Eosinophile, seromuköse Sekrete	B-Lymphozyten	Mastzelle Basophile, mononukleäre Zellen Lymphozyten Thrombozyten

ten intraoperativ mit einer ▶Inzidenz von 1:13 000 Allgemeinanästhesien auf [21]. Frauen sind von allergischen Reaktionen 2,5-mal häufiger betroffen als Männer. Anaphylaktische Reaktionen gibt es in allen Altersgruppen, vornehmlich jedoch im Alter zwischen 10 und 50 Jahren.

Nur selten führt eine Anaphylaxie trotz adäquater Therapie zum Tod des Patienten: 0,5% der Patienten mit anaphylaktischen Reaktionen in der perioperativen Phase versterben [19], bzw. 2 Todesfälle ereigneten sich durch Anaphylaxie bei 481.752 Patientenaufnahmen in das Krankenhaus [13].

Epidemiologische Untersuchungen geben Hinweise darauf, dass atopische Erkrankungen wie die allergische Rhinitis, das allergische Asthma oder das atopische Ekzem einen Risikofaktor für das Auftreten einer anaphylaktischen Reaktion, speziell auf Latex [38] darstellen.

Immunologische Mechanismen

Nach Gell u. Coombs werden 4 Formen der Allergie unterschieden:

▶Typ I ist die anaphylaktische Sofortreaktion. Ihr liegt meist die Reaktion von IgE zu Grunde. Beispiele: Allergie auf Naturlatex oder Muskelrelaxanzien.

▶Typ II ist eine zytotoxische Reaktion, die durch Antikörper der Klassen IgG und IgM vermittelt wird. Diese interagieren beispielsweise mit Antigenen auf der Zelloberfläche von Erythrozyten, Leukozyten und Thrombozyten, wodurch Komplement und antikörperabhängige Effektormechanismen aktiviert werden. Beispiele: Febrile Transfusionsreaktion durch antileukozytäre Antikörper, Hämolyse nach Übertragung von blutgruppeninkompatiblem Blut.

▶Typ III stellt eine immunkomplexvermittelte (Immunkomplex=Antigen+IgG- oder IgM-Antikörper) Reaktion dar, die zur Aktivierung von mononukleären Phagozyten und Granulozyten führt. Beispiel: Hypersensitivität auf Dextran.

▶Typ IV ist schließlich eine zellvermittelte Reaktion, die sich in 2 Formen unterteilen lässt:

▶Typ IVa beruht auf Reaktionen von CD8 positiven zytotoxischen T-Lymphozyten. Beispiel: medikamenteninduzierte Zytopenien.

▶Typ IVb erfolgt durch die Bildung von Lymphokinen (Zytokinen) nach Kontakt von CD4-positiven T-Helfer-Lymphozyten mit anderen antigenpräsentierenden Zellen. Beispiele: Kontaktekzem, medikamenteninduziertes Fieber.

Bei 58% der Patienten mit anaphylaktischer Sofortreaktion wurden für das auslösende Antigen spezifische Antikörper der IgE-Klasse nachgewiesen (Typ-I-Allergie, Abb. 1; [16]). Daher ist v. a. diese Reaktion in der perioperativen Phase von Bedeutung.

Bei der Typ-I-Reaktion werden zellständige IgE-Antikörper auf Mastzellen und basophilen Granulozyten durch das Antigen quervernetzt und dadurch Mastzellen

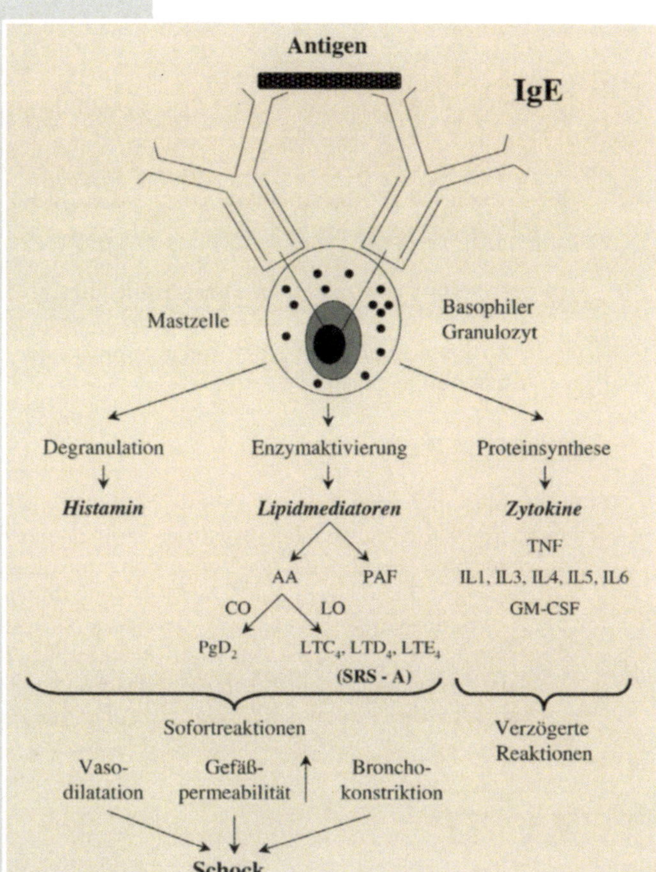

Abb. 1 ◀ **Typ-I-Reaktion: Die Bindung des Antigens an das F_{ab}-Fragment zellständiger IgE-Antikörper auf Mastzellen und auf basophilen Granulozyten führt zur Aktivierung der Zellen und Freisetzung von Mediatoren** (*Ig* Immunglobulin, *AA* Arachidonsäure, *CO* Zyklooxygenase, *LO* Lipoxygenase, *PAF* Plättchen aktivierender Faktor, *Pg* Prostaglandin, *LT* Leukotriene, *SRS-A* „slow reacting substances of anaphylaxis", *TNF* Tumornekrosefaktor, *IL* Interleukin, *GM-CSF* Granulozyten- und Makrophagen-Kolonie stimulierender Faktor)

bzw. basophile Granulozyten aktiviert. Dies führt zur Degranulation und Freisetzung zahlreicher Mediatoren, z. B. biogener Amine (v. a. Histamin), zur Bildung von Lipidmediatoren und schließlich zur Neusynthese von Zytokinen.

Zu den Lipidmediatoren zählen der „platelet activating factor" (PAF) und die Produkte der Arachidonsäure. Die Metabolisierung der Arachidonsäure auf dem Zyklooxygenaseweg führt zur Bildung der Prostaglandine D_2 und auf dem Lipooxygenaseweg zur Bildung der Leukotriene C_4, D_4 und E_4. Die Leukotriene werden unter dem Begriff „slow reacting substances of anaphylaxis" (SRS-A) zusammengefasst und bewirken eine ▶**Bronchokonstriktion**. Die Freisetzung und Bildung dieser Mediatoren erfolgt sehr schnell und erklärt den Ablauf einer Anaphylaxie als Sofortreaktion innerhalb von 10–30 min. Histamin ist ein potenter Vasodilatator und steigert die Permeabilität der Gefäße. Als Folge sequestriert Flüssigkeit von intravaskulär in den interstitiellen Raum. Durch Abnahme des peripheren Widerstandes kommt es zur arteriellen Hypotension bis zum Vollbild des anaphylaktischen Schocks. Die Mangelversorgung des Organismus mit Sauerstoff im Schock kann weiter verstärkt werden, wenn durch die Bildung von Leukotrienen eine Bronchokonstriktion auftritt.

Reaktionen, die klinisch als Soforttyp einer anaphylaktischen Reaktion imponieren und bei denen sich keine IgE-Antikörper als Ursache nachweisen lassen, nennt man anaphylaktoid. Klinisch lassen sich anaphylaktische und anaphylaktoide Reaktionen nicht unterscheiden. Mastzellen oder Granulozyten können auch direkt durch Komplement oder durch Proteinaggregate aktiviert werden. Weiterhin können Interaktionen mit dem Arachidonsäuremetabolismus, z. B. durch Zyklooxygenasehemmer, zu anaphylaktoiden Reaktionen führen.

Klinische Symptomatik der Typ-I-Allergie

Klinisch lässt sich die Symptomatik der IgE-vermittelten Sofortreaktion in 4 Schweregrade unterteilen:

▶**Bronchokonstriktion**

► **Schweregrad I** stellt die lokale Urtikaria im Kontaktbereich zum Allergen dar.
► **Schweregrad II** schließt die Reaktion entfernt gelegener Hautareale ein, z. B. in Form eines Lidödems.
► **Schweregrad III** ist durch zusätzliche Schleimhautsymptome wie Konjunktivitis, Rhinitis, Larynxödem, Bronchospasmus oder eine gastrointestinale Symptomatik mit Übelkeit, Erbrechen und Hypotonie gekennzeichnet.
► **Schweregrad IV** ist als anaphylaktischer Schock aufgrund eines ausgeprägten Permeabilitätsödems bis hin zum Atem- und Herz-Kreislauf-Stillstand definiert.

Auslöser allergischer Reaktionen während Anästhesie

Typische Auslöser anaphylaktischer und anaphylaktoider Reaktionen in der Anästhesie sind in Abb. 2 aufgeführt.

Muskelrelaxanzien

Etwa 69% aller anaphylaktischen Reaktionen während einer Allgemeinanästhesie werden durch Muskelrelaxanzien hervorgerufen [21]. Von den klinisch relativ häufig auftretenden leichten allergischen Reaktionen durch unspezifische Histaminfreisetzung (z. B. Atracurium) sind schwere anaphylaktische Reaktionen abzugrenzen. Die Häufigkeit der Reaktionen auf die einzelnen Muskelrelaxanzien ist in Abb. 2 dargestellt [21].

Unter Berücksichtigung der anaphylaktischen Reaktionen auf Muskelrelaxanzien bezogen auf die exponierten Patienten waren Succinylcholin und Rocuronium häufigste Auslöser anaphylaktischer Reaktionen, gefolgt von Pancuronium und Vecuronium. Am sel-

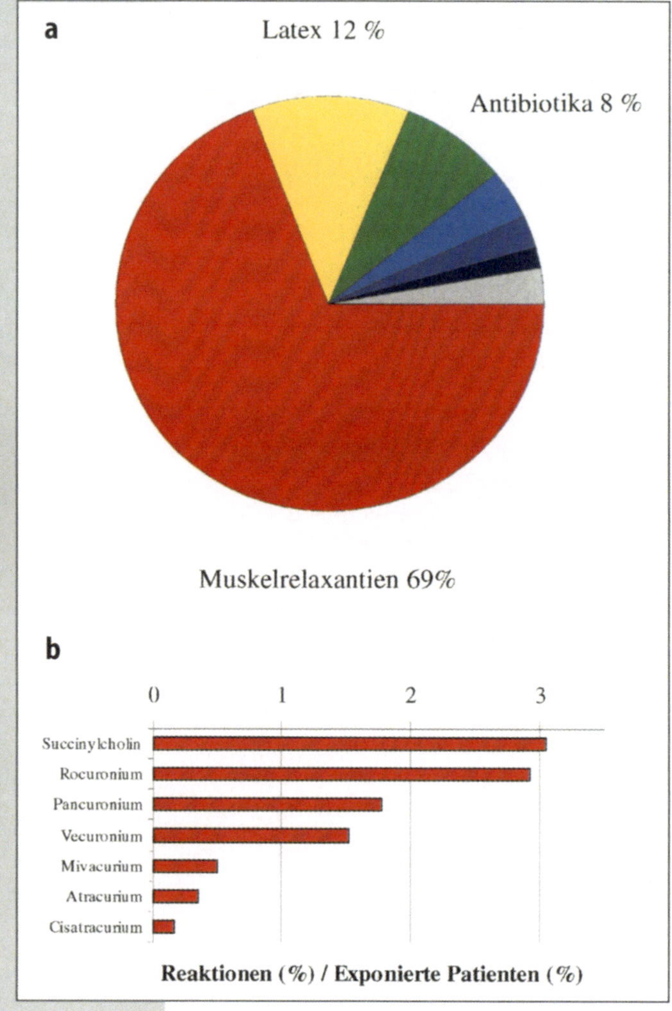

Abb. 2 ◄ a **Muskelrelaxanzien, Latex und Antibiotika sind häufigste Auslöser anaphylaktischer Reaktionen in der Anästhesie.** b **Reaktionen auf Muskelrelaxanzien. Bezogen auf die Zahl der exponierten Patienten waren Succinylcholin und Rocuronium häufigste Auslöser anaphylaktischer Reaktionen, gefolgt von Pancuronium und Vecuronium. Am seltensten waren Atracurium und Cisatracurium involviert** [21]

tensten waren Atracurium und Cisatracurium involviert [21]. Muskelrelaxanzien sind Diammoniumsalze mit einer quaternären Ammoniumgruppe. Die Länge der Verbindungskette zwischen den Ammoniumgruppen scheint eine entscheidende Rolle für das Auftreten allergischer Reaktionen zu spielen. Muskelrelaxanzien mit einem Abstand zwischen den beiden Ammoniumgruppen von ca. 6 Angström oder bewegliche Moleküle (z. B. Succinylcholin) sind signifikant häufiger Auslöser anaphylaktischer Reaktionen. Diammoniumsalze mit einer Verbindungskette, die kürzer als 4 Angström ist oder eine unbewegliche Molekülstruktur aufweisen (z. B. Pancuronium), rufen seltener anaphylaktische Reaktionen hervor. Aufgrund der strukturellen Ähnlichkeit aller Muskelrelaxanzien ergibt sich das Problem der Kreuzreaktivität: 70% der Patienten, die auf ein Muskelrelaxans anaphylaktisch reagieren, weisen eine Hypersensitivität auf ein weiteres Muskelrelaxans auf [19]. Daher ist bei positiver Anamnese eine präoperative Testung z. B. mit dem Prick-Test oder „enzyme linked immunoabsorbent assay" (IgE-ELISA) auf verschiedene Muskelrelaxanzien bei elektiven Eingriffen sinnvoll, um auch kreuzreagierende Substanzen konsequent zu vermeiden. Falls auf eine Muskelrelaxation bei dringlichen Eingriffen nicht verzichtet werden kann, ist die Wahl eines Muskelrelaxans aus einer anderen Substanzgruppe indiziert: So kann das depolarisierende Muskelrelaxans Suxamethonium durch ein nichtdepolarisierendes Muskelrelaxans und ein Muskelrelaxans vom Typ des Benzylisocholins (Atracurium, Doxacurium, Mivacurium) durch ein Muskelrelaxans mit steroidalem Grundgerüst (Pancuronium, Vecuronium, Pipecuronium, Rocuronium) und umgekehrt ersetzt werden.

Bemerkenswert ist, dass das Stereoisomer Cisatracurium anders als Atracurium kein Histamin freisetzt [7]. Cisatracurium und Atracurium können kreuzantigen wirken und anaphylaktische Reaktionen hervorrufen [10]. Es empfiehlt sich daher, diese Substanzen bei bekannter Hypersensitivität nicht ersatzweise füreinander anzuwenden.

Latex

Latex ist der zweithäufigste Auslöser (12%) anaphylaktischer Reaktionen in der Anästhesie [21]. Latex ist ein Naturprodukt und wird aus dem proteinhaltigen Milchsaft des Gummibaumes *Hevea brasiliensis* gewonnen. Der Gummibaum bildet aus einzelnen Isoprenmolekülen durch Polymerisation langkettige Polyisopren-Fadenmoleküle. Der „rubber elongation factor" (REF) katalysiert diese Polymerisation. Der REF stellt meist das Antigen dar. Neben dem REF wurden weitere Proteine identifiziert, die auch eine Bildung von Antikörpern der Immunglobulinklasse E auslösen können (Tabelle 2).

Während diese natürlichen Proteine vorwiegend zur potentiell lebensbedrohlichen Typ-I-Allergie führen können, verursachen herstellungsbedingte Inhaltsstoffe der Latexprodukte wie Ethylenoxid, Thiurame, Dithiocarbamate, Puderbestandteile und Benzothiazole häufiger Allergien vom Typ IV, die sich meist als chronisches Kontaktekzem manifestieren.

Risikogruppen

Die Prävalenz einer Allergie auf Naturlatex in der Allgemeinbevölkerung liegt bei 0,7–1,1% [25]. Häufiger tritt eine Sensibilisierung gegenüber Produkten aus Latex bei bereits vorbestehenden atopischen Erkrankungen auf, wie z. B. bei Neurodermitis,

Kreuzreaktivität: 70% der Patienten, die auf ein Muskelrelaxans anaphylaktisch reagieren, weisen eine Hypersensitivität auf ein weiteres Muskelrelaxans auf

Latex ist der zweithäufigste Auslöser (12%) anaphylaktischer Reaktionen in der Anästhesie

Die Prävalenz einer Allergie auf Naturlatex in der Allgemeinbevölkerung liegt bei 0,7–1,1%

Tabelle 2
Antigene in Latexprodukten

Antigene in Latexprodukten	Molekulargewicht
„rubber elongation factor" (REF)	14.000 [6]
Hevamin	30.000 [14]
Prenyltransferase	38.000 [24]
Hevein, N-Domäne	51.000 [20]
Hevein, C-Domäne	14.000 [22]
Weitere Proteine	46.000, 110.000

Asthma bronchiale und Heuschnupfen [38]. Eine erhöhte Prävalenz findet sich bei Ärzten mit 9,9% sowie bei Ärzten mit Vorerkrankungen aus dem atopischen Formenkreis mit bis zu 24% [2]. Aufgrund dieses hohen Sensibilisierungspotentials wurde Naturlatex in die MAK- (Maximale Arbeitsplatzkonzentration) und die BAT- (Biologische-Arbeitsstoff-Toleranz)-Liste aufgenommen [40]. Die 1997 veröffentlichte Technische Regel Gefahrenstoffe (TRGS 540) schreibt die Kennzeichnung sensibilisierender Gefahrenstoffe mit den Abkürzungen R42/R43, R42 oder R43 vor [4]. Aufgrund des ausgeprägten Sensibilisierungspotentials von Naturlatexprodukten ist bei der Anamnese nach einer Latexexposition im Beruf zu fragen. Auch Nahrungsmittelallergien sind zu evaluieren, da eine Kreuzreaktivität von latexproteinspezifischen IgE-Antikörpern gegen Banane und Avocado bestehen kann [18].

Eine mögliche Kreuzallergie zu zahlreichen weiteren Früchten, wie der Kiwi, Passionsfrucht, Feige, Papaya, Milch der Kastanie, des Weihnachtssterns, sowie dem Ficus benjaminii (Gummibaum), ist anzunehmen. Bemerkenswert ist, dass 30–40% aller Patienten mit angeborener Spina bifida an einer Latexallergie mit anaphylaktischen Symptomen bei Exposition leiden und die Prävalenz der Latexallergie bei Kindern mit Spina bifida bei 59% liegt [34]. Diskutiert als Ursache dieser hohen Prävalenz werden eine angeborene Prädisposition und der häufige Kontakt mit Latexmaterialien durch wiederholte Kateterisierungen etc. Bei Patienten mit angeborener Spina bifida ist eine latexfreie Anästhesie durchzuführen.

▶ **Diagnostik.** Ergibt sich anamnestisch der Verdacht auf eine Latexallergie, ist bei elektiven Eingriffen eine präoperative Diagnostik durch Testung sinnvoll. Allerdings kann bereits durch die Hauttestung, die eine leichte Form eines Provokationstestes darstellt, eine schwere anaphylaktische Reaktion hervorgerufen werden. Aus diesem Grund sollte bei Verdacht auf eine schwere Latexallergie zunächst die In-vitro-Diagnostik und nur bei negativem Testergebnis auch der Prick-Test durchgeführt werden.

Die Hauttestung ist bei allen leichteren Formen der Latexallergie z. B. in Form des ▶ **Prick-Testes** sinnvoll: Das verdünnte Allergen, die Negativkontrolle (Substanz zur Verdünnung des Allergens z. B. 0,9%iges NaCl und die Positivkontrolle (Histaminlösung, 1 mg/ml) wird am Vorderarm auf ein markiertes Areal getropft und dann mit einer Lanzette (Durchmesser 1 mm) durch die Haut gestochen. Eine Reaktion sollte bereits 10–15 min danach auftreten und wird mit der Negativ- und der Positivkontrolle verglichen. Eine positive Reaktion zeigt eine Schwellung und Rötung an der entsprechenden Stelle mit einem Durchmesser von mehr als 3 mm.

In vitro kann durch einen „enzyme linked immunoabsorbent assay" (▶ **IgE-ELISA-Test**) oder einen „radioallergosorbent assay" (▶ **IgE-RAST-Test**) das Vorliegen spezifischer Antikörper für Latexproteine nachgewiesen werden. Der Patient kommt dabei nicht in Kontakt mit dem Allergen. Vorteile des Prick-Testes sind die einfachere Durchführbarkeit, die bessere Sensitivität und höhere Spezifität gegenüber dem ELISA. So zeigten 48 von 55 Patienten, die im Skin-Prick-Test positiv waren, auch einen positiven ELISA (Sensitivität 87%). Der ELISA war jedoch auch bei 17 Patienten positiv, die einen negativen Prick-Test hatten (Spezifität 66%) [15]. ELISA und RAST korrelierten ausgezeichnet mit dem Haut-Prick-Test [33].

Eine anaphylaktische Reaktion kann nach einem allergischem Ereignis durch den Nachweis von Tryptase ex post gesichert werden; dieses Enzym wird aus der Mastzelle während einer anaphylaktischen Reaktion freigesetzt und kann im Serum 45–60 min bis spätestens 6 h nach der Reaktion nachgewiesen werden [35].

▶ **Vermeidung der Latexexposition.** Wichtigster Faktor der Prophylaxe ist die Vermeidung der Antigen- bzw. Latexexposition infolge Haut-, Schleimhaut-, intravenösen oder auch inhalativen Kontaktes. Letzerer tritt beim Abstreifen von Gummihandschuhen auf; hierdurch werden Latexpartikel in die Luft zerstäubt. Daher ist die Benutzung ungepuderter Naturlatexhandschuhe am Arbeitsplatz als äußerst sinnvolle Schutzmaßnahme vor einer aerogenen Naturlatexsensibilisierung, insbesondere auch des medizinischen Personals, nach der „Technischen Regel für Gefahrenstoffe TRGS 540" verbindlich [37]. Selbstverständlich dürfen keine Handschuhe aus Naturlatex – gepudert oder ungepudert – bei der Versorgung von Patienten mit Latexallergie getragen werden. Zudem sollte ein Patient mit Latexallergie morgens als Erster im Saal operiert werden, da dann die Luft noch nicht mit Latex kontaminiert wurde. Voraussetzung für die weitere Vermeidung einer Antigenexposition ist die Durchführung der Anästhesie am latexfreien Arbeitsplatz durch Zusammenstellung eines ▶ **naturlatexfreien Sets** (ein Beispiel Abb. 3).

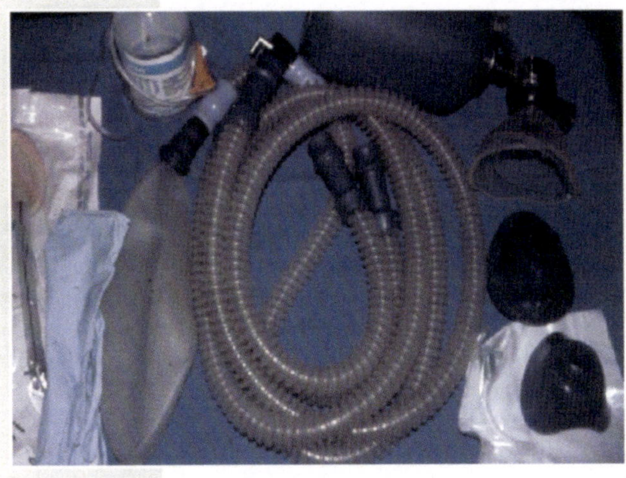

Abb. 3 ◄ Beispiel eines „latexfreien Sets" bestehend aus naturlatex-freien Handschuhen, naturlatexfreiem Faltenschlauch aus Plastik, Silikonmasken und -beatmungsbeutel, sowie Silikonguedeltubus, latexfreien Handschuhen, Hartplastik-Y-Stück und Sauerstoffmaske mit Silikonschlauch

Latexfreie Anästhesieprodukte sind problemlos erhältlich. Als eine Orientierungshilfe dient z. B. die Internetseite. Sie gibt an, ob Naturlatex in einer Auswahl anästhesiologischer Gebrauchsmaterialen [16] enthalten ist oder das Produkt latexfrei ist. Es empfiehlt sich, eine solche Liste speziell für die eigenen Arbeitsbereiche in Zusammenarbeit mit den Firmen und den Verantwortlichen für den Einkauf von Medizinprodukten zu erarbeiten, da sich die Zusammensetzung der Produkte häufig ändert. Erleichtert wird dies durch die genannte Kennzeichnungspflicht in der TRGS 540 für sensibilisierende Stoffe (R42/R43) [4]. Insbesondere müssen alle an der perioperativen Betreuung beteiligten Personen einschließlich der Operateure, des OP-Pflegepersonals und des Anästhesie-Pflegepersonals über die Latexallergie des Patienten informiert werden.

Die Naturlatexallergie ist zwar häufig eine berufsbedingte Erkrankung, jedoch nur selten eine Berufskrankheit, da meist durch prophylaktische Maßnahmen (Vermeidung der Antigenexposition) der Betroffene weiter am Arbeitsplatz eingesetzt werden kann. Ist durch die Erkrankung des Versicherten ein weiterer Einsatz am Arbeitsplatz nicht möglich, ist eine ▶ **Berufskrankheits-Verdachtsmeldung** (BK 5101 Haut) im Einvernehmen mit dem Betroffenen sinnvoll. In diesen Fällen ist die Latexallergie als Berufskrankheit bei der zuständigen Unfallversicherung meldepflichtig [40].

▶ **Berufskrankheits-Verdachtsmeldung**

Tabelle 3
Cephalosporine und Kreuzallergien zu Penicillinen

Cephalosporin, Oxim-Typ	Cephalosporin, Proto-Typ	Cephalosporin, Ureid-Typ
Cefetamet	Cefaclor	Cefoperazon
Cefodizim	Cefadroxil[b]	
Ceftriaxon	Cefalexin[a]	
Cefotaxim	Cefamandol	
Ceftazidim	Cefazolin	
Cerfuroxime	Cefotiam	
	Cefsulodin	
	Ceftibuten	

[a] *Kreuzallergie zu Amoxicillin und Ampicillin (selten)*
[b] *Kreuzallergie zu Amoxicillin*

Cephalosporine vom Oxim-Typ können selten eine immunkomplexvermittelte Hämolyse auslösen. In ca. 8% der Fälle können Kreuzallergien zwischen Cephalosporinen und Penicillinen auftreten.

Die Häufigkeit von Anaphylaxien auf Antibiotika hat in den letzten Jahren von 3% auf 8% zugenommen

Die Häufigkeit von Anaphylaxien auf Antibiotika hat in den letzten Jahren von 3% auf 8% zugenommen [19, 20]. Allerdings konnte nur bei 13% der Patienten, bei denen eine vermeintliche Penicillinallergie (β-Lactam-Allergie) vorlag, die Diagnose der Allergie mit dem In-vitro-Nachweis einer IgE-vermittelten Reaktion, Hauttest oder mit einem „Provokationstest" gesichert werden. Auch IgG-Antikörper gegen Penicillin wurden nachgewiesen [39]. Eine Kreuzallergie zu Cephalosporinen bei Vorliegen einer Allergie gegen Penicillin tritt in ca. 5–8% der Fälle auf.

Im Besonderen wiesen 12–39% der auf Amoxicillin reagierenden Patienten eine Kreuzreaktivität zu Cefadroxil auf [30] (Tabelle 3). Ursache hierfür ist wahrscheinlich die strukturelle Verwandtschaft einer Seitenkette des Amoxicillins (α-Amino- und p-Hydroxy-Gruppe) mit dem Cefadroxil. Auf die Gabe von Cefadroxil sollte daher bei Amoxicillinallergie in jedem Fall verzichtet werden.

Cephalosporin-induzierte Hämolyse (Typ-II- oderTyp-III-Reaktion)

Mehrere Fälle einer durch Cephalosporine induzierten Hämolyse (Typ-II-, Typ-III-Allergie) sind beschrieben. Eine Kreuzreaktivität dieses Hämolyse auslösenden Antikörpers mit Penicillinen trat nicht auf. Sowohl die Antikörper als auch die Immunkomplexe der betroffenen Patienten reagierten speziell mit Cephalosporinen, die zur Oxim-Gruppe gehörten (Tabelle 2) [9]. Die Oxim-Typ-Cephalosporine sind aufgrund der ähnlichen chemischen Grundstruktur in einer Untergruppe zusammengefasst. Weitere Untergruppen sind Cephalosporine vom Proto- und Ureid-Typ.

▶ **Allergie gegen β-Lactame**

Bei bekannter ▶**Allergie gegen β-Lactame** wird zur perioperativen Antibiotikaprophylaxe substiutiert, wie für verschiedene Eingriffe in Tabelle 4 aufgelistet [46]. Zur Endokarditisprophylaxe wird von der American Heart Association 1998 das in Tabelle 5 dargestellte Substitutionsregime empfohlen [5]. Bei ▶**Penicillinallergie** sollte eine Substitution vorzugsweise mit Clindamycin erfolgen, also nicht mit einem Cephalosporin (entsprechend Tabelle 4).

▶ **Penicillinallergie**

Bei Vancomycin-Gabe kann eine anaphylaktoide Reaktion, das „red neck syndrom" auftreten

Erwähnenswert ist, dass auf Vancomycin-Gabe eine anaphylaktoide Reaktion, das „red neck syndrom" auftreten kann (Prävalenz 1,6%). Es ist durch Pruritus, Erythem und Flush gekennzeichnet. In experimentellen Untersuchungen potenzierte sich die anaphylaktoide Reaktion durch Muskelrelaxanzien und Morphin [42].

Tabelle 4
Empfohlene Substitution der perioperativen Antibiotikaprophylaxe bei Patienten mit Allergie gegen β-Lactame. (BLI: β-Lactamase-Inhibitor; nach [46])

OP-Gebiet	Allergie gegen β-Lactame	
	Substanzgruppe	Substanznamen
Gastrointestinaltrakt	Clindamycin + Aminoglykosid	Clindamycin (6–13 mg/kg/i.v.als Kurzinfusion) + (Gentamicin (3–6 mg/kg/i.v./Tag als Kurzinfusion über 30 min) oder Netilmicin (4–6 mg/kg/i.v. als Kurzinfusion über 30 min/Tag) oder Amikacin (10–15 mg/kg/i.v.)
Gynäkologie, Geburtshilfe	Clindamycin	Clindamycin (6–13 mg/kg/i.v.als Kurzinfusion)
	Metronidazol	Metronidazol (7,5 mg/kg/in 100 ml 5 ml/min als Kurzinfusion; Kinder: 10–15 mg/kg)
	Doxycyclin	Doxycyclin (1,5–3 mg/kg/i.v./Tag)
Herz-, Gefäß-, Implantations-Chirurgie	Glykopeptid	Vancomycin (7–14 mg/i.v.; Kinder: 10 mg/kg/i.v.) oder Teicoplanin (3–6 mg/kg/i.v. Kinder: 6 mg/kg/i.v.)
Oropharynx-Larynx-Chirurgie	Fluorchinolon (der Gruppe 2/3) +	Ofloxacin (1,4–3 mg/kg/i.v.) oder Ciprofloxacin (5–6 mg/kg/i.v.) +
	Metronidazol	Metronidazol (7,5 mg/kg/in 100 ml 5 ml/min als Kurzinfusion; Kinder: 10–15 mg/kg)
	Clindamycin	Clindamycin (6–13 mg/kg/i.v.als Kurzinfusion)
Plastische/Hand-Chirurgie	Fluorchinolon	Levofloxacin (4–7 mg/kg/ über 30 min als Kurzinfusion)
	Doxycyclin	Doxycyclin (1,5–3 mg/kg/i.v./Tag)

Tabelle 5

Empfohlene Substitution der perioperativen Endokarditisprophylaxe bei Patienten mit Allergie gegen β-Lactame (nach [5])

OP-Gebiet	Endokarditisrisiko	? Allergie gegen ?-Lactame Substanz	Allergie gegen ?-Lactame Substanz
Oropharynx	Mäßig erhöht	Amoxicillin	Clindamycin (6–13 mg/kg/i.v.als Kurzinfusion) Azithromycin (10 mg/kg/p.o.) Claritromycin (4–7 mg/kg/p.o.)
	Sehr hoch	Amoxicillin	Vancomycin (7–14 mg/i.v.; Kinder: 10 mg/kg/i.v.)
Urogenital-/Gastrointestinaltrakt	Mäßig erhöht	Amoxicillin oder Ampicillin	Vancomycin (7–14 mg/i.v.; Kinder: 10 mg/kg/i.v.)
	Sehr hoch	Ampicillin und Gentamycin	Vancomycin (7–14 mg/i.v.; Kinder: 10 mg/kg/i.v.) und Gentamycin (1–6 mg/kg/i.v. als Kurzinfusion)

Hypnotika

Bei 3,7% der Patienten mit Anaphylaxien während der Anästhesie sind Hypnotika [21] die Auslöser. Beschrieben wurden anaphylaktische Reaktionen auf Thiopental und Propofol [28]. IgE-vermittelte Reaktionen sind für beide Substanzen nachgewiesen worden. Davon abzugrenzen ist eine direkte Histaminfreisetzung durch z. B. Propofol und Ketamin aus Mastzellen der Lunge und Haut [45], nicht jedoch aus dem Herzen. Thiopental setzt Histamin aus Mastzellen der Lunge frei. Keines der Hypnotika verursachte eine Histaminfreisetzung aus basophilen Granulozyten.

Kreuzallergien zwischen Hypnotika sind nicht bekannt. Daher kann bei Anaphylaxie auf Thiopental z. B. Etomidate oder Propofol angewendet werden. Bei Anaphylaxie auf Propofol kann z. B. Thiopental eingesetzt werden. Vorsicht geboten ist bei ▶ **Allergien gegen Lösungsbestandteile** (Sojabohnenöl, Glycerol). Propofol und Etomidat werden meist in Sojabohnenöl oder auch Glycerol gelöst.

▶ **Allergien gegen Lösungsbestandteile**

Volumenersatzlösungen

Künstliche Volumenersatzlösungen verursachen nur in etwa 3% der Fälle Anaphylaxien während Anästhesie [21]. Die Inzidenz der Anaphylaxien für die einzelnen Volumenersatzstoffe sind ähnlich [26, 36] (Tabelle 6).

Für das Dextran konnte die Häufigkeit der fatal verlaufenden Reaktionen durch die Haptenprophylaxe mit 10 ml Dextran 1 (Promit®) vor der Gabe von hochmolekularem Dextran auf 0,024% und mit 20 ml Dextran 1 auf 0,002% gesenkt werden [26].

Tabelle 6

Die Inzidenzen von Volumenersatzstoffen

Substanz	Inzidenz [%]	Schwere Reaktionen (Anteil von Grad III+IV)
Plasmaprotein-Lösungen (human)	0,003	1 von 5 Reaktionen (20%)
Hydroxyethylstärke	0,006	1 von 14 Reaktionen (7%)
Dextrane ohne Haptenprophylaxe	0,008–0,024	7 von 28 Reaktionen (25%)
Gelatine-Lösungen	0,066–0,617	2 von 6 Reaktionen (33%)

Auch Promit® kann in seltenen Fällen Kreislaufreaktionen, Hauterscheinungen und geringe Dyspnoe hervorrufen. Die anaphylaktoide Reaktion auf hochmolekulares Dextran entsteht durch präformierte IgG-Antikörper, die mit Dextran kreuzreagieren und eine immunkomplexvermittelte Typ-III-Reaktion auslösen. Die Konzentration der IgG-Antikörper gegen Dextran kann im Plasma mit der „enzyme linked immunoassay" (ELISA)-Technik bestimmt werden.

IgM- sowie IgG-Antikörper konnten auch gegen Hydroxyethylstärke mit ELISA sehr selten (1 von 1.004 Patienten) nachgewiesen werden. Nicht alle Patienten mit IgM- oder IgG-Antikörpern gegen Hydroxyethylstärke reagierten mit anaphylaktischen Reaktionen auf Hydroxyethylstärke. Dies gilt ebenfalls für Patienten mit IgG- und IgM-Antikörpern gegen Dextran. Bei Antikörpernachweis bei einem Patienten sollte dennoch auf die Gabe des entsprechenden Volumenersatzmittels verzichtet werden.

Andere Substanzen

Zahlreiche weitere Medikamente können anaphylaktische Reaktionen auslösen. Es ist nicht möglich, alle Substanzen im Einzelnen zu bewerten. Erwähnenswert sind jedoch jodhaltige Kontrastmittel (Inzidenz adverser Reaktionen ca. 0,2–5% [44]). Die Zulassung der ionischen Kontrastmittel Amidotrizoesäure und Iotalaminsäure zur intravasalen Anwendung wurde aufgrund häufiger (12,7%) unerwünschter Arzneimittelwirkungen von der Bundesärztekammer ab dem 30.09.2000 widerrufen. Die intravasale Gabe nichtionischer Röntgenkontrastmittel Iopidamol und Iohexol hatte seltener unerwünschte Arzneimittelwirkungen (3,1%) zur Folge. Diese werden daher bei intravasaler Gabe angewendet.

▶**Protamin sowie Aprotinin** (2,2% der anaphylaktischen Reaktionen v. a. nach wiederholter Anwendung), nichtsteroidale Antiphlogistika (v. a. Azetylsalizylsäure), Opiate, Benzodiazepine oder Inhalationsanästhetika können selten anaphylaktische Reaktionen hervorrufen. Ebenfalls selten verursachen Lokalanästhetika allergische Reaktionen. Diese treten bei ▶**Lokalanästhetika vom Ester-Typ** häufiger als beim Amid-Typ auf. Konservierungsstoffe, besonders Benzoesäure (Synonym Benzoat), werden häufig Lokalanästhetika zugesetzt und können Ursache für vermeintliche „Kreuzallergien" zwischen den Stoffen sein. Bei Allergie auf diesen Konservierungsstoff sollte auf den Zusatz im Beipackzettel geachtet werden und Zubereitungen ohne diesen Konservierungsstoff appliziert werden.

Prophylaxe und Therapie

Antigenvermeidung

Nur durch konsequente Vermeidung von Antigenen können allergische Reaktionen in der Anästhesie reduziert werden. Mit Hilfe der Anamnese sollte eine Allergie erkannt und idealerweise das auslösende Antigen charakterisiert werden. Bei elektiven Eingriffen ist eine präoperative Testung durch den Allergologen dann sinnvoll, wenn anamnestisch eine Reaktion vom Schweregrad III oder IV aufgetreten ist, das Antigen nicht charakterisiert werden konnte und dadurch die Antigenvermeidung nicht sicher möglich ist. Das Ergebnis muss in einem ▶**Allergiepass** dokumentiert werden.

Inzidenz anaphylaktischer Reaktionen auf jodhaltige Kontrastmittel 0,2–5%

▶ **Protamin, Aprotinin**

▶ **Lokalanästhetika vom Ester-Typ**

▶ **Allergiepass**

Tabelle 8

Therapeutische Maßnahmen bei anaphylaktischen Reaktionen unterschiedlichen Schweregrades mit Dosierungsangaben für Erwachsene. (Nach [1, 17, 31, 32, 35, 47]

Schweregrad	Symptom	Therapie
I–IV		STOPP der Antigenzufuhr
I	Haut	Dimetindenmaleat 0,1 mg/kg/i.v.
		Ranitidin 1,25 mg/kg/i.v. oder Verzicht auf Prophylaxe
II	Übelkeit/Erbrechen	Dimetindenmaleat 0,1 mg/kg/i.v.
	Hypotonie	Ranitidin 1,25 mg/kg/i.v.
	Bronchospasmus	Volumenzufuhr (Kristalloide und Kolloide)
		z. B. Adrenalin 0,1µ g/kg/min/i.v
		O_2-Gabe 10–12 l/min
		β_2-Mimetika-/Adrenalininhalation
		Methylprednisolon 1,5 mg/kg/i.v.
III	Schock	**Adrenalin 1–2 µg/kg/i.v.**
		Volumenzufuhr: bis ca. 50 ml/kg/i.v.
	Zyanose	ggf. + Intubation
		Methylprednisolon 30 mg/kg/i.v.
IV	Herz-Kreislauf-Stillstand	+ Reanimation
	Atemstillstand	+ Intubation

Medikamentöse Prophylaxe

Bei bekannter oder gesicherter Allergie vom Schweregrad III oder IV kann es sinnvoll sein, zusätzlich zur Antigenvermeidung eine medikamentöse Prophylaxe präoperativ durchzuführen (Tabelle 7).

Ranitidin hemmt bei vergleichbarer Wirksamkeit die mikrosomalen Enzyme in geringerem Maße, so dass es im Gegensatz zu Cimetidin den Metabolismus anderer Pharmaka nicht so ausgeprägt verzögert (z. B. Verlängerung der Halbwertszeiten von Opoiden etc. durch Cimetidin) [41]. Aufgrund der zahlreichen Nebenwirkungen der H_2-Blockade, u. a. AV-Blockierungen und Herzrhythmusstörungen [3], ist eine Prophylaxe mit H_1- und H_2-Rezeptorantagonisten nur bei anamnestisch glaubhaften oder dokumentierten Reaktionen des Schweregrades III und IV vom Soforttyp zu empfehlen. Ferner kann bei saisonalabhängigen Allergien, wie Heuschnupfen im Herbst und Winter, oder bei sicherer Antigenvermeidung (Insekten- und Schlangengiftallergie) auf eine Prämedikation mit H_1- und H_2-Antagonisten verzichtet werden. Da Kortisonpräparate selber anaphylaktische Reaktionen hervorrufen können [12, 48], ist eine prophylaktische Gabe nur sehr selten unter strenger Indikationsstellung bei dokumentierten lebensbedrohlichen Anaphylaxien (Schweregrad IV) sinnvoll.

Therapie bei Anaphylaxie

Die Therapie der Anaphylaxie richtet sich nach dem Schweregrad (Tabelle 8) [1, 17, 31, 32, 35, 47].

An *erster Stelle* bei jeder Form der Anaphylaxie steht die ▶**Unterbrechung der Antigenzufuhr**, sowie bei schweren anaphylaktischen Reaktionen (Schweregrad III und IV) die ▶**intravenöse Gabe von Adrenalin**.

Ist kein intravenöser Zugang verfügbar, kann Adrenalin bei Kindern über einen intraossären Zugang (0,01–0,1 mg/kg/i.o.) oder auch intramuskulär (Kinder 0,01 mg/kgKG/i.m.) angewendet werden. Nach intramuskulärer Gabe sind maximale Plasmaspiegel bereits nach 8±2 min zu messen, nach subkutaner Gabe erst nach 34±14 min [43]. Subkutan appliziertes Adrenalin ist daher nicht sinnvoll. Adrenalin kann endobronchial verabreicht werden (2- bis 2,5fache intravenöse Dosierung [8]). Zu den Erstmaßnahmen gehören die Gabe von 100%igem Sauerstoff, die Freihaltung der Atemwege sowie Intubation und Beatmung und ggf. Reanimation. Zusätzlich ist immer die intravenöse Volumenzufuhr (Kristalloide und Kolloide) zu starten.

Medikamentöse Prophylaxe bei Schweregrad III–IV

▶ **Unterbrechung der Antigenzufuhr**

▶ **Intravenöse Gabe von Adrenalin**

An *zweiter Stelle* stehen die Inhalation von β_2-Agonisten (Fenoterol, Adrenalin), die intravenöse Gabe von Methylprednisolon, um spätere Reaktionen zu supprimieren und die intravenöse Gabe von H_1- und H_2-Rezeptorantagonisten sowie die weitere symptomatische Therapie. H_1-Rezeptorstimulation in experimentellen Studien wirkt am Herzen negativ inotrop, verlängert die atrioventrikuläre Überleitungszeit und dilatiert die Koronargefäße. Eine H_2-Rezeptorstimulation am Herzen führt im Gegensatz zur H_1-Rezeptorstimulation zur positiven Inotropie, positiven Chronotropie, Erhöhung der Automatie und koronaren Vasodilatation. Die Stimulation sowohl der H_1- als auch der H_2-Rezeptoren senkt die Flimmerschwelle [3]. Entsprechend findet sich die Gabe von H_2-Rezeptorantagonisten bei schwerer Anaphylaxie (Grad III/IV) in den Therapieempfehlungen erst an letzter Stelle. H_2-Rezeptorantagonisten können v. a. nach schneller Injektion Bradykardien und Arrhythmien auslösen [3]. Auf eine langsame intravenöse Injektion der H_2-Antagonisten ist deshalb zu achten.

Eine ▶**Initialtherapie anaphylaktischer Reaktionen** kann auch durch den Patienten selbst oder durch eine entsprechend instruierte Begleitperson erfolgen, wenn diese ein Notfallset prophylaktisch mit sich führen. Adrenalin wird hierfür intramuskulär bei Erwachsenen in einer Dosierung von ca. 0,5 mg/i.m., bei Kindern ca. 0,01 mg/kg/i.m. app0liziert. Adrenalin kann auch inhalativ über Vernebler 4–8 mg oder als Sprühstoß 1–2 á 0,2–0,4 mg verabreicht werden. Verschiedene Fertigprodukte hierzu sind auf dem Markt erhältlich und können dem Patienten zur Selbstmedikation verschrieben werden. Wegen der kurzen Halbwertszeit von Adrenalin muss die Therapie der anaphylaktischen Reaktion in der Klinik fortgeführt werden und der Patient für mindestens 24 h überwacht werden.

Kann das verursachende Agens nicht festgestellt werden, so muss eine Reaktion auf Latex in Betracht gezogen werden: In diesem Fall sollten alle Beteiligten, insbesondere die Operateure, latexfreie Handschuhe anlegen und ein latexfreies Anästhesieset sollte zur Anwendung kommen.

Während der Anästhesie sollten die in Betracht kommenden Substanzen im Protokoll vermerkt werden, um bei dem Patienten eine gezielte Allergietestung 2–3 Wochen, jedoch nicht später als 3 Monate nach der allergischen Reaktion durchzuführen (Überweisung zum Dermatologen/Allergologen). Die Dokumentation im Allergiepass ermöglicht in der Zukunft eine Antigenvermeidung und somit Prophylaxe weiterer anaphylaktischer Reaktionen.

Der Verdacht auf eine anaphylaktische Reaktion kann bereits initial nach einem allergischem Ereignis durch den Nachweis von Tryptase, ein Enzym, das auch aus der Mastzelle während einer anaphylaktischen Reaktion freigesetzt wird, im Serum 45–60 min bis spätestens 6 h nach der Reaktion gesichert werden.

Literatur

1. Ahnefeld FW, Barth J, Dick W et al. (1994) Acute therapy of anaphylactoid reactions. Results of an intradisciplinary consensus conference. Anaesthesist 43:211–222

2. Arellano R, Bradley J, Sussman G (1992) Prevalence of latex sensitization among hospital physicians occupationally exposed to latex gloves. Anesthesiology 77:905–908

3. Baller D, Huchzermeyer H (1989) Histamine effects on the heart with special reference to cardiac side effects of H_2 receptor antagonists. Klin Wochenschr 67:743–755

4. Bundesministerium für Arbeit und Soziales (1997) Neue TRGS 540: Technische Regel für Gefahrenstoffe. Sensibilisierende Stoffe. Bundesarbeitsbl 12:58–63

5. Dajani AS, Taubert KA, Wilson W et al. (1997) Prevention of bacterial endocarditis. Recommendations by the American Heart Association. Circulation 96:358–366

6. Dennis MS, Light DR (1989) Rubber elongation factor from Hevea brasiliensis. Identification, characterization, and role in rubber biosynthesis. J Biol Chem 264:18608–18617

7. Doenicke A, Soukup J, Hoernecke R, Moss J (1997) The lack of histamine release with cisatracurium: a double-blind comparison with vecuronium. Anesth Analg 84:623–628

8. ECC Guidelines (2000) Part 6: advanced cardiovascular life support: section 6: pharmacology II: agents to optimize cardiac output and blood pressure. The American Heart Association in collaboration with the International Liaison Committee on Resuscitation. Circulation 102:129I–135

9. Endoh T, Yagihashi A, Sasaki M, Watanabe N (1999) Ceftizoxime-induced hemolysis due to immune complexes: case report and determination of the epitope responsible for immune complex-mediated hemolysis. Transfusion 39:306–309

10. Fisher MM (1999) Cisatracurium and atracurium as antigens. Anaesth Intensive Care 27:369–370

11. Gold M, Swartz JS, Braude BM, Dolovich J, Shandling B, Gilmour RF (1991) Intraoperative anaphylaxis: an association with latex sensitivity. J Allergy Clin Immunol 87:662–666

12. Hölz W, Ludwig A, Forst H (2002) Anaphylaktischer Schock nach intravenöser Hydrokortisonsuccinatgabe. Anaesthesist 51:187–190

13. International Collaborative Study of Severe Anaphylaxis (1998) An epidemiologic study of severe anaphylactic and anaphylactoid reactions among hospital patients: methods and overall risks. Epidemiology 9:141–146

14. Jekel PA, Hartmann BH, Beintema JJ (1991) The primary structure of hevamine, an enzyme with lysozyme/chitinase activity from Hevea brasiliensis latex. Eur J Biochem 200:123–130

15. Kelly KJ, Kurup V, Zacharisen M, Resnick A, Fink JN (1993) Skin and serologic testing in the diagnosis of latex allergy. J Allergy Clin Immunol 91:1140–1145

16. Kisch H, Jacobs P, Thiel M (1996) Anästhesiologische Besonderheiten bei Patienten mit Latexallergie. Anaesthesist 45:587–596

17. Kloeck W, Cummins RO, Chamberlain D et al. (2002) Special resuscitation situations. An advisory statement from the International LiasonCommittee on Resuscitation. Circulation 95:2196–2210

18. Lavaud F, Prevost A, Cossart C, Guerin L, Bernard J, Kochman S (1995) Allergy to latex, avocado pear, and banana: evidence for a 30 kD antigen in immunoblotting. J Allergy Clin Immunol 95:557–564

19. Laxenaire MC (1999) Epidemiology of anesthetic anaphylactoid reactions. Fourth multicenter survey (July 1994-December 1996). Ann Fr Anesth Reanim 18:796–809

20. Laxenaire MC, Groupe d´Etude des Réactions Anaphylactoides Peranesthésique (1996) Agents causing anaphylactic shock during anesthesia. A third French multicenter study (1992–1994). Ann Fr Anesth Reanim 15:1211–1218

21. Laxenaire MC, Mertes PM, Groupe d´Etude des Réactions Anaphylactoides Peranesthésique (2001) Anaphylaxis during anesthesia. Results of a two-year survey in France. Br J Anaesth 87:549–58

22. Lee HI, Broekaert WF, Raikhel NV, Lee H (1991) Co- and post-translational processing of the hevein preproprotein of latex of the rubber tree (Hevea brasiliensis). J Biol Chem 266:15944–15948

23. Liebermann P (1990) The use of antihistamines in the prevention and treatment of anaphylaxis and anaphylactic reactions. J Allergy Clin Immunol 86:684–686

24. Light DR, Dennis MS (1989) Purification of a prenyltransferase that elongates cis-polyisoprene rubber from the latex of Hevea brasiliensis. J Biol Chem 264:18589–18597

25. Liss GM, Sussman GL (1999) Latex sensitization: occupational versus general population prevalence rates. Am J Ind Med 35:196–200

26. Ljungstrom KG (1983) Prophylaxis of postoperative thromboembolism with dextran 70: improvements of efficacy and safety. Acta Chir Scand Suppl 514:1–40

27. Lorenz W, Ennis M, Doenicke A, Dick W (1990) Perioperative uses of histamine antagonists. J Clin Anaesth 2:345–360

28. McHale SP, Konieczko K (1992) Anaphylactoid reaction to propofol. Anaesthesia 47:864–865

29. Millbern SM, Bell SD (1979) Prevention of anaphylaxis to contrast medium. Anesthesiology 50:56–57

30. Miranda A, Blanca M, Vega JM et al. (1996) Cross-reactivity between a penicillin and a cephalosporin with the same side chain. J Allergy Clin Immunol 98:671–677

31. Müller-Werdan U, Werdan K (1997) Der anphylaktische Schock. Anaesthesist 46:549–563

32. Müller-Werdan U, Werdan K (2000) Anaphylaxie und Allergie. Empfehlungen für die Notfalltherapie. [Anaphylaxis and allergy. Recommendations for emergency treatment]. Internist (Berl) 41:363–373

33. Palosuo T, Makinen KS, Alenius H, Reunala T, Yip E, Turjanmaa K (1998) Measurement of natural rubber latex allergen levels in medical gloves by allergen-specific IgE-ELISA inhibition, RAST inhibition, and skin prick test. Allergy 53:59–67

34. Porri F, Pradal M, Lemiere C et al. (1997) Association between latex sensitization and repeated latex exposure in children. Anesthesiology 86:599–602

35. Project Team of the Resuscitation Council (UK) (1999) Emergency medical treatment of anaphylactic reactions. J Accid Emerg Med 16:243–247

36. Ring J, Messmer K (1977) Incidence and severity of anaphylactoid reactions to colloid volume substitutes. Lancet 27:466–469

37. Rueff F, Przybilla B (1997) Prevention of natural latex allergy. Prävention der Naturlatexallergie. Fortschr Fortbild Med 21:295–301

38. Rueff F, Thomas P, Reissig G, Przybilla B (1998) Natural rubber-latex allergy in patients not intensely exposed. Allergy 53:445–449

39. Sastre J, Quijano LD, Novalbos A et al. (1996) Clinical cross-reactivity between amoxicillin and cephadroxil in patients allergic to amoxicillin and with good tolerance of penicillin. Allergy 51:383–386

40. Schindera I (1999) Naturlatexallergie. Die verdrängte Berufskrankheit. Dtsch Arztebl 96:B-2407–B-2408

41. Sedman AJ (1984) Cimetidin-drug interactions. Am J Med 76:109–114

42. Shuto H, Sueyasu M, Otsuki S, Hara T, Tsuruta Y, Kataoka Y, Oishi R (1999) Potentiation of vancomycin-induced histamine release by muscle relaxants and morphine in rats. Antimicrob Agents Chemother 43:2881–2884

43. Simons FE, Roberts JR, Gu X, Simons KJ (1998) Epinephrine absorption in children with a history of anaphylaxis. J Allergy Clin Immunol 101:33–37

44. Steinberg EP, Moore RD, Powe NR et al. (1992) Safety and cost effectiveness of high-osmolality as compared with low-osmolality contrast material in patients undergoing cardiac angiography. N Engl J Med 326:425–430

45. Stellato C, Casolaro V, Ciccarelli A, Mastronardi P, Mazzarella B, Marone G (1991) General anaesthetics induce only histamine release selectively from human mast cells. Br J Anaesth 67:751–758

46. Vogel F, Naber KG, Wacha H, Shah P, Sörgel F, Kayser FH, Maschmeyer G, Lode H, Expertengruppe der Paul-Ehrlich-Gesellschaft für Chemotherapie e.V. (1999) Parenterale Antibiotika bei Erwachsenen. Chemother J 8:2–49

47. Waldhausen E (1998) Der anaphylaktische Schock. Anaesthesist 47:549–563

48. Young MF, McConville JP (2000) Anaphylactoid reaction to methylprenisolone. Is it surprising when pharmacological and immune effects of a drug differ? [letter]. J Neurol Neurosurg Psychiatry 68:255–256

aus: Der Anaesthesist 11/02, S. 942–953

C. Tüller[1] · S. Marsch[2]

[1] Medizinische Klinik B, Kantonsspital Basel · [2] Medizinische Intensivstation, Kantonsspital Basel

Ernährung in der Intensivmedizin

Fortschritte in verschiedenen therapeutischen und technischen Bereichen haben dazu geführt, dass Patienten oft lange Zeit auf Intensivstationen behandelt werden. Die quantitativ und qualitativ adäquate Ernährung von intensivmedizinischen Patienten ist zur Aufrechterhaltung bzw. Wiederherstellung der Organhomöostase von besonderer Bedeutung. Mangels Endpunktstudien und eindeutiger Daten zu diesem Thema sind Entscheidungen rund um die Ernährung schwer kranker Patienten schwierig zu treffen. Im Folgenden sollen Indikation und Durchführung der Ernährungstherapie bei intensivmedizinischen Patienten erörtert werden.

Pathophysiologie und Zielsetzung

Bei Nahrungsentzug sinken die Plasmaspiegel von Insulin, Schilddrüsen- und Sexualhormonen, während Kortisol, Glucagon und Wachstumshormon vermehrt produziert werden. Innerhalb weniger Stunden ermöglicht eine verstärkte ▶**Glycogenolyse** in Leber und Muskel die Bereitstellung von zusätzlicher Energie [38]. Die Glycogenspeicher reichen bei normalem Ernährungsstatus 1–2 Tage. Dann werden die Protein- und Fettspeicher im Muskel mobilisiert. Durch beschleunigte ▶**Lipolyse** gelangen freie Fettsäuren ins Blut, die als alternative Energiequelle zur Glukose gebraucht werden. Bei prolongiertem Hungern kommt es zu einer Verminderung der basalen metabolischen Rate durch Abnahme der metabolisch aktiven Gewebemasse und durch hormonelle Anpassungen.

Infektionen, Traumata und Operationen führen zu endokrinen Veränderungen (erhöhte Katecholamin- und Glucagonspiegel) und Freisetzung von Mediatoren (z. B. „tumor necrosis factor"). Die Folgen für den Metabolismus sind vom Auslöser unabhängig und bestehen in Hypermetabolismus, Hyperglykämie, Steigerung der Lipolyse und negativer Eiweißbilanz [56, 59]. Die uniformen Änderungen im Metabolismus wurden als Postaggressionsstoffwechsel bezeichnet; heute werden diese Veränderungen im Stoffwechsel dem SIRS („systemic inflammatory response syndrome") subsumiert [19]. Folgende negative Auswirkungen auf die Organfunktionen wurden beschrieben:

▶**Glycogenolyse**

▶**Lipolyse**

Prof. Dr. Stephan Marsch

Medizinische Intensivstation, Kantonsspital, 4031 Basel, Schweiz, E-Mail: smarsch@uhbs.ch

- Die verminderte zelluläre Immunabwehr durch Stress sowie der Mangel an Komplementfaktoren und Spurenelementen bewirken eine erhöhte Infektanfälligkeit [12, 32, 53].
- Nahrungsentzug und totale parenterale Ernährung führen zu einer Atrophie und vermehrten Brüchigkeit der intestinalen Schleimhaut. Die Translokation von Darmbakterien und Toxinen in den Kreislauf mit entsprechenden negativen Folgen wird diskutiert [60].
- Nach wenigen Tagen verminderter Nährstoffzufuhr ist die Wundheilung beeinträchtigt und die Häufigkeit von Dekubitalulzera erhöht [3].
- Schon leichte Malnutrition schwächt die Muskulatur; bei Wiederaufnahme der Nahrungszufuhr kommt es zu einer raschen Erholung [43, 61].

Mangelernährung gilt als Risikofaktor für einen negativen klinischen Verlauf mit erhöhter Morbidität, verlängerter Hospitalisationsdauer und erhöhter Mortalität [40, 62]. Die bedarfsgerechte Ernährung versucht oben erwähnte metabolische Veränderungen zu verhindern, um Morbidität und Mortalität zu senken. Als therapeutische Intervention mit möglichen negativen Folgen ist die Ernährung des intensivmedizinischen Patienten aber nicht unumstritten [30].

Welche Patienten soll man ernähren?

Die im Laufe der Evolution entstandene Reaktion auf Krankheit ist eine verminderte Nahrungsaufnahme. Wie oben erwähnt, scheint jedoch der Nahrungsentzug ungünstige Auswirkungen auf den Organismus zu haben, und es gibt Hinweise, dass mangelernährte Patienten vermehrt Komplikationen aufweisen [17]. Somit sollten prinzipiell alle Patienten ernährt werden. Anhand von Anamnese, Status und klinischen Befunden können diejenigen Patienten erkannt werden, die schon zu Beginn der Behandlung ein erhöhtes Risiko für eine Mangelernährung haben. Bei diesen ist die adäquate Ernährung besonders wichtig.

Anamnese. Die Erfassung von Ernährungsgewohnheiten (Vegetarismus) und Allergien ist ebenso wichtig wie die Frage nach Risikofaktoren für eine Mangelernährung (Tabelle 1) [47].

Status. Größe und Gewicht werden zur Errechnung des ▶Bodymass-Index (BMI) (Tabelle 2) und für die gewichtsadaptierte Gabe diverser Medikamente benötigt. Untergewichtige Patienten sind oft mangelernährt; ein normaler BMI schließt eine Mangelernährung nicht aus. Das Vorhandensein von Ödemen, Muskelatrophien und Haut-

Mangelernährung: Risikofaktor für negativen klinischen Verlauf mit erhöhter Morbidität, verlängerter Hospitalisationsdauer und erhöhter Mortalität

▶Bodymass-Index (BMI)

Tabelle 1

Patienten mit erhöhtem Risiko für Mangelernährung

Kürzlicher Gewichtsverlust	≥5% des gewohnten Körpergewichts in 3 Wochen
	≥10% des gewohnten Körpergewichts in 3 Monaten
Alter >60 Jahre	
Langdauernde physische Beeinträchtigung	Schwere Arthrose, Paraplegie, Tetraplegie, neuromuskuläre Erkrankung, Sehkraftverminderung
Drogensucht	Alkohol, intravenöser Drogenkonsum
Anorexie	Krebspatienten, Aids, psychiatrische Erkrankungen, Tuberkulose, Geschmackssinnstörungen
Dysphagie	M. Parkinson, andere neurologische Leiden, Karies, Tumor im Oropharynx, Candidiasis
Malabsorption	Pankreasinsuffizienz, Nahrungsmittelintoleranz, St. n. Dünndarmresektion, entzündliche Darmerkrankungen
Verluste	Dialyse, nephrotisches Syndrom, Drainagen
Hyperkatabolismus	Fieber, Infektionen, Hyperthyreose, Bettlägrigkeit, Hypoxämie

Tabelle 2
Bodymass-Index (BMI; in kg/m^2)

BMI	
<18,5	Untergewicht
18,5–25	Normalgewicht
25–30	Übergewicht
30–40	Adipositas
>40	Morbide Adipositas

veränderungen (Steroidhaut, Druckstellen, Ulzera) sowie nicht altersentsprechend schütteres Haar oder eine locker sitzende Zahnprothese können auf Mangelernährung hinweisen.

Messungen. Apparative Methoden zur Erfassung einer Mangelernährung werden selten gebraucht. Die Hautfaltendicke-Messung zur Berechung der fettfreien Körpermasse ist auf Intensivstationen wenig praktikabel [47]. Andere Methoden (Computertomographie, MRI) zur Erfassung der Körperzusammensetzung und des Ernährungszustandes sind für den täglichen Gebrauch auf Intensivstationen zu teuer und zu aufwändig. Einfach, schnell und nichtinvasiv kann der Ernährungs- und Hydratationszustand des Patienten mit der bioelektrischen Impedanz-Analyse (BIA) ermittelt werden. Bei ausgeprägten Ödemen und Elektrolytverschiebungen ist diese Technik fehlerhaft, weshalb sie bei intensivmedizinischen Patienten umstritten ist [13]. Wiederholte Messungen am gleichen Patienten können jedoch verwertbare Resultate bringen [34, 49].

Biochemische Parameter geben Hinweise auf das Vorliegen von Krankheiten, die die Ernährung des Patienten mit bestimmen (Blutzucker, Leber- und Nierenwerte). ►Plasmaproteine, wie Albumin und Präalbumin, wurden als Marker für den Ernährungszustand untersucht, mit wenig befriedigenden Resultaten [8, 29]. Bei Traumata, Infekten oder in Stresssituationen ändert sich durch Zunahme der Kapillarpermeabilität die Verteilung dieser Proteine.

Einen einzelnen Marker für eine Mangelernährung gibt es nicht, so dass die klinische Beurteilung und eine sorgfältige Anamnese um so wichtiger sind. Dass dies auch auf nichtintensivmedizinischen Stationen ein vernachlässigtes Gebiet ist, zeigt eine prospektive Studie aus einem Akutkrankenhaus in England: Von den neu aufgenommenen Patienten waren 40% mangelernährt, und der durchschnittliche Gewichtsverlust während des Spitalaufenthalts betrug 5,4% des Körpergewichts. Bei 52% der mangelernährten Patienten gab es in der Krankengeschichte keine Dokumentation des Ernährungszustands [39].

Wann soll mit der Ernährung begonnen werden?

Oft wird mit dem Beginn der Ernährung zugewartet, sei es wegen verzögerter Magenentleerung oder wegen fehlender Darmgeräusche, obwohl die Absorptionsfähigkeit im Dünndarm in beiden Situationen erhalten bleibt [20]. Eine kürzlich erschienene Metaanalyse fasst 15 randomisierte kontrollierte prospektive Studien zusammen, in welchen eine frühe (<36 h) mit einer verzögerten (>36 h) enteralen Ernährung verglichen wurde [35]. Die 753 Patienten waren ein ausschließlich chirurgisches Patientenkollektiv (Trauma, Verbrennung, Abdominalchirurgie), da keine Studie mit internistischen Patienten die Einschlusskriterien erfüllte. Als primäre Endpunkte galten Hospitalisationsdauer, Infektionen, nichtinfektiöse Komplikationen und Mortalität im Krankenhaus. Die Analyse zeigte bei den frühzeitig enteral ernährten Patienten ein signifikant kleineres Infektionsrisiko (relatives Risiko 0,45%; 95%-Vertrauensintervall 0,30–0,66; p=0,0006) und eine signifikant kürzere Hospitalisationsdauer (mittlere Reduktion um 2,2 Tage, p=0,0012). Das Risiko für nichtinfektiöse Komplikationen (Inzidenz 33% vs. 38%) und die Mortalität im Krankenhaus (8% vs. 11,5%) waren nicht signifikant unterschiedlich. Eine ►frühe enterale Ernährung scheint somit das Risiko für septische Komplikationen zu vermindern.

Die Guidelines der Amerikanischen Gesellschaft für Parenterale und Enterale Ernährung (ASPEN) aus dem Jahr 1993 empfehlen den Beginn einer parenteralen oder enteralen Ernährung bei stark mangelernährten Patienten nach 1–3 Tagen, bei nur leicht mangelernährten oder normal ernährten Patienten nach 5–7 Tagen [6]. Die Europäische Gesellschaft für Intensivmedizin (ESICM) empfiehlt, bei gutgenährten Patienten schon nach 3–4 Tagen, bei Mangelernährten nach 1–2 Tagen mit der Ernährung zu beginnen [64].

▶ Präoperative parenterale
Ernährung

Patienten vor einem chirurgischen Eingriff parenteral zu ernähren, hat sich nur bedingt als vorteilhaft erwiesen. Von der ▶präoperativen parenteralen Ernährung profitierte in einer Studie mit 395 mangelernährten Patienten (99% Männer) nur die Untergruppe der schwer mangelernährten, bei denen die nichtinfektiösen Komplikationen signifikant seltener waren (5% vs. 43%, p=0,03) und die infektiösen Komplikationen gleich häufig. Es gab keine Reduktion der Gesamtmortalität, und die Patienten mit total parenteraler Ernährung hatten insgesamt häufiger infektiöse Komplikationen (14% vs. 6%, p=0,01) [57].

Wie sollen die Patienten ernährt werden?

Zur Zeit gilt:"If the bowel works, use it", allerdings basiert diese Aussage nicht auf sicheren Daten. Einige Studien dokumentieren die verbesserte Struktur, Funktion und Abwehrlage der Darmschleimhaut durch enterale Ernährung, ebenso deren geringere Kosten [10, 18, 31]. In einer Studie, die die enterale und parenterale Ernährung bei 241 postoperativen Patienten verglich, konnte kein signifikanter Unterschied in Gesamtmortalität (5,9% vs. 2,5%) und Komplikationsrate gezeigt werden [46]. In einer anderen Studie bei 317 postoperativen Patienten war die Komplikationsrate der enteral ernährten Patienten signifikant kleiner (34% vs. 49%, p=0,005) [9].

Enterale Ernährung

Indikation. Die enterale Ernährung ist indiziert bei Patienten mit vermindertem Bewusstsein, Lähmungen oder mit ausgeprägtem Hypermetabolismus (Verbrennung, Sepsis, Trauma). Bei Patienten mit instabilen Kreislaufverhältnissen, bei denen die Gewebeoxygenierung und der Säure-Basen-Haushalt nicht unter Kontrolle sind, vermutet man eine unzureichende enterale Nahrungsaufnahme [1], wobei auch dies umstritten ist [7]. Die Kontraindikationen für eine enterale Ernährung sind in Tabelle 3 zusammengestellt.

▶ Perkutane Sonden

▶ Retentionsvolumen

Technik. Die enterale Ernährung kann über den Magen (nasogastrische Sonde oder Gastrostomie) oder postpylorisch (nasoduodenale/nasojejunale Sonde oder Jejunostomie) erfolgen. ▶Perkutane Sonden sollten in Erwägung gezogen werden, wenn die erwartete Liegedauer mindestens 4 Wochen beträgt. Nasogastrische Sonden sind einfacher zu platzieren und billiger als Jejunalsonden. Die postpylorische Ernährung wird bezüglich gastroösophagealer Regurgitation und Magenentleerungsstörungen als vorteilhaft beschrieben, zudem soll es weniger Mikroaspirationen geben [22, 41]. Bisher konnte allerdings nicht gezeigt werden, dass sich die Anzahl nosokomialer Pneumonien dadurch vermindert [26, 42]. Die Ernährung erfolgt bei Magensonden üblicherweise in mehreren Boli über den Tag verteilt oder kontinuierlich mit einer mindestens achtstündigen Pause. Der Vorteil dieser Schemata gegenüber einer kontinuierlichen Infusion ist nicht erwiesen. Die Retention der Nahrung im Magen sollte regelmäßig kontrolliert werden. Bei großem ▶Retentionsvolumen (>150–200 ml)

Tabelle 3
**Kontraindikationen für die enterale Ernährung.
(Nach Adamson u. Rombeau 1996 [1])**

Absolute Kontraindikationen	Schwere Entertitis oder Peritonitis
	Distale gastrointestinale Obstruktion
	Heftige Diarrhö
	Obere gastrointestinale Blutung
Relative Kontraindikationen	Paralytischer Ileus
	Erbrechen
	Hohes Risiko einer Aspirationspneumonie
	Enterokutane Fistel (>500 ml/Tag)

sollte die Zufuhr reduziert oder eine postpylorische Ernährung begonnen werden. Bei Jejunalsonden erfolgt die Ernährung kontinuierlich mit einer Infusionspumpe.

Komplikationen. Aspirationen treten je nach Studie und Definition bei 20–45% der enteral ernährten Patienten auf. Klinisch relevant sind diese bei einem Drittel. Aspirationen können durch Hochlagern des Oberkörpers (30°) und durch regelmäßige Kontrolle des Retentionsvolumen vermindert werden. Man vermutet, dass die postpylorische Ernährung distal des Ligamentum Treitz vor Aspirationen schützt. Studien dazu fehlen noch. Weitere Komplikationen sind Dislokation oder Obstruktion der Sonde, Abdominalkrämpfe, Nausea, Erbrechen und Diarrhö; letzteres insbesondere, wenn mehr als 80–100 ml/h infundiert wird.

Parenterale Ernährung

Indikation. Die parenterale Ernährung wird an Stelle oder zusätzlich zur enteralen Ernährung eingesetzt. Sie sollte jeweils als kontinuierliche Infusion gegeben werden. Studien zeigen, dass mit parenteraler Ernährung die Transferrin- und Albuminspiegel im Serum angehoben werden können und der Proteinverlust um 50% reduziert werden kann [55]. Eine Metaanalyse von 26 randomisierten, kontrollierten Studien, die die parenterale und enterale Ernährung bei intensivmedizinischen Patienten in Bezug auf Komplikationen, Hospitalisationsdauer und Mortalität miteinander verglichen, zeigte keinen positiven Effekt der parenteralen Ernährung auf die Mortalität [21]. Auch der Vergleich zwischen totaler parenteraler Ernährung und Glukoseinfusionen bei 300 postoperativen Patienten erbrachte bezüglich Komplikationen und Mortalität keinen signifikanten Unterschied [52]. Dass bezüglich parenteraler Ernährung an europäischen intensivmedizinischen Kliniken wenig Konsensus herrscht, zeigt eine Umfrage von 1999: Zwischen 19 % und 71% der Patienten erhielten eine parenterale Ernährung, bei enteraler Ernährung waren es zwischen 71% und 92% [65].

Komplikationen. Nichtmetabolische Komplikationen der parenteralen Ernährung sind katheterassoziierte Infekte, Luftembolien, arterielle Punktionen, Arrhythmien, Pneumothoraces und Thrombosen. Metabolische Komplikationen beinhalten Hyper- und Hypoglykämien, Störungen des Fettstoffwechsels und Leberfunktionsstörungen.

Energie- und Nährstoffbedarf

Nur wenige Patienten auf Intensivstationen erhalten genügend Kalorien und Nährstoffe. Verschiedene Studien berichten von einer Deckung von nur 50–80 % des errechneten Tagesbedarfs [25, 37]. Gründe dafür sind häufige Unterbrechungen der Ernährung für Untersuchungen und Operationen, sowie die Verschreibung zu kleiner Mengen. Auch die übermäßige Zufuhr von Nährstoffen ist schädlich: Folgen sind u. a. Hyperglykämien, Hyperosmolarität, Hepatosteatose, erhöhte CO_2-Produktion und Volumenüberladung [28].

Energiebedarf

Der ▶**Energieumsatz** pro Tag berechnet sich bei intensivmedizinischen Patienten aus dem Grundumsatz (basaler Energieverbrauch, BEE) multipliziert mit einem Stressfaktor. Der Grundumsatz ist von Geschlecht, Alter, Größe und Gewicht des Patienten abhängig und lässt sich nach der Harris-Benedict-Formel berechnen (Tabelle 4). Näherungsweise kann der BEE mit 25–30 kcal pro Kilogramm Körpergewicht pro Tag ermittelt werden. Der Stressfaktor ist 1,2 für geringen, 1,4 für mäßigen und 1,6 für starken Stress, sowie zusätzlich 0,1 für jedes Grad Erhöhung der Körpertemperatur [36]. Studien haben gezeigt, dass der berechnete und der mit indirekter Kalorimetrie gemessene Energieumsatz schlecht übereinstimmen, und dass die Multiplikation mit Stressfaktoren zu einer Überschätzung des Energiebedarfs führt [33]. Bei Patienten mit längerdauernder Intensivtherapie empfiehlt sich die Durchführung einer indirekten Kalorimetrie (Energieumsatzbestimmung mit Sauerstoffverbrauch und Kohlendioxidproduktion).

▶**Energieumsatz**

Energiebedarf: 25–30 kcal/KG/Tag

Tabelle 4

Harris-Benedict-Formel zur Errechnung des basalen Energiebedarfs (Idealgewicht in kg, Größe in cm, Alter in Jahren)

Frauen   BEE = 655,1 + (9,6 × Gewicht) + (1,8 × Größe) − (4,7 × Alter)
Männer   BEE = 66 + (13,7 × Gewicht) + (5 × Größe) − (6,8 × Alter)

Proteinbedarf

Der Mensch benötigt durchschnittlich 0,8–1 g Proteine pro Kilogramm Körpergewicht pro Tag (g/KG/Tag). Postoperativ erhöht sich dieser Bedarf auf 1,5–2,0 g/KG/Tag; bei schweren Verbrennungen oder Sepsis rechnet man mit bis zu 2 g/KG/Tag. Der Schweregrad des ▶**Hypermetabolismus** ist jedoch schwierig abzuschätzen. Es wird empfohlen, mit 1,2–1,5 g/KG/Tag anzufangen und die Proteinzufuhr im Verlauf anzupassen. Es gibt auch Studien, die 1,0–1,2 g/KG/Tag als genügend erachten [23]. Als Körpergewicht wird das reale Gewicht bis max. 130% des Idealgewichts genommen, um eine zu hohe Proteinzufuhr zu verhindern.

Kohlenhydratbedarf

Der optimale Anteil von Kohlenhydraten und Fetten in der Ernährung von intensivmedizinischen Patienten ist noch nicht festgelegt worden. Es ist üblich 40–70% des Energiebedarfs mit Kohlenhydraten abzudecken [11], wobei ein Gramm Glukose 4,1 kcal liefert. Als ▶**Hauptenergiequelle des Zentralnervensystems** ist Glukose lebenswichtig. Zu viel parenteral zugeführte Kohlenhydrate führen zu Lebersteatose, erhöhter CO_2-Produktion und respiratorischen Problemen. Ob eine enterale Ernährung bezüglich Lebersteatose einer parenteralen Ernährung überlegen ist, ist nicht bekannt. In einer vergleichenden Untersuchung zeigte sich unter parenteraler Ernährung eine signifikante Erhöhung der Leberwerte, die unter enteraler Ernährung (beide Gruppen 2.900 kcal) nicht auftrat [16]. Als Alternative zur Ernährung mit Glukose wurden Fruktose, Sorbit – das via Fruktose metabolisiert wird – und Xylit evaluiert. Im Vergleich zu Glukose führte Fruktose zu einer signifikant geringeren Insulinaktivität bei chirurgischen Intensivpatienten [2]. Die möglichen Vorzüge der Zuckerersatzstoffe Fruktose und Sorbit werden aber mehr als nur aufgewogen durch die potentiell tödlichen metabolischen Nebenwirkungen (Hypoglykämie, Hypophosphatämie und Laktatazidose) [27, 51]. Bei Patienten mit hereditärer Fruktoseintoleranz wurden auch Todesfälle beschrieben [51]. Da bei Intensivpatienten eine hereditäre Fruktoseintoleranz oft nicht mit Sicherheit ausgeschlossen werden kann, sollten die Zuckerersatzstoffe Fruktose und Sorbit auf Intensivstationen nicht eingesetzt werden [14, 27].

Fettbedarf

Fette sind mit 9,1 kcal pro Gramm Fett die effizientesten Energielieferanten. In den meisten Regimes für Patienten auf der Intensivstation decken Fette 30–60% des täglichen Energiebedarfs. Die Lipolyse, das heißt der Abbau von peripheren Triglyzeriden in freie Fettsäuren und Glycerol, ist in Stresssituationen akzeleriert [45]. Fettsäuren sind neben Glukose die wichtigsten Energieliferanten; durch Zufuhr von Fetten wird versucht, die Fettreserven zu erhalten [63]. Wichtig ist die Versorgung mit ▶**Linolsäure**, einer essentiellen mehrfach ungesättigten Fettsäure, die zur Synthese von Phospholipiden und Prostaglandinen benötigt wird. In eini-

---

Randspalte:

▶**Hypermetabolismus**

Proteinbedarf: 1,2–1,5 g/KG/Tag. Proteine dienen zum Substanzaufbau und nicht als Energieträger. Die nicht proteingebundenen Kalorien sollten den Gesamtenergiebedarf decken

Kohlenhydrate: 40–70% des Energiebedarfs

▶**Hauptenergiequelle des Zentralnervensystems**

Fette: 30–60% des Energiebedarfs

▶**Linolsäure**

Tabelle 5

Empfohlene tägliche Vitamindosen

Vitamin	Enterale Dosis	Parenterale Dosis
Vitamin A	1000 µg	3300 IU
Vitamin B_{12}	3 µg	5 µg
Vitamin C	60 mg	100 mg
Vitamin D	5 µg	200 IU
Vitamin E	10 mg	10 IU
Vitamin K	100 µg	10 mg
Thiamin (B_1)	2 mg	3 mg
Riboflavin (B_2)	2 mg	4 mg
Pyridoxin (B_6)	2 mg	4 mg
Pantothensäure	6 mg	15 mg
Biotin	150 µg	60 µg
Folsäure	400 µg	400 µg

(Aus: Dark DS, Pingleton SK (1993) Nutrition and nutritional support in critically ill patients. Intensive Care Med 8: 16–33)

Tabelle 6

Täglicher Bedarf an essentiellen Spurenelementen

Spurenelement	Enterale Dosis	Parenterale Dosis
Chrom	200 µg	15 µg
Kupfer	3 mg	1.5 mg
Jod	150 µg	150 µg
Eisen	10 mg	2.5 mg
Mangan	5 mg	100 µg
Selen	200 µg	70 µg
Zink	15 mg	4 mg

(Aus: Dark DS, Pingleton SK (1993) Nutrition and nutritional support in critically ill patients. Intensive Care Med 8: 16–33)

gen Studien gibt es Hinweise, dass mittellangkettige Triglyzeride (MCT) gegenüber langkettigen Triglyzeriden (LCT) Vorteile bringen könnten, so z. B. eine effizientere Energieversorgung, eine raschere Absorption durch erhöhte Wasserlöslichkeit und eine Verminderung der Immunsuppression [24, 54]. Neuere Studien widersprechen jedoch diesen Beobachtungen [44, 58]. Bei Patienten nach Stammzelltransplantation bei hämatologischen Grunderkrankungen erwiesen sich LCT bezüglich Dauer der febrilen Neutropenie und der Dauer der Antibiotikagabe einer Mischung von MCT und LCT überlegen [15].

Vitamine und Spurenelemente

Für Vitamine und Spurenelemente gibt es für gesunde Menschen empfohlene tägliche Dosen (Tabelle 5 und 6). Der Bedarf dürfte bei schwerer Krankheit erheblich erhöht sein, wobei es keine gesicherten Daten dazu gibt. Es gibt Empfehlungen, in gewissen Situationen die Plasmakonzentrationen von einzelnen Vitaminen zu überwachen [36]. Wichtiger als die Messung von Plasmakonzentrationen ist das Wissen um die Zusammensetzung der Nahrung; meist enthalten die vorgefertigten Nährlösungen genügend Vitamine und Spurenelemente.

Elektrolyte

Bei mangelernährten Patienten, bei chronischem Diuretikagebrauch und Diarrhö ist der Bedarf an ▶**Kalium** stark erhöht. Auch ▶**Phosphat- und Magnesiummangel** sind bei Patienten auf der Intensivstation gehäuft. Wenn eine zuvor pausierte Ernährung wieder begonnen wird, können die Serumkonzentrationen dieser Elektrolyte stark abfallen.

Womit sollen die Patienten ernährt werden?

Enterale Ernährung. Für die enterale Ernährung stehen heute diverse ▶**Fertiglösungen** zur Verfügung, die sich im Kalorien-, Protein-, Lipid- oder Ballaststoffgehalt unterscheiden. Lösungen mit Standardkaloriengehalt liefern um 1 kcal/ml (Beispiel: Isosource Standard® Novartis), solche mit hohem Kaloriengehalt zwischen 1,5 und 2,0 kcal/ml (Beispiel: Novasource Energy® Novartis). Letztere werden bei erhöhtem Kalorienbedarf oder zur Einsparung bei der Volumenzufuhr eingesetzt. Der Proteingehalt von Nährlösungen beträgt zwischen 35 und 40 g/l; bei hohem Proteinbedarf stehen proteinreiche Lösungen zur Verfügung, die bis zu 20% mehr Eiweiße enthalten als Standardlösungen (Beispiel: Promote® Abbott). Bei Malabsorption oder Maldigestion können Lösungen gebraucht werden, die anstelle von ganzen Proteinen nur Peptide enthalten; diese sind einfacher zu resorbieren und beschleunigen die Wasserrückresorption (Beispiel: Peptisorb® Nutricia). Der Lipidgehalt von Nährlösungen beträgt meist um 30% des Gesamtkaloriengehalts. Lipidreiche Lösungen (Beispiel: Pul-

▶**Kalium**
▶**Phosphat- und Magnesiummangel**

▶**Fertiglösungen**

Tabelle 7

Glukoselösungen zur intravenösen Infusion. (Adaptiert nach Marino 1998 [36])

Zubereitung [%]	Konzentration [g/l]	Energiezufuhr [kcal/l]	Anwendung
5	50	205	Peripher/zentral
10	100	410	Peripher/zentral
20	200	820	Zentral
50	500	2050	Zentral
70	700	2870	Zentral

mocare®Abbott) mit 55% der Gesamtkalorien in Form von Lipiden sollen die metabolische CO_2-Produktion verringern und bei respiratorisch beeinträchtigten Patienten zu weniger CO_2-Retention führen [5]. Durch Substitution pflanzlicher Öle mit Fischöl sollen die Entzündungsmediatoren und somit die entzündliche Gewebeschädigung vermindert werden (Beispiel: Impact® Novartis). Ballaststoffe sind unverdauliche pflanzliche Stoffe, die in der enteralen Ernährung zur Verminderung von Diarrhö und in Form von fermentierbaren Ballaststoffen zur Stoffwechselstabilisierung der Dickdarmschleimhaut beitragen (Beispiel: Novasource GI Control®Novartis). Ihr Nutzen ist jedoch umstritten.

Der Gehalt an Mikronährstoffen in Ernährungslösungen variiert. Wenn der Tagesbedarf durch die Nährlösungen nicht gedeckt wird, müssen Vitamine und Spurenelemente ergänzt werden.

Parenterale Ernährung. Zur parenteralen Ernährung stehen komplette Nährlösungen oder einzelne Komponenten zur Verfügung. Dies ermöglicht in speziellen Situationen die bedarfsgerechte Zusammensetzung der Nährlösung. ▶**Glukoselösungen** sind meist hyperosmolar, um eine genügend hohe Energiezufuhr zu ermöglichen (Tabelle 7). ▶**Aminosäurelösungen** werden bis zu einer Osmolarität von 500 mOsmol/l periphervenös verabreicht. Mit solch gering konzentrierten Lösungen wird der Bedarf an Proteinen jedoch nicht gedeckt. 10%ige (ca. 1 kcal/ml) und 20%ige (2 kcal/ml) ▶**Lipidemulsionen** sind plasmaisoton und können periphervenös infundiert werden. Die Infusionsgeschwindigkeit beträgt maximal 50 ml/h. Linolsäure, eine essentielle Fettsäure, sollte mindestens 3–7% des täglichen Kalorienbedarfs ausmachen. Multivitamine und Spurenelementpräparate werden üblicherweise der Aminosäure-Glukose-Lösung zugegeben.

Zur parenteralen Ernährung über eine große ▶**periphere Vene** eignet sich eine Mischung aus 3%iger Aminosäurelösung und 20%iger Glukoselösung; 2.000 ml enthalten 30 g Proteine und 820 kcal. Mit zusätzlich 250 ml 20%iger Lipidemulsion (500 kcal) ist eine Grundversorgung gewährleistet. Diese Art der Ernährung ist zur Überbrückung vor enteraler Nahrungsaufnahme (z. B. postoperativ) oder zur Eindämmung des Proteinabbaus bei nichtmangelernährten Patienten einsetzbar [36].

Beispiel

Im Folgenden wird anhand eines Beispiels gezeigt, wie man bei der Zusammenstellung einer totalen parenteralen Ernährung vorgehen kann.

Ein 70-jähriger bettlägeriger Mann, Größe 175 cm, Gewicht 56 kg, kardiopulmonal stabil, Temperatur 39°, mit chronischer Diarrhö, soll wegen zunehmender Kachexie parenteral ernährt werden.

Ruhe-Energiebedarf nach Harris-Benedict. $66+(13{,}7\times56)+(5\times175)-(6{,}8\times70)=1.232$ kcal/Tag. Geschätzt: 25 kcal $\times 56 = 1.400$ kcal/Tag.

Korrektur für Fieber. $1{,}1\times1400$ kcal/Tag $= 1.540$ kcal/Tag.

Proteinbedarf. 1,2–1,5 g/kg/Tag, entspricht 67–84 g/Tag. Der Proteinbedarf wird gedeckt durch 750 ml einer 10%igen Aminosäurelösung (=75 g). Da die Proteine zum Substanzaufbau und nicht als Energieträger dienen, sollten die nichtproteingebundenen Kalorien den Gesamtbedarf an Kalorien decken.

Kohlenhydrate. Ca. 70% des Energiebedarfs (=1.078 kcal); 1.300 ml einer 20%igen Glukoselösung=1.066 kcal. Wählt man eine kombinierte Aminosäuren-Glukose-Lösung, so bestimmt der Proteinbedarf die Menge. Für den restlichen Energiebedarf werden Lipide zugeführt.

Lipide. Dem Patienten fehlen noch 474 kcal (1.540–1.066). Diese können in Form von 500 ml einer 10%igen Lipidemulsion oder 250 ml 20%igen Lipidemulsion zugeführt werden. Nun fehlen noch Vitamine, Spurenelemente und Elektrolyte. Diese können der Glukose-Aminosäure-Lösung in der empfohlenen Tagesdosis zugegeben werden.

Monitoring

Ob ein Patient adäquat ernährt wird, ist schwierig abzuschätzen. Diverse Studien haben gezeigt, dass die Ernährung des Patienten verschiedene Marker des Ernährungszustandes (Stickstoffbilanz, Aminosäurenprofil, Gewicht) beeinflusst. Allerdings fehlen Daten, die die positive Veränderung dieser Marker mit einem besseren klinischen Verlauf korrelieren. Ihr Monitoring ist somit von fraglichem Nutzen. Die Erhöhung von Leberwerten, Hepatomegalie oder Lebersteatose können auf eine Hyperalimentation hinweisen [28]. Übermäßige Kohlenhydratzufuhr kann eine Erhöhung des Atemminutenvolumens wegen vermehrter CO_2-Produktion bewirken [50]. Die Hypertriglyzeridämie ist Ausdruck einer zu lipidhaltigen Ernährung, und ein Harnstoffanstieg ohne begleitenden Kreatininanstieg kann Folge einer zu hohen Proteinzufuhr sein.

Ernährung in speziellen Situationen

Lebererkrankungen/Zirrhose. Bei Leberinsuffizienz beobachtet man eine Verminderung von verzweigtkettigen Aminosäuren (BCAA) und eine Akkumulation von aromatischen Aminosäuren (AAA). Dies gilt als ungünstig, so dass auf Patienten mit Lebererkrankungen oder Zirrhose zugeschnittene Nährlösungen mit BCAA angereichert sind und weniger AAA enthalten. Der Nutzen einer solchen Ernährung ist jedoch umstritten, da die günstige Beeinflussung klinischer Endpunkte bisher nicht bewiesen werden konnte. Bei stabilen Patienten mit milder ▶**Enzephalopathie** wird deshalb eine Standardernährung mit 1–1,5 g Proteine/KG/Tag empfohlen. Bei Progredienz der Enzephalopathie soll eine Reduktion der Proteinzufuhr auf 0,5 g/KG/Tag oder die Umstellung auf oben erwähnte adaptierte Nährlösungen in Betracht gezogen werden [11, 48].

Niereninsuffizienz. Für Patienten mit terminaler Niereninsuffizienz wird eine proteinverminderte Ernährung (0,5–0,7 g/KG/Tag) empfohlen, da diese den Krankheitsverlauf günstig beeinflussen kann [4]. Diese Empfehlung gilt auch für intensivmedizinische Patienten, bei denen noch kein Nierenersatzverfahren durchgeführt wird. ▶**Nierenersatzverfahren** führen zu einem Verlust von Aminosäuren, so dass die Proteinzufuhr bei Hämodialyse oder Peritonealdialyse nicht reduziert werden sollte. Der Nutzen von Nährlösungen mit veränderter Zusammensetzung von Aminosäuren ist nicht erwiesen.

Lungenerkrankungen. Bei Patienten mit chronisch obstruktiver Lungenkrankheit muss eine Hyperalimentation mit konsekutiv erhöhter CO_2-Produktion vermieden werden [50]. Nährlösungen mit erhöhtem Fett- und vermindertem Kohlenhydratgehalt sollen durch geringere CO_2-Produktion die Atemarbeit reduzieren. Studien, die einen klinischen Nutzen zeigen (rascheres „weaning", geringere Mortalität), fehlen jedoch.

▶Enzephalopathie

▶Nierenersatzverfahren

Fazit für die Praxis

Die Ernährung des Patienten auf der Intensivstation ist ein Gebiet mit vielen Studien und wenig Evidenz. Es gibt keine Evidenz für…

▶ den Zeitpunkt, wann mit der Ernährung begonnen werden soll;
▶ den Vorteil enteraler gegenüber parenteraler Ernährung;
▶ die Zusammensetzung und Marke der Nährlösung.

Bisher konnte nicht gezeigt werden, dass die Mortalität der Patienten durch irgendeine Form der Ernährung beeinflusst wird. Die meisten Empfehlungen zum Thema Ernährung auf der Intensivstation basieren auf Studien mit Surrogatmarkern oder verminderter Komplikationsrate. Zur Zeit allgemein akzeptiert scheinen jedoch folgende Punkte:

▶ Erhöhte Mortalität bei mangelernährten Patienten;
▶ frühzeitige Ernährung – keine Krankheit wird durch Hungern besser;
▶ enterale Ernährung – „if the bowel works, use it";
▶ 40–70 % des Energiebedarfs durch Kohlenhydrate;
▶ reduzierte Proteinzufuhr bei terminaler Niereninsuffizienz ohne Nierenersatzverfahren.

In den letzten Jahren hat sich – zu den unzähligen noch nicht endgültig untersuchten Gebieten – noch das der Immuno-Nutrition hinzugefügt. Auf dieses interessante Thema wird in einem der folgenden Hefte eingegangen.

Literatur

1. Adamson WT, Rombeau JL (1996) Enteral Nutrition. In: Rippe, Fink, Irwin, Cerra (eds) Intensive Care Medicine. 3rd edn. Little, Brown
2. Adolph M, Eckart A, Eckart J (1995) Fruktose vs. Glukose in der total parenteralen Ernährung kritisch kranker Patienten. Anaesthesist 44:770–781
3. Albina JE (1994) Nutrition and wound healing. J Patenter Enter Nutr 18:367–376
4. Alp Ikizler T, Hakim RM (1996) Nutrition in endstage renal disease. Kidney Int 50:343–357
5. Al-Saady NM, Blackmore CM, Bennett ED (1989) High fat, low carbohydrate, enteral feeding lowers PaCO$_2$ and reduces the period of ventilation in artificially ventilated patients. Intensive Care Med 15:290–295
6. American Society for Parenteral and Enteral Nutrition Board of Directors (1993) Guidelines for use of parenteral and enteral nutrition in the adult and pediatric patients. J Parenter Enter Nutr 17:1SA–51SA
7. Berger MM, Berger-Gryllaki M, Wiesel PH, Revelly JP, Hurni M, Cayeux C, Tappy L, Chiolero R (2000) Intestinal absorption in patients after cardiac surgery. Crit Care Med 28:2217–2223
8. Bernstein L, Pleban W (1996) Prealbumin in nutrition evaluation. Nutrition 12:255–9
9. Bozzetti F, Braga M, Gianotti L et al. (2001) Postoperative enteral versus parenteral nutrition in malnourished patients with gastrointestinal cancer: a randomised multicenter trial. Lancet 358:1487–1492
10. Brage M, Gianotti L, Gentilini O et al. (2001) Early postoperative enteral nutrition improves gut oxygenation and reduces costs compared with total parenteral nutrition. Crit Care Med 29:242–248

11. Cerra FB, Benitez MR, Blackburn GL et al. (1997) Applied nutrition in ICU patients. A consensus statement of of the American College of Chest Physicians. Chest 111:769–778
12. Chandra RK (1991) Nutrition and immunity: lessons from the past and new insights into the future. Am J Clin Nutr 53:1087–1101
13. Chumlea WC, Guo SS (1994) Bioelectrical impedance and body composition: present status and future directions. Nutr Rev 52:123–131
14. Collins J (1993) Metabolic disease. Time for fructose solutions to go. Lancet 341:600
15. Demirer S, Aydintug S, Ustun C, Turkmen E, Tuzun A, Simsek S, Basaran O, Celebi H, Demirer T (2000) Comparison of the efficacy of medium chain triglycerides with long chain triglycerides in total parenteral nutrition in patients with hematologic malignancies undergoing peripheral blood stem cell transplantation. Clin Nutr 19:253–258
16. Georgiannos SN, Renaut AJ, Goode AW (1997) Short-term restorative nutrition in malnourished patients: pro's and con's of intravenous and enteral alimentation using compositionally matched nutrients. Int Surg 82:301–306
17. Giner M, Laviano A, Meguid MM, Gleason JR (1996) In 1995 a correlation between malnutrition and poor outcome in critically ill still exists. Nutrition 12:23–29
18. Hadfield RJ, Sinclair DG, Houldsworth PE et al. (1995) Effects of enteral and parenteral nutrition on gut mucosal permeability in the critically ill. Am J Respir Crit Care Med 152:1545–1548
19. Hartl WH, Jauch KW (1994) Post-aggression metabolism: attempt at a status determination. Infusionsther Transfusionsmed 21:30–40
20. Heyland D, Cook DJ, Winder B et al. (1995) Enteral nutrition in the critically ill patient: a prospective survey. Crit Care Med 23:1055–1060

21. Heyland DK, MacDonald S, Keefe L et al. (1998) Total parenteral nutrition in the critically ill patient: a meta-analysis. JAMA 280:2013–2019
22. Heyland DK, Drover JW, MacDonald S et al. (2001) Effect of postpyloric feeding on gastroesophageal regurgitation and pulmonary microaspiration: results of a randomized controlled trial. Crit Care Med 29:1495–1501
23. Ishibashi N, Plank LD, Sando K et al. (1998) Optimal protein requirements during the first 2 weeks after the onset of critical illness. Crit Care Med 26:1529–1535
24. Jeevanandam M, Holaday NJ, Voss T, Buier R, Petersen SR (1995) Efficacy of a mixture of medium-chain triglyceride (75%) and long-chain triglyceride (25%) fat emulsion in the nutritional management of multiple-trauma patients. Nutrition 11:275–284
25. Joghe B de, Appere-De-Vechi C, Fournier M et al. (2001) A prospective survey of nutritional support practices in intensive care unit patients: What is prescribed? What is delivered? Crit Care Med 29:8–12
26. Kearns PJ, Chin D, Mueller L et al. (2000) The incidence of ventilator-associated pneumonia and success in nutrient delivery with gastric versus small intestinal feeding: a randomized clinical trial. Crit Care Med 28:1742–1746
27. Keller U (1989) Zuckerersatzstoffe Fructose und Sorbit: ein unnötiges Risiko in der parenteralen Ernährung. Schweiz Med Wochenschr 119:101–106
28. Klein JC, Stanek GS, Wiles CE 3rd (1998) Overfeeding macronutrients to critically ill adults: metabolic complications. J Am Diet Assoc 98:795–806
29. Klein S (1990) The myth of serum albumin as a measure of nutritional status. Gastroenterology 99:1845–1946

30. Koretz RL (1995) Nutritional supplementation in the ICU: how critical is nutrition for the critically ill? Am J Crit Care Med 151:570–573

31. Li K, Kudsk KA, Gocinski B et al. (1995) Effects of parenteral and enteral nutrition on gut-associated lymphoid tissue. J Trauma 39:44–51; discussion 51-2

32. Mainous MR, Deitch EA (1994) Nutrition and infection. Surg Clin North Am 74:659

33. Mann S, Westenskow DR, Houtchens BA (1985) Measured and predicted caloric expenditure in the acutely ill. Crit Care Med 13:173–177

34. Manning E, Shenkin A (1996) Nutritional assessment in the critically ill. Crit Care Med 24:403–413

35. Marik PE, Zaloga GP (2001) Early enteral nutrition in acutely ill patients: a systematic review. Crit Care Med 29:2264–2270

36. Marino PL (1998) The ICU Book. Lippincott Williams & Wilkins, Philadelphia

37. McClave SA, Sexton LK, Spain DA et al. (1999) Enteral tube feeding in the intensive care unit: factors impeding adequate delivery. Crit Care Med 27:1252–1256

38. McGarry JD, Foster DW (1976) Ketogenesis and its regulation. Am J Med 61:9–13

39. McWhirter JP, Pennington CR (1994) Incidence and recognition of malnutrition in hospital. BMJ 308:945

40. Meyenfeld MF von, Meijerink WJHJ, Ouflart MMJ et al. (1992) Perioperative nutritional support: a randomised clinical trial. Clin Nutr 11:180–186

41. Montecalvo MA, Steger KA, Farber HW et al. (1992) Nutritional outcome and pneumonia in critical care patients randomized to gastric versus jejunal tube feedings. The Critical Care Research Team. Crit Care Med 20:1377–1387

42. Montejo JC, Grau T, Acosta J et al. (2002) Multi-center, prospective, randomized, single-blind study comparing the efficacy and gastrointestinal complications of early jejunal feeding with early gastric feeding in critically ill patients. Crit Care Med 30:796–800

43. Murciano D, Rigaud D, Pingleton S et al. (1994) Diaphragmatic function in severely malnourished patients with anorexia nervosa. Am Rev Respir Dis 150:1569–1574

44. Nijveldt RJ, Tan AM, Prins HA, Jong D de, Rij GL van, Wesdorp RM, Leeuwen PA van (1998) Use of a mixture of medium-chain triglycerides and long-chain triglycerides versus long-chain triglycerides in critically ill surgical patients: a randomized prospective double-blind study. Clin Nutr 17:23–29

45. Nordenström J, Carpentier YA, Askanazi J et al. (1983) Free fatty acid mobilization and oxidation during parenteral nutrition in trauma and infection. Ann Surg 198:725–735

46. Pacelli F, Bossola M, Papa V et al. (2001) Enteral vs parenteral nutrition after major abdominal surgery: an even match. Arch Surg 136:933–936

47. Pichard C, Fitting JW, Chevrolet JC (1998) Nutritional monitoring. In: Tobin MJ (ed) Principles and Practice of intensive care monitoring. McGraw Hill, New York

48. Plauth M, Merli M et al. (1997) ESPEN guidelines for nutrition in liver disease and transplantation. Clin Nutr 16:43–55

49. Robert S, Zarowitz BJ, Hyzy R et al. (1993) Bioelectrical impedance assessment of nutritional status in critically ill patients. Am J Clin Nutr 57:840–844

50. Roussos C, Zakynthinos S (1996) Fatigue of the respiratory muscles. Intensive Care Med 22:134–155

51. Sachs M, Asskali F, Encke A, Forster H (1991) Metabolic changes in patients with hereditary fructose intolerance. A contribution to the topic of fructose administration for parenteral feeding. Med Klin 86:574–581

52. Sandstrom R, Drott C, Hyltander A et al. (1993) The effect of postoperative intravenous feeding (TPN) on outcome following major surgery evaluated in a randomized study. Ann Surg 217:185–195

53. Santos JI (1994) Nutrition, infection and immunocompetence. Infect Dis Clin North Am 8:243

54. Sedman PC, Somers SS, Ramsden CW, Brennan TG, Guillou PJ (1991) Effects of different lipid emulsions on lymphocyte function during total parenteral nutrition. Br J Surg 78:1396–1399

55. Shaw JH, Wofe RR (1989) An integrated analysis of glucose, fat, and protein metabolism in severely traumatized patients: studies in the basal state and response to TPN. Ann Surg 209:63

56. Souba WW (1994) Cytokine control of nutrition and metabolism in critical illness. Curr Probl Surg 31:577–634

57. The Veterans Affairs Total Parenteral Nutrition Cooperative Study Group (1991) Perioperative total parenteral nutrition in surgical patients. N Engl J Med 325:525–532

58. Waitzberger DL, Bellinati-Pires R, Salgado MM, Hypolito IP, Colleto GM, Yagi O, Yamamuro EM, Gama-Rodrigues J, Pinotti HW (1997) Effect of total parenteral nutrition with different lipid emulsions of human monocyte and neutrophil functions. Nutrition 13:128–132

59. Warren RS, Starnes HF (1987) The acute metabolic effect of tumor necrosis factor administration in humans. Arch Surg 122:1396–1400

60. Wilmor DW, Goodwin CW, Aulick LH et al. (1980) Effect of injury and infection on visceral metabolism and circulation. Ann Surg 192:491–504

61. Windsor JA, Hill GL (1988) Grip strength: a measure of the proportion of protein loss in surgical patients. Br J Surg 75:880–882

62. Windsor JA, Hill GL (1988) Weight loss with physiologic impairment: a basic indicator of surgical risk. Ann Surg 207:209–214

63. Wolfe RR (1999) Sepsis as a modulator of adaptation to low and high carbohydrate and low and high fat intakes. Eur J Clin Nutr 53 [Suppl 1]:S136–143

64. Working Group on Nutrition and Metabolism, European Society of Intensive Care Medicine (1998) Enteral nutrition in intensive care patients: a practical approach. Intensive Care Med 24:848–859

65. Working Group on Metabolism and Nutrition of the European Society of Intensive Care Medicine (1999) Management of nutrition in European intensive care units: results of a questionnaire. Intensive Care Med 25:95–101

aus: Der Anaesthesist 12/02, S. 1029–1038

R. H. Kaiser · Landesärztekammer Hessen, Frankfurt

Arzneimittelsicherheit und Meldepflichten aus ärztlicher Sicht

Die Berufsordnung verpflichtet die Ärzte zur Mitteilung von unerwünschten Arzneimittelwirkungen

▶ **Nebenwirkungen**

▶ **Schwerwiegende Nebenwirkungen**

▶ **Unerwünschtes Ereignis**

Die Berufsordnung

§ 6 der Musterberufsordnung für die deutschen Ärztinnen und Ärzte verpflichtet diese zur Mitteilung von unerwünschten Arzneimittelwirkungen. Entsprechende Bestimmungen finden sich auch in den verbindlichen Berufsordnungen der Landesärztekammern. Als Beispiel Hessen [4]:

„Der Arzt ist verpflichtet, die ihm aus seiner ärztlichen Behandlungstätigkeit bekannt werdenden unerwünschten Arzneimittelwirkungen sowie das Versagen von Labordiagnostika der Arzneimittelkommission der deutschen Ärzteschaft mitzuteilen (Fachausschuss der Bundesärztekammer)".

Begriffe und Definitionen

In § 4 (13) Arzneimittelgesetz [7] heißt es: ▶„**Nebenwirkungen** *sind die beim bestimmungsgemäßen Gebrauch eines Arzneimittels auftretenden unerwünschten Begleiterscheinungen."* Eine inhaltlich übereinstimmende, ausführlichere Definition findet sich in Artikel 29b der Richtlinie 75/319/EWG [12]. *Nebenwirkung ist danach eine Reaktion, die schädlich und unbeabsichtigt ist und bei Dosierungen auftritt, wie sie normalerweise beim Menschen zur Prophylaxe, Diagnose oder Therapie von Krankheiten oder für die Änderung einer physiologischen Funktion verwendet werden.* Überdosierungen/Intoxikationen und deren Folgen fallen somit nicht unter diese Definitionen, der kausale Zusammenhang zwischen Reaktion und Anwendung des Arzneimittels muss sicher oder zumindest sehr wahrscheinlich sein.

Als ▶**schwerwiegend** wird in dieser Richtlinie eine *Nebenwirkung* qualifiziert, die tödlich oder lebensbedrohend ist, zu Arbeitsunfähigkeit oder einer Behinderung führt oder eine stationäre Behandlung oder Verlängerung einer stationären Behandlung zur Folge hat.

Ein ▶**unerwünschtes Ereignis** ist *jedwede unerwünschte Begleiterscheinung, die bei einem Patienten auftritt, der mit einem pharmazeutischen Produkt behandelt wird, unabhängig davon, ob ein Zusammenhang mit dem Arzneimittel vermutet wird oder nicht* [2].

Sofern nicht besonders angegeben, Stand der Gesetzgebung zum 30.06.2002.

Dieser Artikel stellt eine aktualisierte und überarbeitete Fassung des Beitrages „Pflichten und Aufgaben der Ärzteschaft im Rahmen der Arzneimittelsicherheit" (Hess. Ärzteblatt 5/2001) dar.

Dr. Roland H. Kaiser
Landesärztekammer Hessen, Im Vogelgesang 3, 60488 Frankfurt, E-Mail: roland.kaiser@laekh.de

Die Arzneimittelkommission der deutschen Ärzteschaft (AkdÄ)

Die Arzneimittelkommision [5, 11] berät seit 1952 als wissenschaftlicher Fachausschuss die Bundessärztekammer und die KBV in allen Fragen der Arzneimitteltherapie und -sicherheit.

Insbesondere erfasst, dokumentiert und bewertet sie unerwünschte Arzneimittelwirkungen, die ihr aus der deutschen Ärzteschaft gemäß der ärztlichen Berufsordnung mitgeteilt werden und erfüllt als eine „Arzneimittelkommission der Kammern der Heilberufe" die aus dem Arzneimittelgesetz [7] abzuleitenden Aufgaben (z. B. Mitwirkung beim „Stufenplan"). Ferner nimmt sie zu Fragen der Arzneimittelsicherheit Stellung und gibt regelmäßig Veröffentlichungen (regelmäßiges Bulletin „Arzneiverordnungen in der Praxis" oder das Buch „Arzneiverordnungen") zur Arzneimitteltherapie heraus.

Sie besteht aus 40 ordentlichen und über 100 außerordentlichen Mitgliedern aus allen Disziplinen der praktischen, klinischen und theoretischen Medizin sowie einigen Pharmazeuten.

Zu besonderen Fragestellungen kann der Vorstand der Arzneimittelkomission unter Hinzuziehung weiterer Sachverständiger Fachausschüsse einberufen, wie z. B. den Ausschuss „Unerwünschte Arzneimittelwirkungen" oder den "Ärzteausschuss Arzneimittelsicherheit", der das BfArM (Bundesinstitut für Arzeimittel und Medizinprodukte) bei Maßnahmen zur Abwehr von Arzneimittelrisiken unterstützt und berät.

Im Internet ist die Arzneimittelkommission unter (http://www.akdae.de) oder über das Intranet DGN (http://www.dgn.de) erreichbar. Über diesen Weg kann sich der Arzt auch den offiziellen Vordruck der Kommission zur Meldung unerwünschter Arzneimittelwirkungen herunterladen und sogar online ausfüllen. (Der gleiche Vordruck wird etwa einmal monatlich auch auf der 3. Umschlagseite des Deutschen Ärzteblattes abgedruckt.)

Die Arzneimittelhersteller informieren die Arzneimittelkommission über ▶Chargenrückrufe (z. B. aufgrund pharmazeutischer Qualitätsmängel) von Arzneimitteln, deren Anwendung zur gesundheitlichen Gefährdung von Patienten führen könnte. Die Kommission bearbeitet diese Informationen und gibt sie dann in Form standardisierter Mitteilungen zur Veröffentlichung im Deutschen Ärzteblatt (Anzeigenteil 'Chargenrückrufe – Durchsicht des Ärztemusterbestandes') weiter.

Im Jahre 2001 gingen bei der Arzeimittelkommision insgesamt 2067 Berichte über unerwünschte Arzneimittelwirkungen aus der deutschen Ärzteschaft ein. Die meldenden Ärzte erhalten eine Eingangsbestätigung. Je nach Art und Schweregrad der Beobachtungen erfolgen zusätzlich telefonische Rückfragen o.ä.. Grundsätzlich werden alle Meldungen vertraulich behandelt und ausschließlich ohne die persönlichen Daten der meldenden Ärzte weitergeleitet.

Das Gesetz über den Verkehr mit Arzneimitteln (Arzneimittelgesetz – AMG)

Das aus dem Jahre 1976 stammende und zwischenzeitlich mehrfach geänderte Gesetz [7] enthält zahlreiche auch für den Arzt unmittelbar relevante Bestimmungen zur Arzneimittelsicherheit, die er kennen und beachten muss.

§ 6a verbietet *„Arzneimittel zu Dopingzwecken im Sport in den Verkehr zu bringen, zu verschreiben oder bei anderen anzuwenden."* Verstöße gegen diese Bestimmungen können gem. § 95 mit Geldstrafe oder Freiheitsstrafe – in besonders schweren Fällen bis zu 10 Jahren – geahndet werden.

§ 10 regelt die ▶*„Kennzeichnung von Fertigarzneimitteln",* schreibt also vor, welche Angaben auf *„Behältnissen"* und ggf. *„äußeren Umhüllungen"* erforderlich sind. Hierzu gehören auch besondere *„Warnhinweise, Aufbewahrungshinweise und Lagerhinweise",* die auch der Arzt, z. B. bei der Aufbewahrung und Abgabe von Arzneimittelmustern, zu beachten hat.

§ 11 macht detaillierte Vorgaben über die Gliederung und Inhalte (Anwendungsgebiete, Gegenanzeigen, Wechselwirkungen mit anderen Mitteln, Nebenwirkungen etc.) der ▶*„Packungsbeilage",* die jedem zugelassenen Fertigarzneimittel beiliegen muss. Die Kenntnis und Beachtung der Angaben darin und insbesondere auch die

Berücksichtigung nach der Markteinführung vorgenommener Änderungen und Fortschreibungen gehören zu den Grundpflichten jedes Arztes, der ein solches Arzneimittel verordnet oder anwendet und sind natürlich eine Voraussetzung für das Erkennen und die Meldung neuer Nebenwirkungen und Arzneimittelrisiken.

▶ **Fachinformation**

Die gleichen und weitere zusätzliche Informationen finden sich in der ▶„**Fachinformation**" gemäß § 11a.

„Für Mitteilungen von neu erkannten schwerwiegenden Nebenwirkungen, Rückrufen fehlerhafter Chargen oder andere Informationen, die den Arzt und/oder Apotheker unmittelbar erreichen sollen, um eine Gefährdung des Patienten nach Möglichkeit auszuschließen..." verschickt die pharmazeutische Industrie an die Fachkreise (Ärzte, Zahnärzte, Tierärzte und Apotheker) bei Bedarf so genannte ▶„**Rote Hand Briefe**". Diese Briefe verdienen deshalb besondere Aufmerksamkeit.

▶ **Rote Hand Briefe der Industrie**

▶ **§29 Anzeigepflicht, Neuzulassung**

Gemäß ▶ **§ 29** hat der pharmazeutische Unternehmer unter anderem *„...der zuständigen Bundesoberbehörde* (BfArM = Bundesinstitut für Arzneimittel und Medizinprodukte und PEI = Paul-Ehrlich-Institut, Bundesamt für Sera und Impfstoffe) *unverzüglich, spätestens aber innerhalb von 15 Tagen nach Bekanntwerden, jeden ihm bekanntgewordenen Verdachtsfall einer schwerwiegenden Nebenwirkung oder einer schwerwiegenden Wechselwirkung mit anderen Mitteln anzuzeigen sowie häufigen oder im Einzelfall in erheblichem Maße beobachteten Missbrauch, wenn durch ihn die Gesundheit von Mensch und Tier unmittelbar gefährdet werden kann."* (Nähere Hinweise zum Verfahren finden sich in einer Bekanntmachung von BfArM und PEI aus dem Jahre 1996 [2]) Diese Auflagen können aber die angestrebte Schutzwirkung nur dann entfalten, wenn sie durch entsprechende Aufmerksamkeit und Mitwirkung der Ärzte ergänzt werden.

Die für das Arzneimittelwesen in Deutschland zuständige Bundesoberbehörden, (BfArM und PEI), haben gemäß § 62 *"..die bei der Anwendung von Arzneimitteln auftretenden Risiken, insbesondere Nebenwirkungen, Wechselwirkungen mit anderen Mitteln, Gegenanzeigen und Verfälschungen, zentral zu erfassen, auszuwerten und die...zu ergreifenden Maßnahmen zu koordinieren".* (Nähere Verfahrensfragen sind gem. § 63 in einer allgemeinen Verwaltungsvorschrift, dem so genannten ▶„**Stufenplan**" [1] geregelt. Eine Übersichtsdarstellung des Verfahrens findet sich auf der Homepage des BfArM: www.bfarm.de in der Rubrik Arzneimittelrisiken.) Bei dieser Aufgabe stützen sich die Behörden vor allem auf entsprechende Informationen pharmazeutischer Hersteller, der Arzneimittelkommissionen der Kammern der Heilberufe und direkt an die Institute gerichtete Meldungen von Angehörigen der Heilberufe.

▶ **„Stufenplan"**

▶ **Arzneimittelrisiken im Sinne des „Stufenplanes"**

Der „Stufenplan" nennt als ▶„**Arzneimittelrisiken**" u. a.:
- Nebenwirkungen;
- Wechselwirkungen mit anderen Arzneimitteln;
- Gegenanzeigen;
- Resistenzbildung;
- Missbrauch, Fehlgebrauch;
- Gewöhnung, Abhängigkeit;
- Mängel der Qualität, bei Gegenständen, die als Arzneimittel gelten, auch Mängel technischer Art;
- Mängel der Behältnisse und äußeren Umhüllungen;
- Mängel der Kennzeichnung und der Packungsbeilage;
- Arzneimittelfälschungen.

Klinische Prüfung von Arzneimitteln und Anwendungsbeobachtungen

Ärzte, die an der klinischen Prüfung von Arzneimitteln (eine Übersicht zu Arzneimittelstudien findet sich in der gleichnamigen Monographie von Stapff [14]) teilnehmen, haben zusätzliche besondere Pflichten (vgl. dazu: *§§ 40 und 41 Arzneimittelgesetz*) zu beachten, z. B. spezielle Nutzen-Risiko-Abwägung, umfassende Aufklärung von Probanden oder Patienten über Risiken neuer Arzneistoffe etc.

Die Mitwirkung bei klinischen Arzneimittelprüfungen gehört zwar sicher nicht zu den unmittelbaren Berufspflichten der meisten Ärzte (Arbeits- und dienstrechtliche Vereinbarungen können solche Pflichten allerdings begründen.), ist aber unter den Aspekten evidenzbasierter Medizin, der Arzneimittelsicherheit und des therapeutischen Fortschrittes grundsätzlich sinnvoll und wünschenswert. Die Zusammenarbeit von Ärzten in Qualitätszirkeln (z. B. zur Pharmakotherapie), in vernetzten Versorgungsstrukturen und die Orientierung an Leitlinien werden in diesem Bereich neue Möglichkeiten eröffnen. In der pädiatrischen Arzneimitteltherapie beispielsweise besteht heute noch erheblicher Mangel an durch klinische Arzneimittelstudien gesicherten Daten und auch an qualifizierten Prüfärzten für solche Studien [13, 15]. Die aktuelle Diskussion um den „Off-label-use" hat auch in der Öffentlichkeit Interesse für diese Problematik geweckt.

Eine lesenswerte Übersicht betreffend Meldepflichten verschiedener ▶**Arzneimittelrisiken aus klinischen Prüfungen** noch nicht zugelassener Arzneimittel findet sich auf der Homepage des PEI (www.pei.de) in der Rubrik „Informationen zu unerwünschten Arzneimittelwirkungen".

Bei sog. ▶**Anwendungsbeobachtungen** (Beobachtungsstudien, ohne Vorgaben für den Arzt betreffend Indikationsstellung und/oder Therapie im Einzelfall, zur Sammlung von Erkenntnissen bei der routinemäßigen Anwendung bereits zugelassener Arzneimittel) sollte der Arzt vor der Teilnahme sehr genau prüfen, ob sie wissenschaftlich sinnvoll und seriös sind und sich nicht allein von der evtl. ausgelobten Honorierung leiten lassen. Leider werden solche Anwendungsbeobachtungen immer wieder auch als reine Marketinginstrumente missbraucht. Zur Erfassung und pharmakoepidemiologischen Quantifizierung seltener Nebenwirkungen z. B. können sie nützlich sein, Aussagen zur Wirksamkeit können daraus aber meist nicht gewonnen werden. (Weitergehende Informationen zu den arzneimittelrechtlichen Aspekten von Anwendungsbeobachtungen finden sich in *§ 67 Abs. 6 AMG* und in einer einschlägigen Bekanntmachung des BfArM vom 12.11.98 [3].)

Wer nimmt Meldungen von Ärzten über Nebenwirkungen und andere Arzneimittelrisiken entgegen?

• Die ▶**Arzneimittelkommission der deutschen Ärzteschaft.** Vgl. oben!
• **Die pharmazeutischen Unternehmer.** Gemäß *§ 76 AMG* haben die ▶**Pharmaberater** der Arzneimittelfirmen *„… Mitteilungen von Angehörigen der Heilberufe über Nebenwirkungen und Gegenanzeigen oder sonstige Risiken bei Arzneimitteln schriftlich aufzuzeichnen und dem Auftraggeber* (d. h. der sie entsendenden Arzneimittelfirma – Anm. d. Verf.) *schriftlich mitzuteilen."* Der Arzt kann also Meldungen direkt an den Pharmaberater der betroffenen Arzneimittelfirma richten.

§ 63a AMG verpflichtet den pharmazeutischen Unternehmer zur Beauftragung und Benennung eines sachkundigen und zuverlässigen ▶**„Stufenplanbeauftragten".** Der Stufenplanbeauftragte hat die Aufgabe, für die Produkte seines Unternehmens *„… Meldungen über Arzneimittelrisiken zu sammeln, zu bewerten und die notwendigen Maßnahmen zu koordinieren."* Er wird in der Regel für die Meldungen gemäß § 29 AMG verantwortlich sein und auch die von den Pharmaberatern mitgeteilten Meldungen sammeln, bewerten und erforderliche Rückfragen an meldende Ärzte stellen. Die Stufenplanbeauftragten sind in aller Regel in Fragen der Arzneimittelsicherheit qualifizierte Ärzte in leitender Stellung im medizinischen Bereich ihres Unternehmens und somit auch kompetente Ansprech- und Auskunftspartner für den Arzt bei speziellen Fragen zur Sicherheit der Präparate des jeweiligen Herstellers. (Bei kleineren Unternehmen, insbesondere im Generikabereich, trifft dies möglicherweise nur mit Einschränkungen zu.)

Bei besonders schwerwiegenden und/oder interessanten Beobachtungen, die eine dringliche Bearbeitung erfordern, kann also auch die Meldung unmittelbar an den Stufenplanbeauftragten eines pharmazeutischen Unternehmers sinnvoll und zweckmäßig sein. Bei Verdacht auf Überempfindlichkeiten gegen bestimmte Bestandteile (auch nicht arzneilich wirksame!) von Arzneimitteln stellen viele Herstellern dem Arzt auf Anforderung Einzelsubstanzen und/oder spezielle Testzubereitungen zur Verfügung. Auch für solche Anliegen ist der Stufenplanbeauftragte ein geeigneter erster Ansprechpartner.
• Die zuständigen ▶**Bundesoberbehörden.** Gem. *§ 77 AMG* sind diese das *Bundesinstitut für Arzneimittel und Medizinprodukte* (BfArM) – für Arzneimittel und Medizinprodukte und das *Paul-Ehrlich-Institut* (PEI) – für Sera, Impfstoffe, Blutzubereitungen, Testallergene, Testsera und Testantigene.

Beide Institute nehmen selbst auch direkte Einzelmeldungen von Ärzten entgegen und sind wie folgt erreichbar:

▶**BfArM**, Kurt-Georg-Kiesinger-Allee 3, 53113 Bonn, Tel. 0228/207-30, Fax
0228/207-5207, e-mail: poststelle@bfarm.de, Internet: http://www.bfarm.de. Ein UAW-
Meldebogen (Berichtsbogen BfArM 643), der mit dem der Arzneimittelkommission
der deutschen Ärzteschaft übereinstimmt, kann als PDF-Dokument heruntergeladen
und ausgedruckt werden. (Vordrucke können aber auch beim BfArM angefordert
werden.) Die Einsendung erfolgt dann per Fax oder auf dem Postwege.

▶**PEI**, Paul-Ehrlich-Str. 51–59, 63225 Langen, Tel. 06103/77–0, Fax 06103/77–1234,
e-mail: pei@pei.de, Internet: http://www.pei.de.

Das PEI ist nur zuständig für unerwünschte Arzneimittelwirkungen, Transfusionsreaktionen und Infektionsübertragungen in seinem Aufgabenbereich (s. oben!).
*Für unerwünschte Ereignisse in Zusammenhang mit der „Anwendung von Blutpro-
dukten und gentechnisch hergestellten Plasmaproteinen zur Behandlung von Hämostasestörungen" bestehen zusätzlich besondere Melde- und Unterrichtungspflichten
für den behandelnden Arzt aufgrund § 16 des Transfusionsgesetzes:*

§ 16 (1) Treten in Zusammenhang mit der Anwendung von Blutprodukten und gentechnisch hergestellten Plasmaproteinen zur Behandlung von Hämostasestörungen
unerwünschte Ereignisse auf, hat die behandelnde ärztliche Person unverzüglich die
notwendigen Maßnahmen zu ergreifen. Sie unterrichtet die transfusionsbeauftragte
und die transfusionsverantwortliche Person oder die sonst nach dem Qualitätssiche-
rungsystem der Einrichtung der Krankenversorgung zu unterrichtenden Personen.

(2) Im Falle des Verdachts der Nebenwirkung eines Blutprodukts ist unverzüglich der pharmazeutische Unternehmer und im Falle des Verdachts einer schwerwiegenden Nebenwirkung eines Blutprodukts und eines Plasmaproteinpräparates im
Sinne von Absatz 1 zusätzlich die zuständige Bundesoberbehörde zu unterrichten.
Die Unterrichtung muss alle notwendigen Angaben wie Bezeichnung des Produkts,
Name oder Firma des pharmazeutischen Unternehmers und die Chargenbezeich-
nung enthalten. Von der Person, bei der der Verdacht auf die Nebenwirkung aufgetreten ist, sind das Geburtsdatum und das Geschlecht anzugeben.

(3) Die berufsrechtlichen Mitteilungspflichten bleiben unberührt. (Gesetz zur Regelung des Transfusionswesens vom 1.7.1998).

Die zugehörigen Meldevordrucke (Verdachtsfälle von Transfusionsreaktionen
und Verdachtsfälle einer Infektion nach Gabe von Blutprodukten und gentechnisch
hergestellten Plasmaproteinen) können von der Homepage des PEI heruntergeladen
oder unter Tel. 06103/77–1011 bzw. auf dem Postwege angefordert werden.

Für ▶**Impfschäden** im Sinne des Infektionsschutzgesetzes [9] gelten besondere
Bestimmungen (vgl. dazu auch unten „Impfschäden"). Die verschiedenen Vordrucke
für einschlägige Meldungen (Meldung eines Verdachtes einer über das übliche Maß
einer Impfreaktion hinausgehenden gesundheitlichen Schädigung nach § 6 Abs. 1
Nr. 3 IfSG, und Meldung unerwünschter Arzneimittelwirkungen nach Impfung) können auf dem gleichen Wege heruntergeladen oder angefordert werden. In der Rubrik
„Informationen zu unerwünschten Arzneimittelwirkungen" findet sich auch eine
Übersicht zu den neuen Meldepflichten gemäß IfSG und über Definitionen in Zusammenhang mit Impfnebenwirkungen.

Welche Ereignisse sollten gemeldet werden?

Grundsätzlich gilt, dass die „Meldewürdigkeit" unerwünschter Ereignisse und die
Dringlichkeit der Meldung nach folgenden Kriterien zu beurteilen sind:

1. Neuartigkeit bzw. Bekanntheitsgrad,
2. Schweregrad,
3. Wahrscheinlichkeit des kausalen Zusammenhanges,
4. Häufigkeit.

Die Beurteilung hinsichtlich der Kriterien 1. und 2. kann anhand Abb. 1 Schweregrad
erfolgen und ist unmittelbar einsichtig.

Die Frage nach einem ▶**kausalen Zusammenhang** zwischen einem beobachteten unerwünschten Ereignis und der Anwendung eines Arzneimittels bereitet häufig

UAW unbekannt	**Meldung sinnvoll**	**Meldung besonders wichtig und dringlich!**
UAW bekannt	**Meldung wenn z.B. ungewöhnliche Häufigkeit**	**Meldung sinnvoll**
Schweregrad	**leicht**	**schwer**

Abb. 1 ◀ **Schweregrad**

Probleme und lässt sich in vielen Fällen nicht sicher klären. Oft wird die zeitliche Abfolge zwischen der (erstmaligen?) Anwendung eines Arzneimittels und dem Auftreten der unerwünschten Wirkung bei einem Patienten der wichtigste Hinweis sein. Schwierig ist eine Beurteilung immer dann, wenn zur gleichen Zeit mehrere Arzneimittel eingesetzt wurden – eine vollständige Listung aller dieser Mittel bei der Meldung ist für deren endgültige Bewertung von besonderer Wichtigkeit. Sinnvoll und wichtig ist insbesondere die Meldung bisher unbekannter unerwünschter Wirkungen, für die der kausale Zusammenhang gesichert oder zumindest sehr wahrscheinlich ist (vgl. Abb. 2).

Grundsätzlich sollten aber insbesondere *schwerwiegende und unbekannte unerwünschte Ereignisse* auch dann bereits gemeldet werden, wenn ein *begründeter Verdacht* auf einen kausalen Zusammenhang mit der Anwendung eines identifizierbaren Arzneimittels besteht. Nur so können im Rahmen eines Spontanerfassungssystemes frühzeitig auch seltene und bisher unbekannte Nebenwirkungen aufgespürt werden.

Die Meldung bekannter, nicht schwerwiegender Nebenwirkungen, deren Zusammenhang mit der Anwendung eines bestimmten Arzneimittels fraglich ist, macht nur Sinn, wenn z. B. eine besondere ungewöhnliche Häufung bei einer bestimmten Patientengruppe o. ä. beobachtet wird.

Wie ist bei einer UAW-Meldung praktisch vorzugehen?

Zunächst ist zu entscheiden, wohin bzw. auf welchem Wege gemeldet werden soll. In besonders schwerwiegenden und/oder dringlichen Fällen ist auch die direkte telephonische Kontaktaufnahme zum BfArM, PEI oder Arzneimittelkommission und Hersteller/Vertreiber zu erwägen.

UAW unbekannt	**Meldung, wenn schwer o. Häufung**	**Meldung sinnvoll und wichtig!**
UAW bekannt	**i. allg. keine Meldung**	**Meldung, wenn schwer o. Häufung**
Kausalität	**Kausalität eher fraglich**	**Kausalität sehr wahrscheinlich**

Abb. 2 ◀ **Kausalität**

Bei schwerwiegenden und unbekannten unerwünschten Ereignissen Meldung bereits bei begründetem Verdacht!

Bei bekannten, nicht schwerwiegenden Nebenwirkungen Meldung nur bei besonderer Häufung

Wird das gleiche Ereignis auf verschiedenen Wegen gemeldet, z. B. schriftlich an die Arzneimittelkommission und mündlich an den Pharmaberater des Herstellers, so muss diese Tatsache bei allen Parallelmeldungen eindeutig angegeben werden, da andernfalls die Gefahr der „Mehrfachzählung" des gleichen Ereignisses besteht. Im Regelfall dürfte die schriftliche Meldung an die Arzneimittelkommission der deutschen Ärzteschaft auf deren Standardformular mit nachrichtlicher Kopie für den Hersteller/Vertreiber der zeckmäßigste und für den Arzt einfachste Weg sein.

Beim ▶ **Ausfüllen des Meldeformulares** beispielsweise für die Arzneimittelkommission ist besonders zu achten auf:

- Initialen des betroffenen Patienten, Geburtsdatum, Geschlecht in jedem Falle angeben – nur darüber ist eine *eindeutige Identifizierung* und Ausschluss von Mehrfachwertungen möglich!
- Die beobachteten unerwünschten Ereignisse möglichst genau beschreiben (Kopie des ausgefüllten Meldebogens zu den Krankenunterlagen nehmen!) und Zeiten (Beginn, erstmalige Feststellung durch Arzt etc.) *sorgfältig dokumentieren.*
- *Genaue Bezeichnung und falls möglich Chargennummer* (auf Packung und Etikett aufgedruckt!) ermitteln und festhalten. Dies ist besonders bei pharmazeutischen Qualitätsmängeln und für den Hersteller wichtig.
- *Zeitgleich angewandte Arzneimittel* (auch wenn mit diesen primär kein kausaler Zusammenhang gesehen wird) *alle dokumentieren.* Eine umfangreiche, langwierige Ermittlung aller Chargennummern auch der nicht „verdächtigen" Präparate wird hier im Normalfall kaum realistisch und notwendig sein.
- *Status des Patienten* (Diagnosen, sonstige Therapien, zur Beurteilung möglicherweise wichtige Befunde etc.) zumindest auflisten und für eventuelle gezielte Rückfragen verfügbar halten.
- Verlauf, Therapie und evtl. fortbestehende Folgeschäden der UAW dokumentieren und angeben. Bei Sofortmeldungen in schwerwiegenden Fällen wird dies eine „Verlaufsmeldung" nach Abschluss der Behandlung bzw. Beurteilbarkeit dauerhafter Schädigungen erfordern – dabei immer *sicherstellen, dass solche Folgemeldungen der Erstmeldung eindeutig zugeordnet werden können!* (Sofern bekannt, auf die UAW-Fallnummer des BfArM oder PEI Bezug nehmen).
- Beurteilung des Kausalzusammenhanges vornehmen. Bei unklaren Fällen darstellen, welche Überlegungen zu dieser Beurteilung geführt haben.
- Kennzeichnen, wer sonst noch informiert wurde (vgl. oben!).
- Eigenen Namen und Anschrift vollständig angeben. Diese Daten sind für eventuelle Rückfragen und zur eindeutigen Identifizierung der Meldung erforderlich. Sie werden von den autorisierten Empfängern der UAW-Meldungen vertraulich behandelt.
- Meldebogen persönlich unterschreiben.

Besondere Bestimmungen

Das Betäubungsmittelgesetz (BTMG) [8] und die Verordnung über das Verschreiben, die Abgabe und den Nachweis des Verbleibes von Betäubungsmitteln (Betäubungsmittel-Verschreibungsverordnung, BtMVV) [16] enthalten umfangreiche Sorgfalts-, Dokumentations- und Meldepflichten, die der Arzt bei der Verschreibung und Anwendung von ▶ **Betäubungsmitteln** z. B. in der Schmerztherapie und der Substitutionsbehandlung Opiatabhängiger beachten muss. Eine umfassende Darstellung ist im Rahmen dieses Beitrages nicht möglich, wichtige Bestimmungen betreffen z. B.:

- Formvorschriften für das Ausfüllen der besonderen Betäubungsmittelrezepte;
- Beachtung von Tages- und Gesamthöchstmengen bei der Verordnung;
- Sorgfaltspflicht bei der Aufbewahrung von BtM-Rezept-Formularen und der Bevorratung von Betäubungsmitteln für Praxis- oder Stationsbedarf;
- Verbleibnachweis der Betäubungsmittel in Praxis und auf Station;
- besondere Bestimmungen für den Einsatz von Betäubungsmitteln zur Substitution bei Drogenabhängigen. (Hier haben sich durch die 15. Verordnung zur

► **Impfschäden**

Bereits bei Verdacht namentliche Meldepflicht an das zuständige Gesundheitsamt

Vordrucke für Meldungen auf der Homepage des PEI

► **Umweltgesichtspunkte und Belange des Strahlenschutzes**

► **Arzneilich wirksame Stoffe und Medizinprodukte**

Schwerwiegende, aber seltene Ereignisse bleiben im Rahmen des Zulassungsverfahrens häufig unentdeckt, systematische Meldung und Auswertung nach Einführung deshalb sehr wichtig

► **Rascher und intensiver Informationsaustausch**

► **Maßnahmen**

Änderung betäubungsmittelrechtlicher Vorschriften ab 1.7.2001 und 1.7.2002 verschiedene wichtige Veränderungen ergeben[1]).

Für ►**Impfschäden** (vgl. § 2 11. und § 6 Abs. 1 3. u. 60 IfSG [9]), d. h. über das übliche Maß bekannter Impfreaktionen hinausgehende gesundheitliche Beinträchtigungen, besteht gemäß dem Infektionsschutzgesetz bereits bei Verdacht besondere namentliche Meldepflicht an das zuständige Gesundheitsamt (§ 11 Abs. 2). Die Gesundheitsämter leiten die Meldungen dann in anonymisierter Form an das Paul-Ehrlich-Institut weiter.

Die verschiedenen Vordrucke für einschlägige Meldungen (Meldung eines Verdachtes einer über das übliche Maß einer Impfreaktion hinausgehenden gesundheitlichen Schädigung nach § 6 Abs. 1 Nr. 3 IfSG und Meldung unerwünschter Arzneimittelwirkungen nach Impfung) können z. B. von der Homepage des PEI (vgl. oben) heruntergeladen werden. In der Rubrik „Informationen zu unerwünschten Arzneimittelwirkungen" findet sich dort auch eine Übersicht zu den neuen Meldepflichten gemäß IfSG und Definitionen in Zusammenhang mit Impfnebenwirkungen. Eine Kopie der Meldung sollte auch an die Arzneimittelkommission (akzeptiert Formular des PEI) geschickt werden. (Vgl. zu den neuen Bestimmungen des IfSG auch Beitrag Wirtz im Hessischen Ärzteblatt [17] und Bundesgesundheitsblatt Bd. 43 Heft 11/2000).

Auf den Schutz damit umgehender Beschäftigter, ►**Umweltgesichtspunkte und Belange des Strahlenschutzes** (z. B. bei Anwendung, Transport, Lagerung und Entsorgung von Arzneimitteln mit toxischen oder in sonstiger Weise gefährlichen Inhaltsstoffen oder Arzneimitteln, die radioaktive Isotope enthalten) und die einschlägigen rechtlichen Vorschriften kann an dieser Stelle nur allgemein hingewiesen werden.

►**Medizinprodukte** können in vielfältiger Weise arzneilich wirksame Stoffe enthalten, mit solchen „ausgerüstet" (z. B. in Form von Beschichtungen) oder kombiniert (z. B. Knochenzemente mit Antibiotika) sein. Damit in Verbindung gebrachte unerwünschte Ereignisse können spezielle schwierige Bewertungs- und Zuordnungsfragen aufwerfen. Im Zweifelsfall macht der Arzt hier mit einer Meldung auf dem „Arzeimittelweg" aber nichts falsch!

Welchen Sinn und welche Auswirkungen haben UAW-Meldungen aus der Ärzteschaft?

Bei den klinischen Prüfungen vor der Zulassung eines neuen Arzneimittels können, bedingt durch die begrenzte, relativ geringe Zahl darin untersuchter Patienten und deren Auswahl nach bestimmten methodischen Gesichtspunkten, nur relativ häufige unerwünschte Wirkungen sicher ermittelt werden. Schwerwiegende und damit für das Nutzen-Risiko-Profil bedeutsame, aber seltenere, nur bei bestimmten Patientengruppen oder nur unter besonderen Umständen auftretende Ereignisse bleiben also im Rahmen des Zulassungsverfahrens vielfach unentdeckt. Hier können nur die systematische Meldung, Erfassung und Auswertung einschlägiger Beobachtungen nach der Einführung in die Normalversorgung weitere Erkenntnisse liefern.

Durch die inzwischen sehr gut entwickelte und organisierte internationale Zusammenarbeit sowohl der für die Arzneimittelsicherheit zuständigen nationalen Behörden als auch der Arzneimittelhersteller findet ein ►**rascher und intensiver Informationsaustausch** statt. Damit können Hinweise auch auf bisher nicht bekannte seltene Risiken sehr effektiv zusammengeführt, ausgewertet und, falls erforderlich, Gegenmaßnahmen koordiniert werden.

Das breite Spektrum der möglichen Auswirkungen und ►**Maßnahmen** reicht von Empfehlungen und Ratschlägen der Arzneimittelkommission über die Einleitung von Stufenplanverfahren und Änderungen/Ergänzungen der Zulassung und Packungsbeilage (z. B. Einschränkungen der Anwendungsgebiete, Aufnahme neuer Gegenanzeigen und/oder Nebenwirkungen) bis hin zum Widerruf der Zulassung und in extremen Fällen Rückruf oder sofortigem Verkehrsverbot und Warnungen der Fachkreise und der Öffentlichkeit über die Medien.

---

[1] Übersicht bei: Kaiser, R.: 15. BTMÄndV und suchttherapeutische Versorgung, Hess. ÄBl. 9/2001, 446

Literatur

1. Allgemeine Verwaltungsvorschrift zur Beobachtung, Sammlung und Auswertung von Arzneimittelrisiken (Stufenplan) nach § 63 des Arzneimittelgesetzes (AMG) vom 10.5.1990, BAnz. 91 vom 16.5.1990, S 2570
2. Bekanntmachung des Bundesinstitutes für Arzneimittel und Medizinprodukte und des Paul-Ehrlich-Institutes, Bundesamt für Sera und Impfstoffe zur Anzeige von Nebenwirkungen, Wechselwirkungen mit anderen Mitteln und Arzneimittelmißbrauch nach §29 Abs. 1 Satz 2 bis 8 AMG (15.5.1996). BAnz. 97 vom 25.5.1996, S 5929
3. Bekanntmachung des Bundesinstitutes für Arzneimittel und Medizinprodukte vom 12.11.1998 – Empfehlungen zur Planung, Durchführung und Auswertung von Anwendungsbeobachtungen. BAnz. 229 vom 4.12.1998, S 16884
4. Berufsordnung für die Ärztinnen und Ärzte in Hessen vom 1.11.1998 in der Fassung vom 1.2.2001, Hessisches Ärzteblatt 2/2001, 84–86
5. Bundesärztekammer: Tätigkeitsbericht 2001/2002
6. Bundesverband der Pharmazeutischen Industrie (Hrsg) Pharma Kodex 2000
7. Gesetz über den Verkehr mit Arzneimitteln (Arzneimittelgesetz – AMG) i.d. Fassung vom 6.8.2002
8. Gesetz über den Verkehr mit Betäubungsmitteln (Betäubungsmittelgesetz – BtMG) i.d. Fassung vom 1.7.2001
9. Gesetz zur Verhütung und Bekämpfung von Infektionskrankheiten beim Menschen vom 20.7.2000 (in Kraft seit 1.1.2001)
10. Göttler M et al. (1999) Zu viele Ärzte sind „meldemüde". Dtsch Ärztebl 96/25 A:1704–1706
11. Müller-Oerlinghausen B, Munter KH (1997) Die Arzneimittelkommission der deutschen Ärzteschaft. Dtsch Ärztebl 94/40 A:2558–2563
12. Richtlinie 75/319/EWG des Rates vom 20.5.1975
13. Seyberth HW (2000) Arzneimittelsicherheit in der Pädiatrie verbessern. Dtsch Ärztebl 97/27 C:1404–1405
14. Stapff M (1998) Arzneimittelstudien. Zuckschwerdt, München
15. Walter-Sack I, Haefeli WE (2001) Arzneimittelsicherheit auch für Kinder. Dtsch Ärztebl 98/8 C:352–354
16. Verordnung über das Verschreiben, die Abgabe und den Nachweis des Verbleibs von Betäubungsmitteln (Betäubungsmittel-Verschreibungsverordnung – BtMVV) i.d. Fassung vom 1.7.2001
17. Wirtz A (2000) Zum 1. Januar tritt das neue Infektionsschutzgesetz in Kraft – was bedeutet das? Hess Ärztebl 12/00:515–517